Dieses Buch begleitet mich durch Ausbildung und Beruf

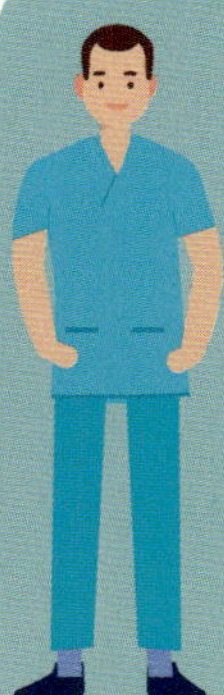

Mit diesem Buch lernt:

....

Ich bin im Kurs:

....

Meine Ausbildungsstätte ist:

....

Meine Kontaktdaten sind:

....

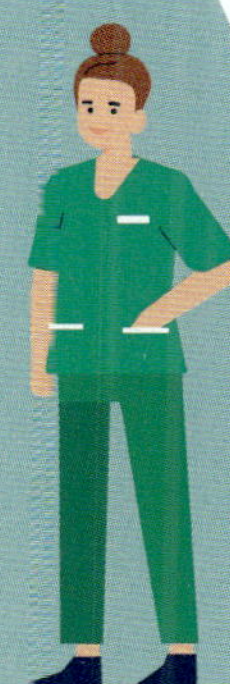

Sarah Micucci

Pflegen lernen mit Lückentexten

ELSEVIER

Elsevier GmbH, Bernhard-Wicki-Str. 5, 80636 München, Deutschland
Wir freuen uns über Ihr Feedback und Ihre Anregungen an kundendienst@elsevier.com

ISBN 978-3-437-25239-6
eISBN 978-3-437-06454-8

Aus Gründen der Barrierefreiheit sind die Bilder in elektronischen Ausgaben dieses Buches mit Alt-Text-Beschreibungen (Alternativ-Text) versehen, die von Elsevier bereitgestellt werden. Mehr Informationen erhalten Sie unter https://www.elsevier.com/about/accessibility.

Bücher und Zeitschriften, die von Elsevier veröffentlicht werden, entsprechen den geltenden Produktsicherheitsanforderungen. Für etwaige Bedenken oder Fragen zur Produktsicherheit wenden Sie sich bitte an unseren autorisierten Vertreter, Elsevier B.V., productsafety@elsevier.com.

Elsevier nimmt eine neutrale Position in Bezug auf territoriale Meinungsverschiedenheiten oder Zuständigkeitsansprüche in seinen veröffentlichten Inhalten ein, einschließlich Landkarten und institutionellen Zugehörigkeiten.

1. Auflage 2026

Wichtiger Hinweis: Die medizinischen Wissenschaften unterliegen einem sehr schnellen Wissenszuwachs. Der stetige Wandel von Methoden, Wirkstoffen und Erkenntnissen ist allen an diesem Werk Beteiligten bewusst. Sowohl der Verlag als auch die Autorinnen und Autoren und alle, die an der Entstehung dieses Werkes beteiligt waren, haben große Sorgfalt darauf verwandt, dass die Angaben zu Methoden, Anweisungen, Produkten, Anwendungen oder Konzepten dem aktuellen Wissensstand zum Zeitpunkt der Fertigstellung des Werkes entsprechen.
Der Verlag kann jedoch keine Gewähr für Angaben zu Dosierung und Applikationsformen übernehmen. Es sollte stets eine unabhängige und sorgfältige Überprüfung von Diagnosen und Arzneimitteldosierungen sowie möglicher Kontraindikationen erfolgen. Jede Dosierung oder Applikation liegt in der Verantwortung der Anwenderin oder des Anwenders. Die Elsevier GmbH, die Autorinnen und Autoren und alle, die an der Entstehung des Werkes mitgewirkt haben, können keinerlei Haftung in Bezug auf jegliche Verletzung und/oder Schäden an Personen oder Eigentum, im Rahmen von Produkthaftung, Fahrlässigkeit oder anderweitig übernehmen.

Für die Vollständigkeit und Auswahl der aufgeführten Medikamente übernimmt der Verlag keine Gewähr.
Geschützte Warennamen (Warenzeichen) werden in der Regel besonders kenntlich gemacht (®). Aus dem Fehlen eines solchen Hinweises kann jedoch nicht automatisch geschlossen werden, dass es sich um einen freien Warennamen handelt.

Bibliografische Information der Deutschen Nationalbibliothek
Die Deutsche Nationalbibliothek verzeichnet diese Publikation in der Deutschen Nationalbibliografie; detaillierte bibliografische Daten sind im Internet über https://www.dnb.de abrufbar.

26 27 28 29 30 5 4 3 2 1

Für Copyright in Bezug auf das verwendete Bildmaterial siehe Abbildungsnachweis.

In ihren Veröffentlichungen verfolgt die Elsevier GmbH das Ziel, genderneutrale Formulierungen für Personengruppen zu verwenden. Um jedoch den Textfluss nicht zu stören sowie die gestalterische Freiheit nicht einzuschränken, wurden bisweilen Kompromisse eingegangen. Selbstverständlich sind **immer alle Geschlechter** gemeint.

Planung: Martina Lauster; Projektmanagement und Herstellung: Nicole Kopp
Redaktion: Willi Haas
Rechteklärung: Katja Sieger-Schauer
Satz: Thomson Digital, Noida/Indien
Druck und Bindung: Drukarnia Dimograf Sp. z o. o., Bielsko-Biała/Polen
Umschlaggestaltung: Favoritbuero, München; SpieszDesign, Neu-Ulm
Titelfotografie: Bangun Stock Photo – stock.adobe.com
Titelillustrationen: © Macrovector/www.shutterstock.com

Aktuelle Informationen finden Sie im Internet unter **www.elsevier.de**

Vorwort

Liebe Auszubildende der Pflege,
wer sich für eine Karriere im Pflegeberuf entscheidet, hat eine sehr vielfältige Zukunft sowie ein breites Spektrum an Aufgaben und Tätigkeiten vor sich. Hierzu gehören, neben der pflegerischen und medizinischen, auch die soziale Versorgung und Begleitung der Ihnen anvertrauten Menschen sowie ihrer Zu- und Angehörigen.

In Ihrer Ausbildung haben Sie die Möglichkeit, in Theorie und Praxis verschiedene Versorgungsbereiche kennenzulernen und pflegerisches Verständnis in den unterschiedlichsten Kompetenzbereichen zu entwickeln. Die Erfahrungen und Kompetenzen, die Sie hierbei erwerben, werden Sie stets als ausgebildete Pflegefachperson begleiten und möglicherweise auch den Weg ebnen, den Sie letztlich in diesem weitreichenden Berufsfeld einschlagen.

Sie, als zukünftige Pflegefachperson, sichern ein Stück weit mehr die pflegerische Versorgung der Menschen in diesem Land – eine Aufgabe von enormer Bedeutung! Dabei sei Ihnen an dieser Stelle aber auch ans Herz gelegt: Achten Sie ebenso auf Ihre eigene Gesundheit. Schon in der Ausbildung werden Sie womöglich Situationen erleben, die nicht leicht zu verarbeiten sind. Vielleicht kommen Sie mitunter an Ihre Grenzen und zweifeln an diversen Systemen, die nicht nur Zufriedenheit im Berufsleben mit sich bringen.

Dieses Buch hilft Ihnen, anhand vieler Lückentext-Aufgaben, sich auf Ihre Prüfungen vorzubereiten bzw. Ihr Wissen regelmäßig aufzufrischen und sich selbst zu testen. Des Weiteren nimmt es Sie aber auch mit auf die Reise von drei Pflegeauszubildenden, die neben Motivation und Enthusiasmus u. a. auch Selbstzweifel, Konflikte und Überforderung im Laufe ihrer Lehrzeit erleben. Erfahren Sie gemeinsam mit Mia, Jonas und Emma anhand zahlreicher Lernsituationen, wie komplex die Ausbildungszeit in der Pflege sein kann.

Wahren Sie sich Ihre Motivation, Ihr Interesse und Ihre Freude an diesem faszinierenden Beruf. Aber achten Sie ebenso in der Ausbildungszeit auf sich. Nehmen Sie positive wie negative Emotionen ernst und reflektieren Sie diese regelmäßig mit Menschen, die Ihnen professionell genau hierfür in Ihrer Ausbildungszeit zur Seite stehen.

Ich wünsche Ihnen viel Erfolg und nicht zuletzt Freude in dieser besonderen Zeit der Pflegeausbildung sowie nur das Beste für Ihre berufliche Laufbahn.

München, im Frühjahr 2026
Sarah Micucci

Die Autorin

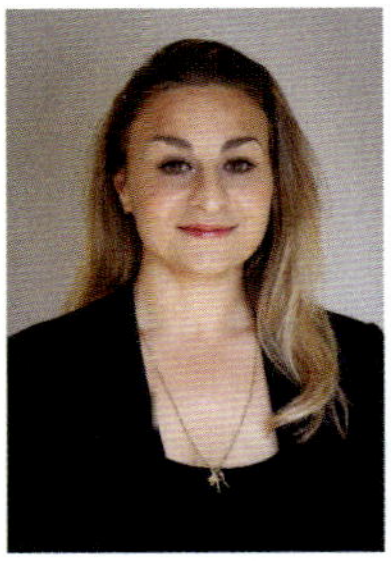

Sarah Micucci, geb. 1982 in Köln. Gesundheits- und Krankenpflegerin, Pflegepädagogin Bachelor (B. A.). Berufliche Tätigkeit auf einer Palliativstation, im Hospiz und in der ambulanten Pflege, arbeitet jetzt als externe Redakteurin und Autorin für Pflegefachliteratur.

Hinweis zu den Lernsituationen

Die Namen der Patientinnen und Patienten, die Beschreibungen ihrer Erkrankungen, die Orte und Situationen sind alle realitätsnah, aber frei erfunden. Jegliche Ähnlichkeiten mit echten Personen und Geschehnissen sowie Orten und Institutionen sind daher rein zufällig und nicht beabsichtigt.

Fehler gefunden?

An unsere Inhalte haben wir sehr hohe Ansprüche. Trotz aller Sorgfalt kann es jedoch passieren, dass sich ein Fehler einschleicht oder fachlich-inhaltliche Aktualisierungen notwendig geworden sind.
Sobald ein relevanter Fehler entdeckt wird, stellen wir eine Korrektur zur Verfügung. Mit diesem QR-Code gelingt der schnelle Zugriff.

https://www.elsevier.com/de-de/resources/errata

Wir sind dankbar für jeden Hinweis, der uns hilft, dieses Werk zu verbessern. Bitte richten Sie Ihre Anregungen, Lob und Kritik an folgende E-Mail-Adresse: kundendienst@elsevier.com

Abbildungsnachweis

Der Verweis auf die jeweilige Abbildungsquelle befindet sich bei allen Abbildungen im Werk neben/unter der Abbildung in eckigen Klammern.
Alle Schüttelkästen und Chats: Heike Hübner, Berlin.

E939-002	Habif T et al. Skin Disease: Diagnosis and Treatment. 4th ed. Elsevier, 2018
G929	Fritz S, Fritz L. Mosby's Fundamentals of Therapeutic Massage. 7th ed. Elsevier, 2021
J787	Colourbox.com
K115	Andreas Walle, Hamburg
K157	Werner Krüper, Steinhagen
K183	Eckhard Weimer, Würselen
L138	Martha Kosthorst, Borken
L141	Stefan Elsberger, Planegg
L143	Heike Hübner, Berlin
L190	Gerda Raichle
L234	Helmut Holtermann, Dannenberg
L275	Martin Hoffmann, Neu-Ulm
M121	Nicole Menche, Langen
M161	Michael Zimmer, Bammental

Inhaltsverzeichnis

AUFGABEN

I PATIENTENBEOBACHTUNG

1 ATMUNG

Lernsituation

Es ist 8.15 Uhr. Malika Shankar, Jonas Altmann und Emma Stadler treffen sich vor dem Unterricht auf dem Schulgelände. Die drei Pflegeauszubildenden haben sich viel zu erzählen. Ihr erster praktischer Einsatz in der Pflege liegt hinter ihnen. Sie alle wurden in unterschiedlichen Pflegesettings untergebracht: Malika auf der chirurgischen Station, Emma auf der internistischen und Jonas, der seinen Werdegang in der Altenpflege sieht, hatte seinen ersten Einsatz als Pflegeauszubildender direkt in einer stationären Langzeitpflegeeinrichtung. Die drei kannten sich vor Beginn der Ausbildung nicht, haben aber in ihrer ersten Blockwoche schnell zueinander gefunden und sind mittlerweile gut befreundet. Gerade die etwas schüchterne 16-jährige Emma freut sich sehr über die beiden Wegbegleiter. Sie interessiert sich schon länger für den Pflegeberuf, hat aber teilweise Berührungsängste und kann nicht immer gut auf fremde Menschen zugehen. Dennoch würde sie sehr gerne die Ausbildung zur Pflegefachfrau absolvieren und vielleicht später einmal auf einer Geburtenstation arbeiten. Das stellt sie sich schön vor, sie ist sich aber noch nicht sicher. Die selbstbewusste Malika hat da schon ein klareres Ziel vor Augen: Die 18-Jährige möchte es ihrem Vater gleichtun und im Pflegemanagement arbeiten. Das heißt, jetzt erst einmal die Ausbildung zur Pflegefachfrau schaffen und Erfahrungen in der Praxis sammeln. Dann möchte sie in naher Zukunft Pflegemanagement studieren. Das ist ihr Wunsch. Jonas ist 24 Jahre alt. Er hat bereits eine Ausbildung in einem anderen Berufsfeld hinter sich. Doch die Arbeit dort war ihm zu theoretisch und hat ihn nicht erfüllt. Auch, wenn nicht alle in seinem Umfeld direkt verstehen konnten, warum er nun ausgerechnet in die Pflege will, hielt er daran fest und bewarb sich. Als Ansporn hat er stets seinen Großvater im Gedächtnis. Dieser verbrachte seinen letzten Lebensabschnitt in einer Altenpflegeeinrichtung. Jonas liebte seinen Großvater sehr und besuchte ihn, so oft er konnte. Dabei fiel ihm jedes Mal die Arbeit der Pflegefachpersonen auf. Der junge Mann sah ihre Tätigkeit zunächst nur aus dem Blickwinkel eines Angehörigen. Er hatte durch die Pflegenden das Gefühl, dass sein Großvater gut aufgehoben war und konnte mit beruhigtem Gewissen abends wieder nach Hause gehen. Das half ihm damals sehr. Mit der Zeit interessierte er sich jedoch auch immer mehr für die Tätigkeiten in der Pflege und entschied sich für ein Praktikum. Früher hätte er das nie für möglich gehalten, aber tatsächlich hat ihn die Arbeit als Altenpfleger sehr schnell mit einer starken Zufriedenheit erfüllt und so ziemlich alle Bewohnerinnen und Bewohner freuten sich über seine Gesellschaft. Dass diese Profession auch genügend Herausforderungen mit sich bringen wird, war ihm von Anfang an klar. Dennoch hat er seine Entscheidung bisher keinen Tag lang bereut.

Die Schulglocke ertönt – Zeit für den Unterricht! Nach einem längeren Austausch zwischen den Schülerinnen und Schülern bezüglich des ersten Einsatzes klärt der Pflegepädagoge Herr Kaya die Auszubildenden des ersten Lehrjahres darüber auf, welche Unterrichtsinhalte sie mit ihm in den nächsten Wochen und Monaten durchnehmen werden.

AUFGABE 1

Heute starten die Pflegeschülerinnen und -schüler mit der Atmung. Herr Kaya beginnt von den Grundlagen zu erzählen.

unteren – kohlendioxidreich – Lungen – Nase – Exspiration – Bronchien – Inspiration – Gasaustausch – oberen – unteren

Herr Kaya: „Unsere Atemwege lassen sich unterteilen in die ____________ (1) Atemwege und die ____________ (2) Atemwege. Erstere umfassen die ____________ (3), die Nasennebenhöhlen und den Rachen.

Die ____________ (4) Atemwege beinhalten Kehlkopf, Luftröhre, ____________ (5) und ____________ (6). Die Atmung selbst dient dem ____________ (7), und zwar zwischen dem Körper und der äußeren Umgebung. Bei der Einatmung dehnen sich die Lungen aus, und es gelangt sauerstoffreiche Atemluft in die Alveolen. Bei der Ausatmung ziehen sich die Lungen wieder zusammen und es wird Luft nach außen abgegeben. Diese ist dann sauerstoffarm und ____________ (8). Wer kennt denn die Fachbegriffe für Einatmung und Ausatmung?"

Malika Shankar: „____________ (9) ist die Einatmung und ____________ (10) ist die Ausatmung."

AUFGABE 2

Weiter geht es mit der physiologischen Atmung.

intensität – frequenz – zug – rhythmus – typ – tiefe

1. Atem____________: gibt an, wie die Ventilation (Belüftung) bzw. die Atembewegungen ablaufen.
2. Atem____________: Anzahl der Atemzüge pro Minute.
3. Atem____________: Einatmung (Inspiration), Ausatmung (Exspiration) und die endexspiratorische Pause.
4. Atem____________: Größe des Atemzugvolumens, das bei einem Atemzug ausgetauscht wird.
5. Atem____________: Atemtiefe in Beziehung zum Sauerstoffbedarf.
6. Atem____________: Abfolge und Regelmäßigkeit der Atemzüge.

AUFGABE 3

Nun gilt es, die Begriffe aus dem Schüttelkasten richtig zuzuordnen. Achtung, nicht alle Begriffe passen!

Luftröhre · Lungenatmung · Nährstoffe · die Atemhilfsmuskeln · Kalorien · Zellatmung · steigendem Sauerstoffgehalt · sinkendem Sauerstoffgehalt · die Steuerung des Atemzentrums · Medulla oblongata

1. Die innere Atmung wird auch als ________________ bezeichnet.
2. Atembewegungen erfolgen hauptsächlich unbewusst durch ________________.
3. Der Atemantrieb wird stärker bei ________________.
4. Der Atemantrieb wird schwächer bei ________________.
5. Bei der inneren Atmung werden ________________ verbrannt.
6. Die Steuerung des Atemzentrums liegt in der ________________.

AUFGABE 4

Weiter geht es mit dem folgenden Text: Welche Abbildung passt zu welchem Satz und welcher Begriff verbirgt sich hier jeweils?

Bei der a) ________________ spannt sich das Zwerchfell an. Das bedeutet, es kontrahiert sich und die Zwerchfellkuppel wird abgesenkt. Bei der b) ________________ entspannt sich das Zwerchfell und die Zwerchfellkuppel wird angehoben.

Es bestehen drei Atemtypen, die es zu unterscheiden gilt: die c) ________________, die d) ________________ und die Mischatmung.

Pflegefachfachpersonen können auf unterschiedlichen Wegen zu pflegende Menschen bei der Atmung unterstützen. Eine Möglichkeit ist die e) ________________.

In Notfällen oder bei Erkrankungen, kann aber auch eine spezielle Therapie notwendig werden: die f) ________________.

1.

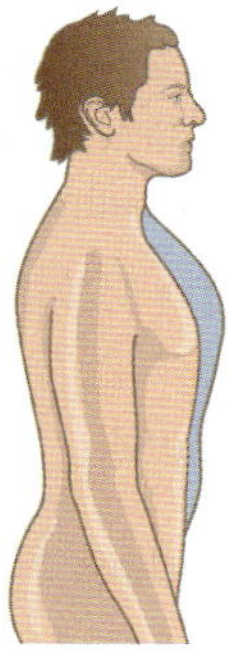

[L138]

2.

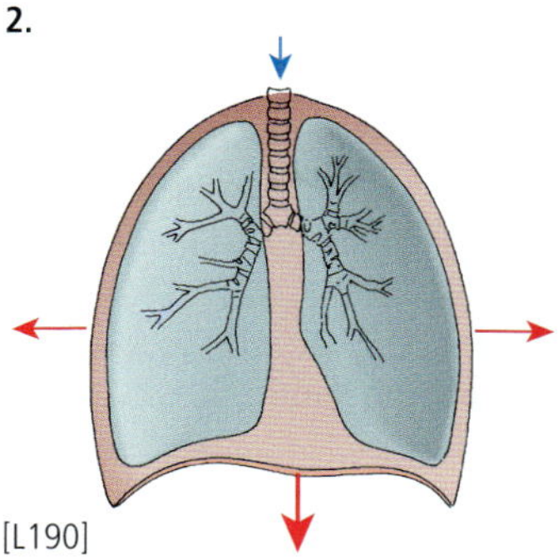

[L190]

3.

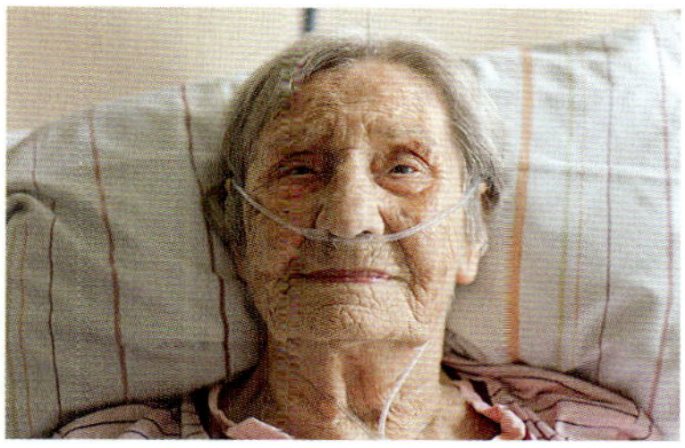

[K115]

4.

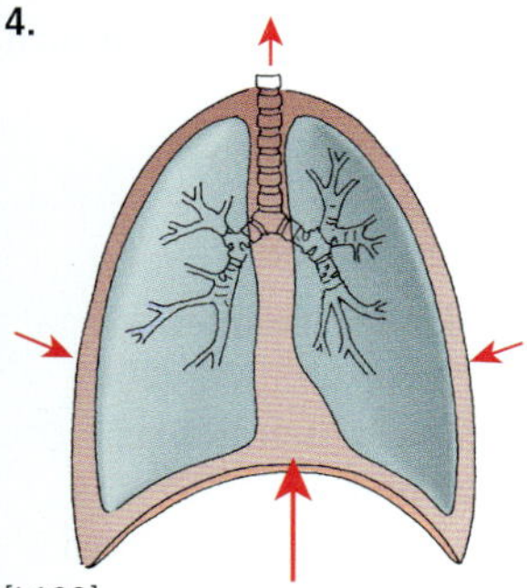

[L190]

5.

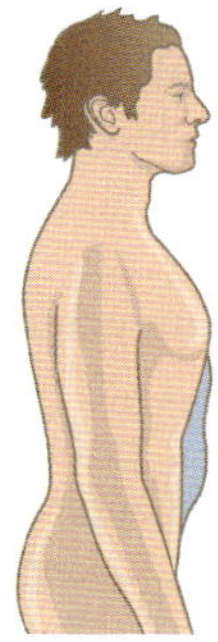

[L138]

6.

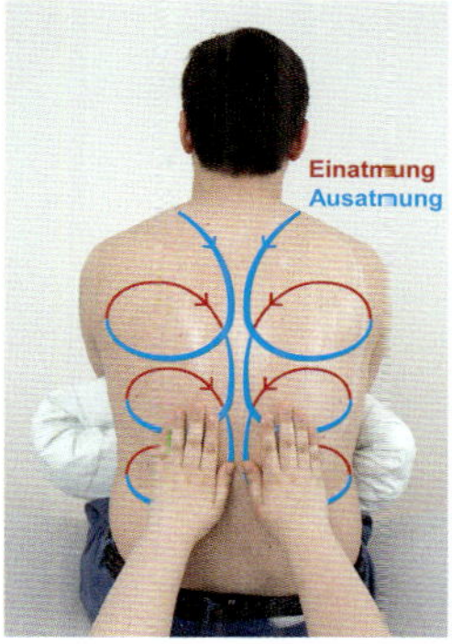

[K115]

Lernsituation

Nach dem Unterricht gehen die drei Freunde noch ein Stück gemeinsam Richtung Bushaltestelle bzw. Parkplatz. Emma berichtet von einer ihrer Erfahrungen auf der internistischen Station. Sie war zum ersten Mal in ihrem Leben dabei, als ein Patient plötzlich sehr starke Atemnot bekam. „Es war furchtbar", schildert sie den anderen beiden. „Ich war so überfordert mit der Situation. Ich wollte den Mann beruhigen, aber er konnte mich gar nicht hören. Er war bestimmt 1,90 m groß und riss in seiner Not alles, was um ihn herum war, zu Boden. Ich allein hätte ihn niemals halten können. Der Arme tat mir so leid! Mir ist danach richtig übel geworden. Ich werde das nie vergessen! Ich habe direkt über die Rufanlage einen Notruf abgesendet. Zum Glück kamen mein Praxisanleiter und noch zwei andere aus dem Team gleich. Sie konnten ihm sofort die angeordnete Bedarfsmedikation geben und er hat sich beruhigt." Jonas ist erstaunt „Krass, so etwas habe ich auch noch nicht erlebt. Gut, dass du direkt Hilfe geholt hast. Was macht man denn da sonst noch?" Emma erwidert: „Das kommt immer auf den Fall an. Mein Praxisanleiter hat mir danach noch einiges zu den Erstmaßnahmen bei Dyspnoe, also Atemnot, erklärt."

AUFGABE 5 Auf die folgenden Punkte sollte als Erstmaßnahmen bei Atemnot geachtet werden.

Notruf (112) – wegschicken – Pulsfrequenz – hochlagern – Sicherheit – Bronchialsekret –Notfall- oder Bedarfsmedikation – Rufanlage – Sauerstoffgabe – allein lassen – Kutschersitz – Zustand – Zimmer – Kleidung

1. Patienten nicht ____________________.
2. Das Gefühl von Ruhe und ____________________ vermitteln.
3. Ggf. über die ____________________ Hilfe holen.
4. In der ambulanten Pflege ggf. ____________________ wählen.
5. Nach Möglichkeit Mitpatienten oder Besucher aus dem ____________________ bitten.
6. Bei Kindern Bezugspersonen nicht ____________________, sondern auch auf diese beruhigend einwirken.
7. Wenn bereits verordnet, ____________________ verabreichen.
8. Beengende ____________________ entfernen.
9. Oberkörper ____________________.
10. Atemhilfsmuskulatur unterstützen, z. B. durch den sogenannten ____________________.
11. ____________________ unter Beobachtung bzw. nach Anordnung.
12. Bewusstseinslage, Hautfarbe, Atmung, Blutdruck und ____________________ engmaschig kontrollieren und dokumentieren.
13. Ggf. ____________________ absaugen.
14. Je nach ____________________ auf Intensivstation verlegen bzw. Intubation vorbereiten.

AUFGABE 6 Atembeeinträchtigung, ihre Ursachen und die Pflege – es gibt viel zu lernen!

Inhalation – Atemtraining – belüftet – Infektion – Immobilität – (Früh-)Mobilisation – Mundhöhle – Sekret

Eine Beeinträchtigung der Atmung kann verschieden Gründe haben, zum Beispiel eine ____________________ (1) der Atemwege. Hierzu kann es unter anderem durch eine Kontamination der Atemwege, eine Immunschwäche oder eine Erkrankung der ____________________ (2) kommen. Um dem vorzubeugen, müssen Pflegende immer eine strikte Basishygiene einhalten, wenn sie pflegerische Maßnahmen durchführen, insbesondere bei der ____________________ (3) oder Sauerstoffgabe. Zu einer Atembeeinträchtigung kann es aber auch kommen, wenn die Lunge unzureichend ____________________ (4) wird. Das kann unter anderem der Fall sein bei ____________________ (5) oder schmerzbedingter Schonatmung. Die Aufgaben der Pflegefachpersonen sind hier bei der Prophylaxe weitreichend. Sie beinhalten ____________________ (6), Atemübungen, ____________________ (7) mit verschiedenen Geräten und viele weitere Optionen.

Vermehrtes oder zähes ____________________ (8) sorgt oft für eine erschwerte Atmung und kann aufgrund von Krankheiten oder Rauchen entstehen.

Wichtig für die Pflege: die Aspirationsprophylaxe.

AUFGABE 7

Positionierung – Trachea – Schluckstörung – Verschlucken – Speisen – desorientierten – unterschätzt

Aspiration ist der Fachbegriff für ______________ (1). Das ist der Fall, wenn ein Fremdkörper, Nahrung oder Flüssigkeit in die ______________ (2) und Lunge gelangt. Vor allem Menschen mit einer ______________ (3) sind aspirationsgefährdet. Die Gefahr einer Aspiration wird leider sehr oft ______________ (4), dabei besteht in solchen Fällen nicht selten Lebensgefahr. Die Maßnahmen zur Aspirationsprophylaxe sind daher gerade für Pflegende, die oft mit älteren und/oder ______________ (5) Menschen sowie mit Personen mit neurologischen Erkrankungen zu tun haben (z. B. Schlaganfall), sehr wichtig. Sie beinhalten unter anderem die ______________ (6) mit erhöhtem Oberkörper, geeignete ______________ (7) und Getränke (z. B. pürierte Nahrung und angedickte Getränke) sowie die Bereitstellung eines Absauggerätes.

Lernsituation

Der Bus kommt. Malika und Jonas verabschieden sich von Emma und gehen weiter Richtung Parkplatz zu ihren Autos. Jonas: „Für den nächsten Block sollen wir ja unsere Erfahrungen in Sachen Pneumonieprophylaxe dokumentieren. Konntest du da schon einige sammeln? Ich habe da noch nicht so viel Ahnung von, wenn ich ehrlich bin." Malika: „Ja, schon, weil wir auf der Chirurgie viele Patientinnen und Patienten haben, die nach der OP stark bewegungseingeschränkt sind. Aber da wirst du in der Altenpflege bestimmt auch ganz schnell viele Erfahrungen machen können."

Bei wem besteht ein erhöhtes Risiko, an einer Pneumonie zu erkranken? Welche Fragen müssen sich Pflegefachpersonen für eine Risikoeinschätzung stellen?

AUFGABE 8

Achtung! Nicht alle Begriffe aus dem Schüttelkasten passen!

Durchfall – raucht – depressiv – trinkt – Atemwegserkrankung – Haut – Schluckstörung – Schmerzen – immobil – Sauerstoffsättigung – Magensonde – Atemgeräusche

1. Ist der zu pflegende Mensch ______________ oder in der Bewegung eingeschränkt?
2. Hat der zu pflegende Mensch ______________ und vermeidet daher eine tiefe Atmung?
3. Besteht eine akute ______________?
4. ______________ die Person und wenn ja, wieviel?
5. Sind ______________ hörbar?
6. Ist die ______________ auffällig?
7. Hat der zu pflegende Mensch eine ______________, wodurch es möglicherweise zu einer Aspirationspneumonie kommen kann?

AUFGABE 9 Pneumonie, Prophylaxe und Atemunterstützung – auf die richtige Pflege kommt es an!

Gähnen – belüftet – Alveolen – Atemzentrum – Geräten – Minderbelüftung – atemstimulierende Einreibung – Mangeldurchblutung – Lungenparenchyms – Belüftung – geringere – Sekretansammlungen – Atemvolumens

Eine Pneumonie, auch bekannt als Lungenentzündung, bezeichnet die Entzündung des ____________________ (1). Bei gesunden Menschen sorgt die körperliche Bewegung dafür, dass die einzelnen Lungenabschnitte im Wechsel unterschiedlich stark ____________________ (2) werden. Im Schlaf erfolgt eine ____________________ (3) Belüftung. Dies ist auch der Grund für häufiges ____________________ (4). Dieses wird bei Müdigkeit vom ____________________ (5) ausgelöst, um vor einer längeren Ruhepause, also dem Schlaf, nochmal alle Lungenanteile zu belüften und zu entfalten.

Ist die Belüftung der Lunge durch u. a. Bettlägerigkeit oder Immobilität eingeschränkt, kann es zu einer ____________________ (6) der Lunge und einer Reduktion des ____________________ (7) kommen. Die Folge ist, dass die ____________________ (8) kollabieren und sich deren Wände aneinanderlegen (Atelektase). Der hieraus entstehende Nährboden für Bakterien sowie eine ____________________ (9) durch die Minderbelüftung und ein Bronchialsekretstau sind letztlich Gründe für die Entstehung einer Pneumonie.

Bei der Atemunterstützung geht es darum, die Ventilation, also die ____________________ (10) der Lunge, wieder anzuregen und zu begünstigen. Ebenso sollen ____________________ (11) in den Atemwegen verhindert bzw. beseitigt werden. Pflegefachpersonen sind in der wichtigen Position, gemeinsam mit den betroffenen zu pflegenden Menschen einen Plan zu erarbeiten, prophylaktische Pflegemaßnahmen in deren Therapie zu integrieren.

Atemtraining mit ____________________ (12), Frühmobilisation, atemunterstützende Positionen und die ____________________ (13) sind nur einige der möglichen pflegerischen Maßnahmen.

Lernsituation

Es ist soweit: Die ersten schriftlichen Prüfungen stehen an. Unter anderem werden die Auszubildenden natürlich auch zu dem wichtigen Thema „Atmung" geprüft. Malika, Jonas und Emma treffen sich öfter, um gemeinsam zu lernen und wiederholen dabei die Themen aus dem Unterricht.

AUFGABE 10

Nun geht es ans Wiederholen! Helfen Sie den drei Pflegeauszubildenden bei ihrer Prüfungsvorbereitung und ergänzen Sie die fehlenden Begriffe – diesmal ohne Wortvorgabe.

Jonas: „Also, das mit der physiologischen Atmung ist leicht. Die Definitionen habe ich alle drauf! Zum Beispiel ist die Atem__________ (1) abhängig von verschiedenen Faktoren wie der Atemmechanik oder der körperlichen Belastung. Sie beschreibt also die Atemtiefe in Beziehung zum Kohlendioxid im Körper oder halt zum Sauerstoffbedarf."

Emma: „Ja, das habe ich eigentlich auch alles verstanden. Und wer weiß, was Aspiration bedeutet?"

Malika: „Machst du Witze? __________ (2) natürlich! Jetzt hebt das Niveau mal ein bisschen an! So wird das nix mit den Prüfungen!"

Emma: „Okay, okay, ist ja gut! Wie wär's damit: Wann wird der Atemantrieb schwächer?"

Malika: „Unter anderem bei __________ (3). Also z. B. bei einer Sauerstoff__________ (4)."

Emma: „Sehr gut! Und warum gähnen wir, wenn wir müde sind, Jonas?"

Jonas: „Na, um vor dem Schlafen nochmal alle Lungenteile gut zu __________ (5)."

Malika: „Und wenn es nun z. B. durch Immobilität zu einer Minderbelüftung kommt, die Alveolen kollabieren und sich deren Wände aneinanderlegen, wie nennt man das?"

Jonas: „Ach, du wieder! Keine Ahnung!"

Emma: „__________ (6)?"

Malika: „Jap!"

Emma: „Und bei einer Pneumonie handelt es sich um eine Entzündung des Lungengewebes, richtig?"

Malika: „Ja. Und erinnerst du dich auch an den Fachbegriff für dieses Gewebe?"

Emma: „Ich glaube __________ (7)."

Malika: „Super! Ich finde, wir sind schon ganz gut!"

2 HERZ-KREISLAUF-SYSTEM

Lernsituation

Der Schulblock nähert sich langsam, aber sicher dem Ende und der nächste Praxiseinsatz wartet auf Jonas, Malika, Emma und die weiteren Pflegeauszubildenden. Alle Auszubildenden kommen erneut auf die gleiche Station. Erst im übernächsten Einsatz findet ein Wechsel statt. Die drei Freunde sitzen nach dem Unterricht noch zusammen in der Klinikcafeteria. Ihre Schule befindet sich direkt neben dem Klinikum, und so haben sie hier einen angenehmen Platz zum Austausch ihrer Ausbildungserfahrungen. Auch die eine oder andere Sorge findet auf diesem Weg Raum, ausgesprochen zu werden.

„Ich freue mich auf die Praxis. Aber irgendwie habe ich auch etwas Bauchweh, wenn ich ehrlich bin.“, äußert Emma ein wenig verlegen. Jonas sieht sie überrascht an: „Echt? Warum denn? Du bist doch mit dem ersten Notfall ziemlich souverän umgegangen! Hast doch gesagt, dass der Praxisanleiter dich sogar noch gelobt hat.“ Emma nickt und atmet tief durch. Dann fährt sie vorsichtig fort: „Ja, schon. Das ist auch nicht das Problem. Das Team ist super. Ich fühle mich bei allen sehr willkommen und wirklich jeder ist mir gegenüber hilfsbereit.“ Malika lacht: „Ha! Da geht es dir schon mal besser als mir! Das Gefühl, willkommen zu sein, gibt mir da nicht gerade jeder! Genau genommen werde ich von einer Clique da ziemlich ausgeschlossen. Die zeigen mir nix! Puls- und Blutdruckkontrolle zum Beispiel. Ich versuche immer, irgendwie etwas mitzubekommen. Aber vieles bringe ich mir dann halt selbst aus der Theorie bei.“ Sie lacht erneut, aber ihr Lachen wirkt, als ob sie ihre wahren Gefühle überspielen will. Jonas und Emma gehen direkt darauf ein. „Oh, Malika, das solltest du aber ernst nehmen! Wir sind komplett neu und auf die Hilfe und Anleitungen der Pflegefachpersonen angewiesen.“, erwidert Emma. „Auf jeden Fall!“, steuert nun auch Jonas bei. „Ausschließen ist ein absolutes No-Go!“ Malika versucht, die Situation zu verharmlosen: „Ach, es sind ja nicht alle. Eigentlich nur drei. Ist mir doch außerdem auch total egal. Ich zieh hier nur mein Ding durch und dann geht es eh schon ganz bald in die Management-Abteilung.“ Jonas und Emma sehen sich einvernehmlich an. „Naja, ich glaube bzw. ich **hoffe,** dass dir die Situation auf gar keinen Fall egal ist, Malika! Vielleicht solltest du mal mit der Stationsleitung reden. Aus der Theorie lernen ist ja schön und gut, und gerade auch, was das Herz-Kreislauf-System angeht, enorm wichtig. Aber besonders so Basics wie Puls- und Blutdruckkontrolle und die dazugehörende Dokumentation sollen uns doch erfahrene Pflegende näherbringen. Dafür sind die Praxiseinsätze schließlich da.“, sagt Jonas, nun ein wenig aufgebracht. Malika winkt erneut ab: „Ach ja, mal sehen. So Emma, aber was ist denn jetzt eigentlich bei dir los? Das hört sich ja gar nicht gut an!“

AUFGABE 1

Malika berichtet, dass sie sich vieles zum Herz-Kreislauf-System bereits selbst angelesen hat. Was hat die Pflegeschülerin in Bezug auf die physiologischen Grundlagen von Puls und Blutdruck schon gelernt?

Pulsqualität – diastolische – Druckwelle – Kraft – Pulsfrequenz – systolische – Herzkammer – Aorta – Venen – oberflächlich – Systole –Pulsrhythmus

In der ________________ (1) wird von der linken ________________ (2) aus Blut in die Arterien des Körperkreislaufs ausgeworfen. Dieser Anstoß ist tastbar an ________________ (3) verlaufenden Arterien und wird (Arterien-)Puls genannt. Der Puls ist also die spürbare ________________ (4), die entsteht, wenn das Herz Blut in den Körper pumpt. Denn bei jedem Herzschlag wird Blut in die ________________ (5) ausgestoßen und breitet sich im arteriellen Gefäßsystem aus. Pflegende achten bei der Vitalzeichenkontrolle auf die Anzahl der ertasteten Pulswellen pro Minute = ________________ (6), auf die zeitliche Abfolge der Pulswellen bzw. auf Regelmäßigkeit oder Unregelmäßigkeit = ________________ (7) sowie auf die Beschaffenheit der Pulswelle = ________________ (8).

Der Blutdruck wiederum beschreibt die ________________ (9), die das Blut auf die Gefäßwände ausübt. Er kann sowohl in den Arterien als auch in den ________________ (10) gemessen werden. Im klinischen Sprachgebrauch ist jedoch immer der Druck in den größeren Arterien gemeint.

Puls und Blutdruck passen sich an. Bei körperlicher Aktivität sind Puls und der ________________ (11) Blutdruck höher als im Ruhezustand. Der ________________ (12) Wert bleibt bei gesunden Menschen konstant.

AUFGABE 2

Wie steht es um Malikas Wissen bezüglich der Indikationen zur Pulskontrolle? Können Sie ihr helfen?

Vitalzeichen – Mobilisation – Allgemeinzustand – Normbereich – Schock – OPs

Eine engmaschigere Pulskontrolle ist u. a. erforderlich,

1. wenn der Ausgangswert vom ________________ abweicht.
2. nach ________________.
3. vor ________________.
4. bei sich verschlechterndem ________________.
5. Veränderungen weiterer ________________.
6. im ________________zustand.

AUFGABE 3 Leider trifft Malika in ihrem ersten Praxiseinsatz auf einige Pflegefachpersonen, die in Bezug auf die praktische Anleitung nicht besonders hilfsbereit sind. Emma und Jonas haben da mehr Glück und sind sehr zufrieden mit ihren Pflegeteams. Sie lernen viel in der Praxis und können im Pflegealltag ihre neu erworbenen Fähigkeiten immer wieder aufs Neue testen, z. B. die Technik der Pulsmessung.

den Pulsrhythmus – Arrhythmie – A. radialis – A. carotis – die Pulsfrequenz

Erster Schritt: Üblicherweise wird der periphere Puls an der ____________________ (1) mit Zeige-, Mittel- und Ringfingerkuppe mit leichtem Druck ertastet. Es sind auch weitere Taststellen möglich. So z. B. für den zentralen Puls die ____________________ (2).
Zweiter Schritt: zunächst auf ____________________ (3) konzentrieren.
Dritter Schritt: Jetzt wird ____________________ (4) ermittelt. Dazu bei rhythmischem Puls die Pulsschläge 15 Sekunden lang zählen. Diese Zahl wird nun mit vier multipliziert. Bei ____________________ (5) werden die Pulsschläge eine ganze Minute lang gezählt.

AUFGABE 4 Und wie läuft die auskultatorische Blutdruckmessung ab?

Blutstrom – Manschette – Korotkow-Töne – diastolischen – hohe – Ventil – der systolische Blutdruck – wischdesinfizieren – Strömungsgeräusche – Herzhöhe – luftleer – systolischen

Erster Schritt: Beengende Kleidung vom Arm entfernen, den Oberarm entspannt in der ____________________ (1) platzieren und darauf achten, dass kurz zuvor keine körperliche Anstrengung stattfand (Gefahr, dass falsche, zu ____________________ (2) Werte gemessen werden.)
Zweiter Schritt: Die Blutdruckmanschette muss ____________________ (3), eng und faltenfrei um den Oberarm angelegt werden. Darauf achten, dass die Schläuche nicht in der Ellenbeuge liegen.
Dritter Schritt: ____________________ (4) schließen und die Ohr-Oliven des Stethoskops locker in die Ohren einlegen. Dann Membran des Stethoskops in Ellenbeuge auflegen. Oft wird der Rand des Schallempfängers unter der ____________________ (5) eingeklemmt.
Vierter Schritt: Puls tasten (A. radialis).
Fünfter Schritt: Manschette so lange aufpumpen, bis der Manschettendruck höher als ____________________ (6) ist. Nun sind mit dem Stethoskop keine ____________________ (7) mehr zu hören. Auch der ____________________ (8) ist nicht mehr tastbar. Grund hierfür ist, dass der ____________________ (9) in der A. brachialis unterbrochen ist.
Sechster Schritt: Manschettendruck jetzt noch um max. 30 mmHg erhöhen. Dann vorsichtig das Ventil öffnen, um langsam Luft aus der Manschette zu lassen. Ab einem bestimmten Wert sind nun die typischen Strömungsgeräusche, auch bekannt als ____________________ (10), als Klopfen mit dem Stethoskop hörbar.

Siebter Schritt: Nun können die Blutdruckwerte ermittelt werden. Der erste Klopfton gibt den ____________________ (11) Blutdruckwert an und der letzte Klopfton den ____________________ (12).
Achter Schritt: Restluft ablassen und Manschette entfernen. Manschette und Stethoskop ____________________ (13).

Emma sieht ihre Zukunft möglicherweise in der Kinderkrankenpflege. Daher interessiert es sie immer sehr, inwiefern sich pflegerische Behandlungen von Erwachsenen und Kindern unterscheiden. So auch bei der Blutdruckmessung.

AUFGABE 5

Oberarm – invasive – Nekrosenbildung – elektronisch – Oberschenkel – nichtinvasive – Manschettengröße – Jugendalter

Die Blutdruckmessung bei Kindern bringt einige Besonderheiten mit sich. So wird in der Regel bei Früh- und Neugeborenen ____________________ (1) gemessen. Dies geschieht über einen Monitor oder ein mobiles Gerät und wird als ____________________ (2) Messung bezeichnet. Bei Neugeborenen sind auch ____________________ (3) Blutdruckmessungen möglich, beispielsweise über einen Katheter in der Nabelarterie. Messungen wie bei Erwachsenen an der A. radialis können insbesondere bei Frühgeborenen sehr gefährlich sein. Es besteht die Möglichkeit, dass ein Arteriospasmus mit ____________________ (4) entsteht. Also ein Gefäßkrampf einer intakten Arterie, der das Absterben von Zellen zur Folge hat.

Insgesamt ist es wichtig, dass bei allen Kindern auf die korrekte ____________________ (5) geachtet wird. Messorte sind wie bei Erwachsenen der ____________________ (6) sowie, vor allem bei Säuglingen, der ____________________ (7). Sollte das behandelnde Kind sich stark bewegen, muss möglicherweise mehrmals gemessen werden. Die Messung mit einem elektronischen Blutdruckmessgerät für das Handgelenk ist erst ab dem ____________________ (8) möglich.

Vorsicht, beim Herz-Kreislauf-System gibt es für Pflegende einiges zu beachten! Das hat auch Emma von ihrer Praxisanleiterin, Claudia Schüller, erfahren.

AUFGABE 6

Blutdruckabfall – Bradykardie – Arrhythmien – Herzrhythmusstörung – Tachykardie – den Karotis-Sinus-Reflex – Reanimation

Claudia: „Emma, was du dir wirklich merken musst, ist: Sobald du Probleme hast, einen Puls zu ermitteln, immer direkt eine erfahrene Pflegefachperson hinzuziehen! Ok? Pulslosigkeit bei einer bewusstlosen Person ist immer ein Notfall und es muss unverzüglich mit der ____________________ (1) begonnen werden, das ist ja – denke ich – selbstverständlich. Und welche Abweichungen der Pulsfrequenz sollten dir Sorgen machen?"

Emma: „Das ist einmal die ____________________ (2), also ein sehr langsamer Puls, dann die ____________________ (3), also ein stark beschleunigter Puls, und wenn der Puls unregelmäßig ist, also ____________________ (4).

Claudia: „Ganz genau! Das muss immer überprüft und ggf. an Arzt oder Ärztin weitergegeben werden. Was noch sehr wichtig ist: Du weißt doch, was die A. carotis ist und wo man sie ertasten kann, oder?"

Emma: „Ja, am Hals. Das ist die große Hauptschlagader."

Claudia: „Richtig. Wichtig ist, dass du diese immer nur einseitig, kurz und auch nur mit leichtem Druck ertastest. Du könntest nämlich ________________ (5) auslösen. Dabei kommt es dann zu starkem Puls- und ________________ (6) mit Kreislaufkollaps. Du siehst, wir tragen große Verantwortung in unserem Handeln. Selbst bei so alltäglichen Dingen wie der Vitalzeichenkontrolle. So, letzte Frage, du Arme, dann bist du entlassen: Worauf kann eine Arrhythmie beim Puls hinweisen?"

Emma: „Ähm, da bin ich jetzt überfragt."

Claudia: „Auf eine ________________ (7). Und jetzt wünsche ich dir eine schöne Mittagspause!"

Lernsituation

Die drei Pflegeauszubildenden sitzen noch eine ganze Weile in der Cafeteria und unterhalten sich. Langsam äußert sich auch Emma mehr zu ihren Emotionen: „Wenn ich ehrlich bin, habe ich Angst, in der Praxis zu versagen. Mir macht das total viel Spaß. Aber ich merke auch, dass ich oft zögere, etwas Gelerntes umzusetzen, aus Angst, es falsch zu machen. Blöd, ich weiß. Aber ich habe da irgendwie eine Hemmschwelle, die ich noch überwinden muss. Wir arbeiten halt auch meistens unter Beobachtung der zu pflegenden Menschen. Das macht mich oft nervös." Jonas nickt verständnisvoll und erwidert: „Ich habe das zwar nicht so stark, aber ich kann dich schon verstehen. Manchmal habe ich auch etwas Schiss, aber dann denke ich mir, das war erst unser erster Praxiseinsatz. Wir haben ja noch null Routine. Auch im Umgang mit den Patienten oder Bewohnern. Und ganz ehrlich, die älteren Menschen in der stationären Langzeiteinrichtung, wo ich gerade bin, sind auch nicht alle durchgehend nur freundlich. Habe ich mir auch etwas entspannter vorgestellt, wenn ich ehrlich bin. Die machen dir schon auch mal eine direkte Ansage, wenn du was nicht weißt oder falsch machst. Letztens zum Beispiel. Ich war mit meiner Kollegin bei einer Bewohnerin im Zimmer, weil ich ihr die Kompressionsstrümpfe anziehen sollte. Währenddessen hat mir meine Kollegin ein paar Fragen zur Thromboseentstehung und Thromboembolieprophylaxe gestellt. Die konnte ich halt noch nicht alle beantworten. Waren auch teilweise noch viel zu schwer, hat sie selbst zugegeben. Da hättet ihr aber mal die Bewohnerin erleben müssen! Die hat mir richtig fiese Sachen an den Kopf geschmissen, so nach dem Motto, ob ich nicht lieber doch eine andere Ausbildung machen sollte. Ehrlich gesagt hat diese 92-jährige Frau es geschafft, mich richtig aus dem Konzept zu bringen! Am liebsten hätte ich die Strümpfe liegen lassen und wäre gegangen. Aber meine Kollegin hat danach noch mit mir darüber gesprochen und sie hat schon recht. Sie meinte nämlich, dass man in der Pflege viele schöne Erfahrungen sammeln kann, aber mitunter auch ein dickes Fell braucht. An erster Stelle muss dabei immer die Professionalität stehen und, dass man seine pflegerischen Aufgaben kompetent, freundlich, aber auch mit dem richtigen Grad an Distanz ausführt."

AUFGABE 7

Sechs Hinweise auf eine tiefe Venenthrombose, die jede Pflegefachperson kennen sollte!

Ober- und Unterschenkel – Lungenembolie – Druckschmerz – Schwellung – Druckempfindlichkeit – Venenstrang – Pulsanstieg

1. An Ober- und Unterschenkeln zunehmende __________________.
2. Am Bein ein verhärteter __________________.
3. __________________ an der Wade, in der Leiste, in der Kniekehle oder sogar an der Fußsohle (Frühsymptom).
4. Überwärmung von __________________.
5. __________________, Rötung oder blaue Verfärbung am Bein.
6. Temperatur- oder __________________ (a) sowie Atemnot und Brustschmerz als mögliches Zeichen einer __________________ (b).

AUFGABE 8

Die drei Säulen der Thromboembolieprophylaxe. Ordnen Sie die Begriffe der jeweils korrekten Überschrift zu. Achtung, nicht alle Begriffe finden hier Verwendung!

Kolonmassage
intermittierende pneumatische Kompression (IPK)
aktive und passive Bewegungsübungen im Bett bei Immobilität
weitere Antiemetika
Bewegungsübungen
Bettruhe
weitere Antikoagulanzien
individuell angepasste Trinkmenge/Flüssigkeitszufuhr
warme Wickel
Sauerstofftherapie
Anleitung zu Eigenübungen
medizinische Thromboseprophylaxestrümpfe (MTS)
Heparinisierung
warme Bäder
Frühmobilisation
proteinreiche Schonkost

Basismaßnahmen (1) sind u. a.:

Physikalische Maßnahmen (2) sind u. a.:

Medikamentöse Maßnahmen (3) sind u. a.:

AUFGABE 9 Eine Frage der Pflegefachfrau an Jonas bezog sich auf die Venen-Muskel-Pumpe. Ordnen Sie die Abbildungen den jeweils korrekten Lücken zu. Die passenden Bezeichnungen zu den Abbildungen finden Sie im Schüttelkasten. Auch diese gilt es, korrekt zuzuordnen.

oberflächliches und tiefes Venensystem
gesunde Venenklappe
Venenklappen-insuffizienz
schwere Varikosis

1.

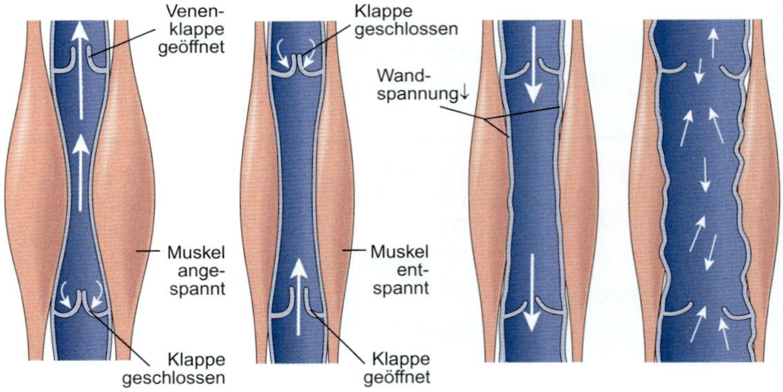

[L190]

2.

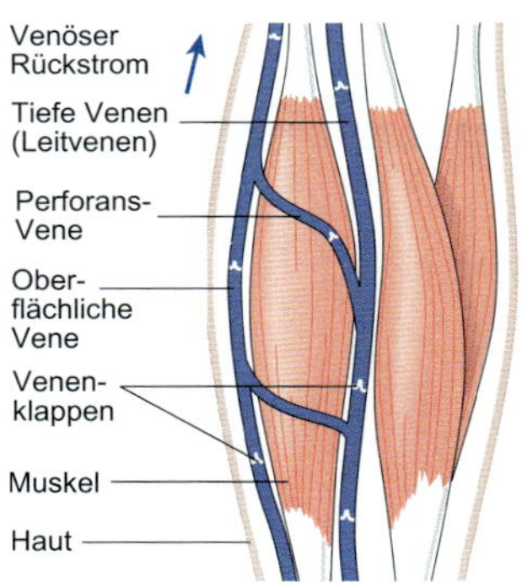

[L190]

3.

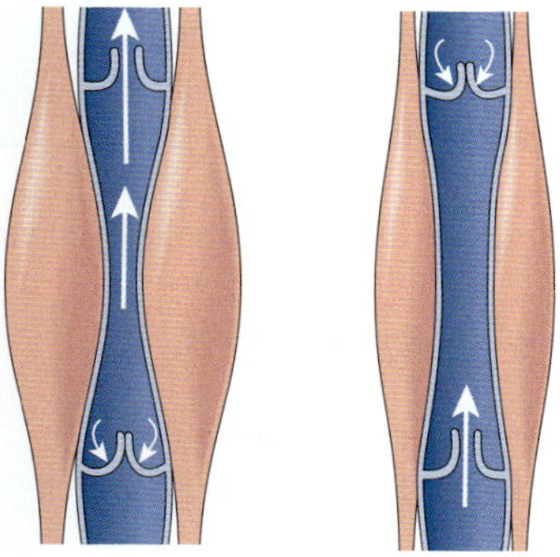

[L190]

4.

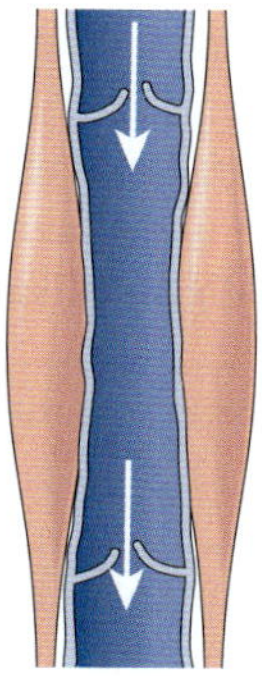

[L190]

Der Begriff Thromboseprophylaxe beschreibt etwas ungenau, worum es hier eigentlich geht. Denn es besteht ein (a) ________________. Thrombosen entstehen allerding nur in den tiefen Venen. Das oberste Ziel einer Thromboseprophylaxe ist es also, eine tiefe Venenthrombose zu verhindern. Die Venen-Muskel-Pumpe der Beinmuskulatur spielt hierbei eine wichtige Rolle. Sie ist einer der Gründe für eine physiologische Blutströmung, genauer gesagt, für den venösen Rückfluss. Ist die Wirksamkeit der Venen-Muskel-Pumpe durch Bewegungsmangel und eine venöse Insuffizienz beeinträchtigt, wird dieser venöse Rückfluss vermindert und die Entstehung von Thromben wird begünstigt.

Die Venen-Muskel-Pumpe wird aktiv, wenn die Beine bewegt werden. Bei einer (b) ________________ erzeugt die Beinmuskulatur dann Druck auf den Blutfluss, der dadurch in die gewünschte Richtung, also Richtung Herz, vorangetrieben wird. Die Venenklappen sind hierbei ausschlaggebend. Sie öffnen sich, solange das Blut Richtung Herzen strömt, und schließen sich, sobald es durch die Druckeinwirkung vom Herzen wegfließt. Ein ungestörter Blutfluss zum Herzen wird somit ermöglicht.

Bei einer (c) ________________ ist die Wandspannung der Gefäße herabgesetzt und die Venenklappen sind nicht mehr in der Lage, richtig zu schließen. Es kommt zu einem Blutrückstau fußwärts. Eine (d) ________________ zeichnet sich aus durch sackartig erweiterte Gefäßwände. Auch hier schließen die Venenklappen nicht mehr und es kommt zu einer unphysiologischen Blutströmung.

AUFGABE 10 Wiederholen ohne Wortvorgabe

1. Eine engmaschige Vitalzeichenkontrolle ist notwendig vor der ____________________.
2. Ein Hinweis für eine tiefe Venenthrombose ist die ____________________ von Ober- und Unterschenkel.
3. Eine wichtige medikamentöse Maßnahme zur Thromboembolieprophylaxe ist die ____________________.
4. Eine Basismaßnahme zur Thromboembolieprophylaxe ist die Früh____________________.
5. Die ____________________ wird aktiv, wenn die Beine bewegt werden. Die Beinmuskulatur erzeugt Druck auf den Blutfluss, welcher dadurch Richtung Herz vorangetrieben wird.
6. Unter dem ____________________ versteht man die Kraft, welche das Blut auf die Gefäßwände ausübt.
7. Bei Früh- und Neugeborenen wird der Blutdruck ____________________ (a) oder auch ____________________ (b) über einen Monitor oder ein mobiles Gerät gemessen.
8. Wenn der Puls unregelmäßig ist, wird dies als ____________________ bezeichnet.

3 KÖRPERTEMPERATUR

Lernsituation

Der Schulblock ist zu Ende. Nun gilt es wieder, neue Erfahrungen in der Pflegepraxis zu sammeln! Die 16-jährige Emma Stadler ist, wie alle Pflegeauszubildenden ihres Jahrgangs, wieder auf der gleichen Station wie zuvor im ersten Praxiseinsatz. Das ist der eher schüchternen, jungen Frau sehr recht. Sie mag das Pflegeteam dort und auch die Ärztinnen und Ärzte waren bisher sehr sympathisch. Wie Emma ihren Freunden schon berichtete, fällt es ihr nicht immer ganz leicht, sich zu öffnen. Sie hat auch schon des Öfteren mit Versagensängsten zu tun gehabt. Und so ist der Druck, alles richtig zu machen, auch in dieser Ausbildung manchmal eher ein Hindernis als eine Hilfe für Emma.

Aber nun kennen sie ja hier schon alle. Das hilft! Emma fühlt sich schon fast etwas heimisch auf der internistischen Station des Klinikums. Vielleicht wäre dieser Pflegebereich auch interessant für die Zukunft, falls sie doch nicht in die Kinderkrankenpflege gehen sollte. Mal sehen. Heute ist sie erst einmal im Frühdienst eingeteilt. Emma fühlt sich gut. Das fällt auch der Pflegefachfrau Katharina Dreier und dem Pflegefachmann Jamal Ahmed auf. Die Pflegeschülerin geht offen auf die Patientinnen und Patienten zu. Sie unterhält sich, fragt nach deren Befinden und übernimmt selbstsicher die Vitalzeichenkontrolle. Bei Herrn Bauer, einem jungen Mann im ersten von vier Patientenbetten, kontrolliert sie die Körpertemperatur und dokumentiert ihre Beobachtungen. Dabei fallen ihr auch viele Fakten wieder ein, die sie in der Pflegeschule diesbezüglich im letzten Blockunterricht durchgenommen haben. „Spannend, das Theoretische nun quasi live vor Augen zu haben“, denkt sich Emma und hat plötzlich all ihre Ängste vergessen.

AUFGABE 1

Während Emma Herrn Bauers Temperatur kontrolliert, kommen sie und der freundliche Patient ins Gespräch. Herr Bauer findet den Beruf sehr interessant und Emma ist positiv überrascht, was schon alles an Wissen bei ihr „hängengeblieben“ ist.

Lippen – Hauttemperatur – 28 bis 33 °C – Beobachtungskriterien – blass – Körperkerntemperatur – Hautkonsistenz – Körperschalentemperatur – 37,2 °C – Hautfarbe

„Ich messe jetzt in Ihrem Ohr die Körpertemperatur, Herr Bauer. Das kennen Sie sicherlich schon.“, äußert sich die Auszubildende gegenüber dem Patienten. Herr Bauer lächelt. „Ja, ja. Das wurde gestern Abend, als ich auf die Station gekommen bin, schon gemacht. Da war aber alles in Ordnung. Wenigstens da!“, scherzt er mit etwas dunklem Humor. Emma lächelt und erwidert: „Super, daran hat sich nichts geändert. Ihr Wert liegt bei ____________________ (1).“ Während sie die Werte dokumentieren will, redet sie leise weiter zu sich selbst: „Das ist die ____________________ (2). Im Gegensatz zur ____________________ (3), die liegt nämlich je nach Körperregion bei ________________ (4).“ Herr Bauer bemerkt Emmas Selbstgespräche. „Stehen Prüfungen an?“ Emma fühlt sich ertappt: „Ach so, nein. Ich kann mir nur alles besser merken, wenn ich es laut wiederhole. Sorry!“ „Nein, nein, alles gut!“, erwidert der junge Mann. „Ich finde das alles sehr interessant. Kann man denn als Pflegerin oder Pfleger direkt erkennen, ob mit der Temperatur etwas nicht stimmt? Mal abgesehen vom guten alten Hand-auf-die-Stirn-Legen?“ Emma antwortet, ohne lange überlegen zu müssen: „Ja, es gibt da spezielle ________________ (5). Zum einen die ________________ (6). Rosig und gut durchblutet ist sie bei normaler Temperatur. Und gerötet, das kennt man ja vor allem an den Wangen, ist sie bei hoher Temperatur. Aber man muss auch ein Auge darauf haben, wenn ________________ (7) und Extremitäten auffallend ________________ (8) sind. Das kann dann möglicherweise auf eine zu niedrige Temperatur hinweisen. Und dann achten wir noch auf die ________________ (9), also ist die eher trocken oder feucht und weich, auf den Muskeltonus und auch auf das Verhalten allgemein. Und natürlich, nach wie vor, spielt bei jeder Pflege das gute, alte Hand-Auflegen eine wichtige Rolle. So lässt sich schnell die ________________ (10) kontrollieren.“ Die Schülerin lächelt und Herr Bauer scheint beeindruckt. Ihre Art der Kommunikation war selbstbewusst und kompetent. Ohne lange zu überlegen, konnte sie dem Patienten wichtige und informative Auskünfte geben. Emma freut sich insgeheim. Das war für sie ein großer Schritt.

AUFGABE 2 Auch die Ursachen für eine zu niedrige sowie für eine zu hohe Ist-Temperatur kennt die junge Schülerin schon.

Fieber – Außentemperatur – Fieberabfall – Fieber – Wärmeverlust – körperliche – hohe

Ursachen für zu niedrige Ist-Temperatur:
1. Niedrige ________________
2. ________________

Gegenregulation des Körpers:
1. Reduktion von ________________
2. ________________bildung

Ursachen für zu hohe Ist-Temperatur:
1. ________________ Außentemperatur
2. ________________ Aktivität
3. ________________

AUFGABE 3

Die Temperaturregulation bei Kindern weist einige Besonderheiten auf. Natürlich hat sich Emma diesbezüglich schon schlau gemacht.

hoher Wärmeverlust – Außentemperatur – den Kopf – Wärme – das braune Fettgewebe – die Wärmeisolation – Kältezittern

Eine Besonderheit bei Kindern ist, dass Neugeborene und Säuglinge keine Wärme durch ______________ (1) bilden können. Jedoch besitzen sie eine sehr wichtige Besonderheit: ______________ (2). Das besondere hierbei ist, dass es durch Verbrennung vollkommen in ______________ (3) umgewandelt werden kann. Ein weiterer Unterschied zwischen Erwachsenen, Kleinkindern und Kindern gegenüber Neugeborenen und Säuglingen: ______________ (4). Besonders über ______________ (5) geht viel verloren. Außerdem besitzen sie weniger subkutanes Fettgewebe, wodurch ______________ (6) reduziert ist. Wichtig ist daher, bei Neugeborenen und Säuglingen immer auf eine ausreichende Wärmezufuhr zu achten, z. B. durch eine Wärmelampe über dem Wickeltisch und eine Mütze, unabhängig von der ______________ (7).

AUFGABE 4

Es bestehen mehrere Möglichkeiten zur Temperaturmessung. Die Begriffe aus dem Schüttelkasten geben, richtig zugeordnet, einen Überblick.

axillar – inguinal – eine kurze Messdauer – rektale Messung – ein ungenauer Messwert – oral/sublingual – die Intimsphäre – tympanal

1. ______________ beschreibt die Messtechnik im Ohr mit einem Infrarot-Ohrthermometer.
2. Ein Vorteil der Messtechnik im Ohr ist u. a. ______________.
3. Nachteil der Messung im Ohr ist allerdings u. a. ______________ bei falschem Einführen.
4. ______________ bezeichnet die Messung in der Leistenhöhle.
5. ______________ beschreibt die Messung durch Einlegen eines Digitalthermometers in die trockene Achselhöhle, während der Oberarm an den Körper gedrückt ist.
6. Ein Digitalthermometer im Mund neben dem Zungenbändchen wird ______________ genannt.
7. Die ______________ hat den Vorteil, dass sie unabhängig von der Bewusstseinslage des Patienten durchführbar ist.
8. Nachteil dieser Messung ist, dass sie u. a. einen großen Eingriff in ______________ bedeutet.

AUFGABE 5 Achtung! Niemals …

oral/sublingual – Blutungsneigung – Operationen/Erkrankungen – einem Bad – Läsionen – Neugeborenen mit Analatresie – Kindern – Plastikschutzhülle

- … Temperatur messen im Ohr nach ________________ (1) oder längerem Liegen auf dem Ohr.
- … Digitalthermometer in den Mastdarm einführen bei ________________ (2), hoher ________________ (3) oder nach ________________ (4) im rektalen Bereich.
- … u. a. bei ________________ (5) oder verwirrten Menschen ________________ (6) messen.
- … bei der rektalen Messung bei Frühgeborenen eine ________________ (7) verwenden. Diese kann zu ________________ (8) in der Darmschleimhaut führen.

AUFGABE 6 10 Anwendungshinweise zur Temperaturmessung. Aufgepasst, nicht alle Begriffe im Schüttelkasten können eingesetzt werden!

Mundgeruch – Verdunstungskälte – Vaseline/Gleitmittel – unter – in Rückenlage – Magenoperation – Mundspülung – Darmschleimhaut – in Seitenlage – stark – über – Leiste – Desinfektionsmittel – Hämorrhoiden-operation – adipösen – heiße/kalte Getränke – kachektischen – muskulöse Oberarme – feucht – Dislokation – trocken

1. Bei der axillaren Messung muss die Achselhöhle ________________ sein.
2. Das darf bei der oralen/sublingualen Messung nicht passieren: ________________ bis 15 Minuten vor der Messung.
3. Bei der rektalen Messung zu pflegender Mensch idealerweise ________________ mit angezogenen Beinen positionieren.
4. Ein ungenauer Messwert kann bei der axillaren Messung u. a. durch ________________ entstehen.

5. Die orale/sublinguale Messung kann nicht bei Menschen mit Mundatmung durchgeführt werden (fehlerhafter Messwert durch ____________________).
6. Bei der rektalen Messung besteht immer eine Verletzungsgefahr der ____________________.
7. Bei empfindlichen zu pflegenden Menschen empfiehlt es sich, vor dem Einführen die Spitze des Thermometers gleitfähiger zu machen, z. B. mit ____________________.
8. Die axillare Messung findet keine Anwendung bei ____________________ Menschen.
9. Unter anderem darf nach einer ____________________ nicht rektal gemessen werden.
10. Die sublingualen Messwerte liegen ____________________ der Körperkerntemperatur (rektaler Messwert).

Lernsituation

Emma ist noch mit der Dokumentation der Vitalzeichenwerte von Herrn Bauer beschäftigt, als ein weiterer Patient sich etwas übertrieben zu laut an die Schülerin wendet: „Na junge Dame, war das denn schon alles? Wie sieht es denn zum Beispiel mit den Fieberphasen aus? Können Sie mir dazu was erzählen? Wann kommt denn das starke Schwitzen? Beim Anstieg oder Abfall? Na los, das müssen Sie doch schon wissen! Ich war mal Rettungssanitäter, also Vorsicht! Ich kenne mich aus!" Emma fühlt sich etwas überrumpelt und weiß nicht so recht, was der Patient gerade von ihr will. Er sieht sie an und fängt an zu lachen, als ob er nur darauf wartet, sie bloßstellen zu können. Sofort merkt die Pflegeschülerin, wie ihr warm wird und sie spürt, wie sie errötet. „Nein, jetzt nicht rot werden! Du kennst die Antwort! Du weißt das!", denkt sie sich. Aber das macht die Sache nur noch schlimmer! Emma fängt an zu stottern, ihre Hände zittern leicht. Sie fühlt sich, als ob sie in dieser Situation versagt hätte.

Was sie in diesem Moment nicht mitbekommt, sind die Blicke der beiden anderen Patienten sowie die ihrer Kollegin und ihres Kollegen. Während die Patienten kopfschüttelnd ihren Mitpatienten ansehen, ergreift der Pflegefachmann Jamal Ahmed das Wort: „Wissen Sie, Fachwissen müssen wir einiges parat haben, da haben Sie recht. Aber das braucht auch seine Zeit. Heute ist mir bei meiner Schülerin sehr positiv aufgefallen, dass sie empathisch auf Herrn Bauer eingegangen ist. Dass sie sich freundlich unterhalten hat und, das Wichtigste, seinen Fragen und Anliegen nicht aus dem Weg ging, sondern ihn kompetent informiert hat. Und das muss man im ersten Ausbildungsjahr vor so vielen beobachtenden Augen erstmal hinbekommen."

Der vorlaute Patient ist nun sehr schweigsam und blickt beschämt zur Seite. Als Emma an seinem Patientenbett steht und bei ihm die Vitalzeichenkontrolle durchführen will, entschuldigt er sich für sein unfreundliches Verhalten. Er gibt zu, sich zuvor über die Mitarbeiterin am Informationsschalter des Klinikums geärgert zu haben: „Ich war noch immer sauer und habe das an Ihnen ausgelassen. Tut mir leid. Das ist eine fiese Angewohnheit von mir. Ich hätte nicht gedacht, dass Sie erst im ersten Ausbildungsjahr sind. Sie machen das ganz toll."

AUFGABE 7 Emma musste heute feststellen, dass es auch zu unangenehmen Konfrontationen mit zu pflegenden Menschen kommen kann. Die Tatsache, dass der Pflegefachmann ihr in dieser Situation den Rücken stärkte, hat ihr dabei sehr geholfen. Ein wenig ärgert sie sich aber doch, dass der Patient es schaffte, sie aus dem Konzept zu bringen. Mit den Fieberphasen kennt sie sich nämlich schon sehr gut aus.

heiß – heiße Getränke – Intertrigoprophylaxe – Waschungen – Flüssigkeit – Pulsfrequenz – Muskelzittern – Exsikkose – kalt – Vitalzeichen – Wärmeproduktion – Wärmezufuhr

Es gibt drei Fieberphasen: den Fieberanstieg, die Fieberhöhe und den Fieberabfall.

Typische Symptome für den Fieberanstieg sind Frösteln, Schüttelfrost, Zähneklappern und ________________ (1). Sie alle dienen der ________________ (2). Die Haut ist ________________ (3) und blass. Pflegende sollen in dieser Phase den Körper der Betroffenen unterstützen, indem sie ihn von außen wärmen und dafür sorgen, dass keine Wärme verloren geht. Also z. B. durch warme Kleidung, ________________ (4) und/oder zusätzliche Decken.

Nach dem Fieberanstieg folgt die Fieberhöhe. Nun fühlt sich die Haut ________________ (5) an, ist stark gerötet und trocken, die Augen sind glasig. Der Körper hat nun einen sehr hohen Energiebedarf, daher sind Atmungs- und ________________ (6) erhöht. Die Betroffenen sind geschwächt und verlieren durch die Hitze im Körper ________________ (7). Pflegende achten daher insbesondere darauf, dass es nicht zu einer ________________ (8) kommt. Außerdem muss die ________________ (9) nun reduziert werden. Pflegemaßnahmen sind u. a. kühle Getränke anbieten, kühle ________________ (10) durchführen und/oder fiebersenkende Wadenwickel anlegen. Die ________________ (11) müssen regelmäßig kontrolliert werden.

Beim Fieberabfall ist der Körper heiß und fängt an zu schwitzen. Die Betroffenen sind erschöpft und brauchen Ruhe. Pflegemaßnahmen sind ebenfalls eine engmaschige Vitalzeichenkontrolle, Ruhe und Flüssigkeitszufuhr gewährleisten sowie Maßnahmen in Bezug auf starkes Schwitzen. Hierzu zählen Bettwäsche und Kleidung wechseln, kühle Waschungen und die Haut, vor allem in Hautfalten, gut abtrocknen zur ________________ (12).

8 Regeln zur Anwendung von Wadenwickeln

AUFGABE 8

warm – Vitalzeichenkontrolle – Gelenke – Körpertemperatur – Kreislaufbelastung – warm – eiskalt – Wärmestau

1. Alle Extremitäten müssen ________________ sein.
2. Keine plastikbeschichteten, nur luftdurchlässige Materialien verwenden (Gefahr für ________________).
3. Vor dem Anlegen ________________ ermitteln.
4. Das Wasser darf nicht ________________ sein (max. 5–10 °C unter gemessener Körpertemperatur).
5. Wickel dürfen nicht ________________ werden – vorher wechseln (3- bis 5-mal erneuern).
6. ________________ aussparen.
7. Fieber nicht mehr als max. 1–1,5 °C absenken, sonst zu starke ________________.
8. Kontinuierliche ________________.

Schweiß – ein wichtiges Beobachtungskriterium für die Pflege!

AUFGABE 9

Konsistenz – Patientenbeobachtung – Kreislaufbelastung – zeitliche Auftreten – Herz-Kreislauf-Situation – Herzerkrankung

Schweiß ist ein wichtiges Kriterium für die ________________ (1), besonders in Bezug auf die ________________ (2). Pflegende achten daher immer auf das Aussehen, die Menge, den Geruch und die ________________ (3). Also z. B., ob der Schweiß unter anderem kalt oder klebrig ist. Auch das ________________ (4) ist von großer Bedeutung (tagsüber, nachts, anfallartig, in Verbindung mit Schmerzen etc.). Ebenso relevant sind die Lokalisation und mögliche Begleitsymptome. Bei kaltem, kleinperligem und klebrigem Schweiß ist Vorsicht geboten! Diese Symptome weisen auf eine ________________ (5) hin und können Warnzeichen für einen Kreislaufkollaps sein! Bei Säuglingen und Kleinkindern kann starkes Schwitzen auf eine ________________ (6) hinweisen.

AUFGABE 10 Nun geht es ans Wiederholen. Emma und ihr Kollege gehen nochmal einiges zusammen durch. Helfen Sie der Pflegeschülerin und wiederholen auch Sie – ohne Wortvorgabe.

Jamal Ahmed: „Gut gemacht heute, Emma! Du warst offen und schon viel sicherer als im ersten Einsatz. Man merkt, dass du Fortschritte machst! Die t________________ (1) Temperaturmessung im Ohr kannst du ja schon im Schlaf. Und das Wichtigste dabei: Du klärst die Patientinnen und Patienten immer auf, was du gerade machst! Das ist super! Bei jeder Pflegehandlung immer erklären, worum es geht."

Emma Stadler: „Ja, aber letztens sollte ich bei Frau Müller nach der Körperpflege im Bett rektal messen. Da bin ich irgendwie unsicher, seit ich weiß, dass man da die D________________ (2) verletzen kann."

Jamal Ahmed: „Verstehe. Wenn du dich an die Vorgaben hältst, wann auf keinen Fall rektal gemessen werden darf, wie z. B. nach O________________ (3) oder bei E________________ (4) im rektalen Bereich, und dann noch die zu pflegenden Menschen richtig positionierst, also in S________________ (5) mit angezogenen Beinen, passiert nur sehr selten etwas. Aber in der Regel versuchen wir ja, diese Messmethode eher zu umgehen, da sie wirklich für viele einen sehr unangenehmen Eingriff in die I________________ (6) darstellt."

Emma Stadler: „Okay. Blöd nur, dass ich bei diesem einen Patienten so unsicher geworden bin. Ich wünschte, ich könnte die Zeit zurückdrehen. Dann hätte ich ihm schon gesagt, dass starkes Schwitzen beim F________________ (7) auftritt. Und wir Pflegenden dann besonders auf eine gute F________________ (8) achten und die V________________ (9) engmaschig kontrollieren. Ich hätte ihm auch ohne Probleme sagen können, dass die erste Fieberphase F________________ (10) heißt und die zweite F________________ (11). Ach, verdammt! Wäre ich bloß lockerer. Ich verbaue mir so viel selbst."

Jamal Ahmed: „Das sehe ich ganz anders, Emma. Dass man in Konflikte und unangenehme Situationen mit Patienten oder Patientinnen und Angehörigen kommt, gehört nun leider auch zu unserem Beruf dazu. Du darfst nicht vergessen, dass die meisten nun Mal nicht aus einem schönen Grund heraus hier im Klinikum sind. Angst und Verunsicherung spielen oft eine Rolle. Oder auch Wut, wie der Patient soeben, der es fairerweise zugegeben und sich entschuldigt hat. In den wenigsten Fällen geht es um dich als Person. Hier ging es nicht darum, ihm die richtigen Antworten zu präsentieren, sondern professionell und sachlich zu bleiben. Und das bist du ja. Mit ein bisschen Unterstützung deiner Kollegen."

4 HAUT- UND KÖRPERPFLEGE

Lernsituation

Auch Jonas Altmann befindet zurück in der Pflegepraxis. In seinem ersten Ausbildungsjahr absolviert er nun den zweiten Einsatz in einer stationären Langzeitpflegeeinrichtung. Es ist etwas anders als die Pflegeeinrichtung, in der sein Großvater lebte. Aber da er bereits vor der Ausbildung ein Praktikum hier absolvierte, ist für ihn das Umfeld nicht komplett neu. Jonas fühlt sich wohl und als Auszubildender gut aufgehoben. Viele Bewohnerinnen und Bewohner auf seiner Station können sich sehr gut selbst versorgen. Einige brauchen bei manchen Aktivitäten Unterstützung, z. B. bei der Körperpflege. Bei einer Bewohnerin muss diese von den Pflegenden komplett übernommen werden. Für den Pflegeauszubildenden ist dieser Teil der Pflege sehr wichtig und er gibt sich große Mühe, alles richtig und nach den Bedürfnissen der zu pflegenden Menschen umzusetzen. Er erinnert sich in solchen Momenten an seinen Großvater, der zuletzt auch auf die Unterstützung der Pflegefachpersonen angewiesen war. Er war ein sehr eitler Mann, der bis zu seinem Tod nicht auf sein Eau de Toilette verzichtete. Der respektvolle Umgang der Altenpflegerinnen und Altenpfleger war Jonas hierbei sofort aufgefallen und er möchte es ihnen zukünftig gleichtun. Manchmal stört es ihn, dass er sich dabei nicht die Zeit nehmen kann, die er bräuchte. Auch seine Kolleginnen und Kollegen sind darüber nicht erfreut. Aber es gibt viel zu tun und leider ist auch in dieser Pflegeeinrichtung ein zu niedriger Personalschlüssel nicht die Ausnahme. Trotzdem freut sich der Pflegeschüler, nun wieder selbst aktiv werden zu können und weitere wichtige Erfahrungen im Bereich der Körperpflege zu sammeln.

AUFGABE 1

Reinigung und Pflege der Haut basieren auf wichtigen Richtlinien.

Fett – Intertrigogefahr – sauber – Hautveränderungen – sparsam – Hautatmung – Abtrocknen – Wohlbefinden – Schuppen – bedarfsgerecht – Wünsche

In der professionellen Pflege werden bezüglich der Hautreinigung und -pflege diverse Ziele verfolgt. Die Haut soll ____________________ (1) und trocken sein, um u. a. das ____________________ (2) der zu pflegenden Menschen sicherzustellen. Es gilt, die Haut vor allem ____________________ (3) zu pflegen. Das heißt, der physiologische Hautzustand soll erhalten oder wiederhergestellt werden. Eine sehr wichtige Rolle spielt hierbei auch die Patientenbeobachtung. Denn bei der Reinigung und Pflege der Haut ist es Pflegenden möglich, bereits früh ____________________ (4) festzustellen und dementsprechend zu agieren.

Pflegefachpersonen müssen sich bei der Pflege und Reinigung der Haut an wichtige Prinzipien halten. Beispielsweise darf die Wassertemperatur nicht zu heiß sein, da sonst der Haut zu viel ____________________ (5) entzogen wird. Und auch bei den verschiedenen Hautreinigungsmitteln und Pflegeprodukten gilt häufig: „Weniger ist mehr". Oft reichen warmes Wasser und ein Waschlappen. Wenn Reinigungsmittel verwendet werden, sollten sie ____________________ (6) aufgetragen werden. Natürlich sollen auch hierbei die ____________________ (7) der zu pflegenden Menschen berücksichtigt werden. Pflegende achten auch auf die Dauer von Bad und/oder Dusche. Zu langer Kontakt mit warmem Wasser kann die Haut austrocknen. Zu der richtigen Pflege zählt auch sorgfältiges ____________________ (8). Hier besteht schnell eine ____________________ (9). Für eine angenehme Hautpflege werden gerne Emulsionen verwendet, die aus einem Fett- und einem Wasseranteil bestehen. Auch hier gilt es, das Pflegeziel im Auge zu behalten. Sehr fettende Hautpflegemittel können dick aufgetragen ____________________ (10) und Krusten lösen. Es besteht aber auch die Gefahr, dass die ____________________ (11) behindert wird, da die Poren verschlossen sind.

AUFGABE 2 Achtung, diese Produkte sind nicht zur täglichen Hautpflege geeignet!

Schüttelmixturen – Salben – Puder – Pasten –Franzbranntwein – dermatologische Lokaltherapeutika – Gele

1. Alle Produkte mit einem spezifischen Wirkstoff (____________________).
2. ____________________, denn hierdurch wird Feuchtigkeit gebunden, was wiederum austrocknend und kühlend wirkt. Durch die Aufnahme der Hautfeuchtigkeit kommt es zu einer feinen Klümpchenbildung. In Hautfalten kann es dadurch bedingt zu Reibungen kommen.
3. ____________________, denn diese sind nichts anderes als Puder in einer Flüssigkeit und haben somit die gleichen negativen Nebenwirkungen.
4. Gemische aus Salben und Puder ohne Wasseranteil, welche die Poren verstopfen, die Hautatmung behindern und der Haut Feuchtigkeit entziehen. Sie werden vereinzelt als Hautschutz eingesetzt, müssen mit Öl entfernt werden und sind bekannt als ____________________.
5. Produkte, die halbfest, wasserfrei oder wasserarm sind und einen Fettfilm auf der Haut hinterlassen. Auch sie beinhalten einen spezifischen Wirkstoff und sind daher nur zur lokalen Behandlung der Haut geeignet (____________________).
6. ____________________ – diese Produkte wirken kühlend und juckreizmindernd. Sie werden u. a. bei Insektenstichen angewendet.
7. Wurde früher öfter in der Pflege angewendet, heute jedoch nur noch selten zur Erfrischung, zur Regeneration nach stärkerer Muskelbeanspruchung oder nach Sportverletzungen zum Kühlen bei intakter Haut. Kontraindikation ist seine stark entfettende und austrocknende Wirkung. Die Rede ist von ____________________.

Sechs Ziele der Körperpflege

AUFGABE 3

Körperhygiene – Hautveränderungen – Körper – Selbstständigkeit – Vorlieben – Schamgefühlen

1. Vorbeugung von Krankheiten durch mangelnde ____________________.
2. Zufriedenheit der zu pflegenden Menschen durch die Berücksichtigung individueller ____________________.
3. Bestmögliche Vorbeugung von unangenehmen ____________________.
4. Wohlfühlaspekt der zu pflegenden Menschen durch einen sauberen ____________________.
5. Frühzeitige Erkennung von ____________________.
6. Förderung größtmöglicher ____________________ bei der Körperpflege.

Lernsituation

Jonas und der Pflegefachmann Tristan Sattler bereiten alles vor, um den 86-jährigen Bewohner Herrn Findus bei der Körperpflege zu unterstützen. Herr Findus ist mittlerweile in seiner Mobilität stark eingeschränkt und muss mithilfe eines Patientenlifters aus dem Bett mobilisiert werden. So kann er dann in einen Toilettenstuhl gesetzt und ins Badezimmer gebracht werden. Alles, was möglich ist, übernimmt Herr Findus ohne zu zögern gerne selbst. Er ist orientiert und hat einen starken Willen, der ihm hilft, autonom und selbstbestimmt zu leben. Die Pflegerinnen und Pfleger der Station kennt er nach fünf Jahren, die er nun hier schon lebt, alle sehr gut. Der Bewohner zeigt sich offen und nimmt mittlerweile auch gerne Hilfe an. Das war nicht immer so.

Jonas hat mit Unterstützung des Pflegefachmanns alle Materialien zur Körperpflege vorbereitet und gemeinsam betreten sie nun das Zimmer. Nach einer kurzen Unterhaltung äußert Herr Findus, dass er heute gerne eine Ganzkörperwaschung im Bett erhalten würde. Jonas möchte ihn gerne davon überzeugen, doch wie gewohnt mit ins Bad zu kommen. Aber sein Kollege Tristan klärt ihn auf, dass es für die Pflege hier sehr wichtig ist, auf die Bedürfnisse und Wünsche der Bewohnerinnen und Bewohner einzugehen. Und bei Herrn Findus ist bekannt, dass ihn an manchen Tagen die Körperpflege außerhalb des Bettes zu sehr anstrengt. „Außerdem", ergänzt der Pflegefachmann lächelnd, „braucht der Herr Findus gar nicht erst glauben, dass er im Bett nur so da liegen darf, während wir arbeiten." „Das war wieder klar! Im Alter wird einem nichts geschenkt!", erwidert der Bewohner und stimmt ins Lachen mit ein.

AUFGABE 4 Während der Körperpflege unterhalten sich der Pflegeschüler, der Pflegefachmann und der Bewohner, Herr Findus. Welche Abbildungen passen in welchen Satz und welcher Begriff verbirgt sich jeweils hierbei?

1.

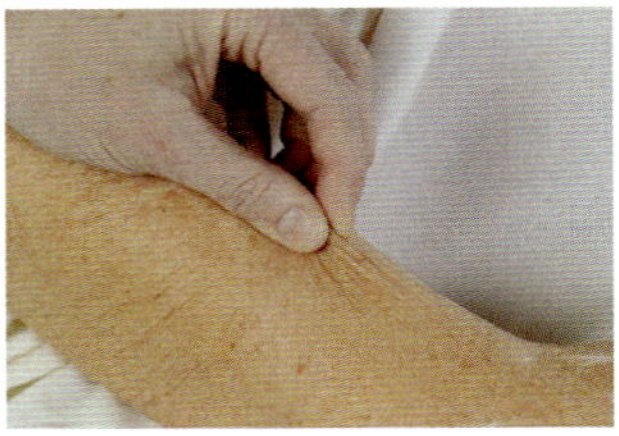

[G929]

2.

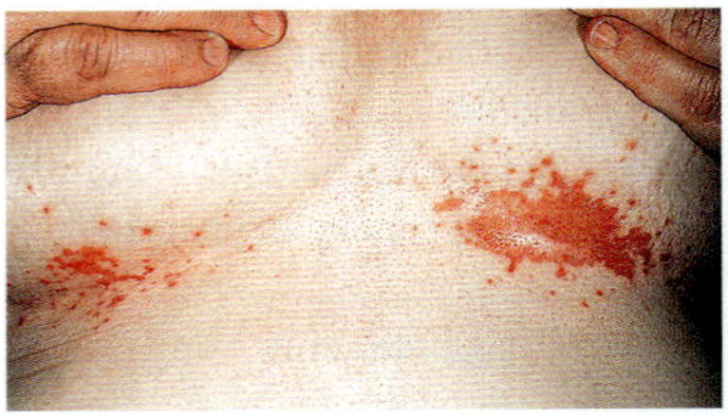

[E939-002]

3.

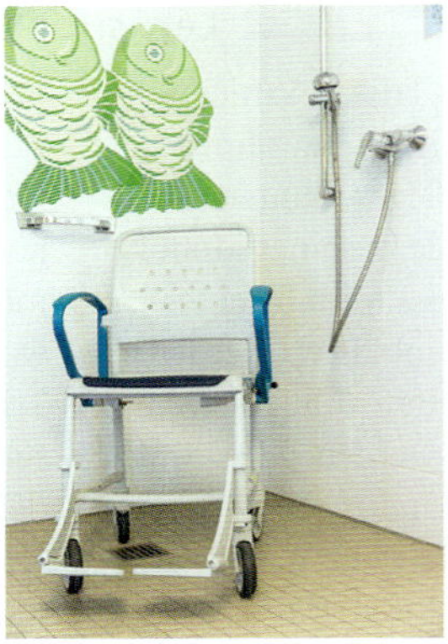

[K157]

4.

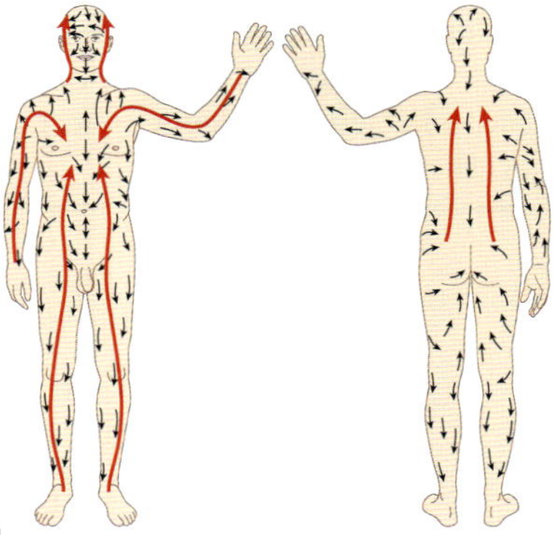

[L234]

5.

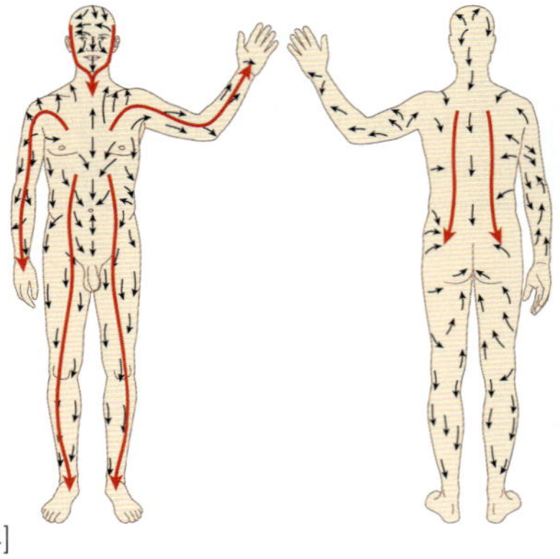

[L234]

Herr Findus: „Vielen Dank, dass ist heute sehr angenehm im Bett. Ich bin immer etwas enttäuscht, wenn ich es nicht in den a) ________________ schaffe. Aber ich merke heute einfach, dass es zu viel wäre. Ich hatte keine gute Nacht."

Tristan Sattler: „Das ist kein Problem, Herr Findus. Das hatten wir ja besprochen, dass Sie uns einfach mitteilen, wenn es mal nicht am Waschbecken geht. Jonas, bei Herrn Findus arbeiten wir bei der Ganzkörperwaschung gerne basierend auf der basalen Stimulation. Jetzt am Morgen ist vermutlich eine b) ________________ angenehm."

Jonas Altmann: „Okay, ich glaube, da bräuchte ich Hilfe."

Tristan Sattler: „Kein Problem, zeige ich dir gleich, wie das geht. Herr Findus, Jonas reicht Ihnen gleich den Waschlappen, dann waschen Sie, wie immer so weit wie es Ihnen möglich ist, Ihr Gesicht und Ihren Oberkörper erst einmal selber. Mir fällt gerade auf, dass Ihre Haut heute sehr trocken aussieht. Nicht erschrecken, ich mache kurz den c) ________________ – oh, ja, sehen Sie. Das müssen wir im Auge behalten. Bitte heute viel trinken!"

Herr Findus: „Stimmt, das war die letzten Tage wahrscheinlich zu wenig. Aber, was mir mehr Sorgen macht, ist diese wunde Stelle hier in der Hautfalte. Es tut nicht mehr weh, aber können Sie trotzdem nochmal nachsehen. Ich habe mir gestern noch sicherheitshalber meine Wundsalbe draufgeschmiert. Hat hoffentlich geholfen!"

Tristan Sattler: „Natürlich, die d) ________________prophylaxe wäre jetzt mein nächster Schritt gewesen. Aber bitte auf gar keinen Fall da eigenständig Salben auftragen. Die einzige Ausnahme wäre eine vom Arzt angeordnete Creme zur Behandlung von Pilzinfektionen. Aber die benötigen wir bei Ihnen wahrscheinlich gar nicht. Jonas, weißt du warum eine Creme hier nicht angebracht ist? Und was würdest du jetzt stattdessen machen?"

Jonas Altmann: „Ich würde sagen, dass eine Creme in der Hautfalte noch zusätzlich ein warmes und feuchtes Hautmilieu begünstigt. Und wir wollen ja, dass die Stellen trocken sind. Ich würde jetzt einfach vorsichtig mit klarem Wasser zwischen den Hautfalten waschen und dann Kompressen einlegen."

Tristan Sattler: „Sehr gut! Dann legen wir mal los!"

Herr Findus: „Zeit wird's! Ich bin so müde, ich habe heute Nacht kein Auge zugemacht! Wenn ich ehrlich bin, wäre mir eine e) ________________ heute doch lieber."

Der Bewohner lacht und zwinkert Jonas zu.

AUFGABE 5 Jonas lernt in diesem Einsatz viel in Bezug auf die Reinigung und Pflege von Haut und Körper. Aber wodurch ist eine besonders gute Körperpflege gekennzeichnet?

Intimsphäre – Wünsche – transparent – Hilflosigkeit – sicherer – „Berührungsberuf" – individuell – Alternativen – therapeutische

Natürlich ist es ein Ziel der Körperpflege, den Körper zu reinigen und einer mangelnden Hygiene vorzubeugen. Aber eine wirklich gute Körperpflege setzt sich in vielerlei Hinsicht ab von den typisch hygienischen Aspekten. Vielmehr geht es darum zu verinnerlichen, dass jede Körperpflege ________________ (1) auf die Bedürfnisse des zu pflegenden Menschen ausgerichtet sein sollte. ________________ (2) gilt es stets zu respektieren und nach Möglichkeit zu erfüllen. Natürlich ist es hierbei auch Aufgabe der Pflegenden, auf mögliche Risiken hinzuweisen und ________________ (3) aufzuzeigen. Im Mittelpunkt steht stets der zu pflegende Mensch. Die Pflege geht auf ihn ein, nicht er auf einen routinierten, täglichen Akt. Ist dieser Gedanke bei den Pflegefachpersonen verinnerlicht, fühlen sich die zu pflegenden Menschen in der Regel viel ________________ (4) und gut aufgehoben. Die Pflegenden informieren über jeden Schritt und bleiben stets in der Kommunikation. Die Körperpflege ist ________________ (5), ohne unnötige und unverständliche „Fachsimpelei" vor den zu Pflegenden. Auch ________________ (6) Ziele werden klar kommuniziert. Ausschlaggebend für eine gute Körperpflege ist außerdem die Wahrung der ________________ (7). Pflegende sind sich dem Gefühl der ________________ (8) und der Scham bewusst, die in solchen Momenten entstehen kann. Die Pflege als ________________ (9) darf daher nie unachtsam oder ohne Empathie erfolgen.

AUFGABE 6 Worauf muss Jonas bei der Ganzkörperwaschung im Bett u. a. achten?

Kopfteil – Vitalzeichenkontrolle – Inkontinenzversorgung – belassen – Rückenlage – integrieren – entfernen – Arbeitshöhe

1. Vor Beginn der Körperpflege den zu pflegenden Menschen über geplanten Ablauf informieren, Wünsche erfragen und ________________.
2. Das Pflegebett auf ________________ bringen.
3. Bei Bedarf Blasen- und Darmentleerung ermöglichen und ggf. ________________ entfernen.
4. Lagerungshilfen ________________.
5. Zu pflegenden Menschen in ________________ bringen.
6. ________________ erhöhen.
7. Kopfkissen ________________.
8. Ggf. ________________.

Lernsituation

Nur noch das Oberteil anziehen, dann ist Herr Findus fertig und kann sich erst einmal etwas ausruhen, bevor er in seinen Sessel mobilisiert werden will. Da klopft es plötzlich an der Tür. Es sind die beiden Enkel des Bewohners, die ihren Großvater dieses Wochenende überraschen und gemeinsam mit ihm frühstücken wollen. Herr Findus freut sich: „Jungs! Kommt rein! Das ist ja eine Überraschung! Da geht es mir sofort besser." Der 19-jährige Kalle lächelt und erwidert: „Hey, Opa! Das ist schön! Wir können aber auch gerne noch draußen warten, wir wollen nicht stören!" Jonas begrüßt es immer, wenn Angehörige dazukommen. Auch bei der Körperpflege – natürlich nur, wenn dies dem zu pflegenden Menschen recht ist. Die Situation erinnert ihn an seinen Großvater und die Besuche bei ihm. Er lächelt die jungen Männer an und winkt sie herein: „Alles gut, wir sind in den letzten Zügen." Herr Findus zeigt auf den Pflegeschüler: „Hier, da könnt ihr euch mal ein Beispiel daran nehmen. Hat gerade mit der Ausbildung angefangen, obwohl er schon einen Beruf hat. So engagierte Leute braucht es in diesem Beruf!" Jonas ist das etwas unangenehm. „Ja, find' ich gut!", äußert sich Kalle. „Toll, dass du sowas kannst. Ganz ehrlich, ich könnte das nicht!" Jonas weiß nicht so recht, was er mit dieser Aussage anfangen soll, und antwortet ein wenig bissig: „Naja, was heißt, dass ich ‚sowas kann'. Ich kann vieles noch nicht. Um professionell zu pflegen, braucht es eine Menge Fachwissen, Kompetenzen und Praxiserfahrung. Das braucht wiederum seine Zeit. Und natürlich muss man dann auch noch die ganzen Prüfungen bestehen. Am besten gut, wenn man vielleicht danach noch Studium oder Fachweiterbildung anhängen will. Da sind die Karrieremöglichkeiten vielseitig. Das muss dir nicht unangenehm sein, dass du das nicht kannst. Wie solltest du auch?! Du hast die Profession ja nicht erlernt, nehme ich an." Der Enkel guckt etwas verdutzt, versteht aber sofort, was dem Auszubildenden wohl negativ an seiner Aussage aufgestoßen sein könnte und fügt hinzu: „Sorry, das war echt nicht abwertend gemeint. Wenn's so rüberkam, tut es mir leid." Jonas merkt nun auch, dass der Ton seiner Antwort vielleicht nicht ganz angebracht war. Auch wenn er zu der Intention seiner Aussage steht: „Ja, entschuldige bitte auch. Meine Reaktion kam etwas unfreundlich rüber. Aber das soziale Ansehen dieses Berufs ist einfach ein Thema, das mir extrem am Herzen liegt." „Ja, das kann ich verstehen.", antwortet der Angehörige und wendet sich seinem Großvater zu.

AUFGABE 7

Spezifische Indikationen der Ganzkörperwaschung. Achtung, nicht alle Begriffe aus dem Schüttelkasten können verwendet werden!

berühren
Kokoswasser
Mundgeruch
ansprechen
abtrocknen
Salbeitee
Oberkörper
Diabetes mellitus
kühler
einschläfernd
Intimbereich
Pfefferminztee
Bobath-Konzept
Pflegeprozessmodell nach Fiechter und Meier
eincremen
beruhigend
wärmer
Haarwuchsrichtung
Depressionen
Körpergeruch

Nicht jede Waschung dient ausschließlich der Körperreinigung. Verschiedene Indikationen führen zu diversen Pflegemaßnahmen, je nach Bedarf und Zustand des zu pflegenden Menschen.

So ist eine hautstabilisierende Körperwaschung beispielweise angebracht bei Menschen mit einer gestörten Hautflora. Das kann u. a. der Fall sein bei ____________________ (1). Die Waschung sollte belebend sein und das Wasser etwas ____________________ (2). Als Zusatz empfiehlt sich eine halbe Zitrone auf 5 l Wasser. Für den ____________________ (3) nur klares Wasser verwenden.

Bei manchen zu pflegenden Menschen ist eine starke Schweißsekretion auffällig. Dies kann u. a. eine Nebenwirkung der Medikation sein und ist für die Betroffenen oft sehr unangenehm. Hier hilft eine schweißreduzierende Körperwaschung mit einem Zusatz von 1 l ____________________ (4) auf 4 l Wasser (Intimbereich nur mit klarem Wasser). Die Waschung sollte nicht belebend, sondern ____________________ (5) durchgeführt werden. Nach der Waschung die Haut nicht ____________________ (6).

Bei einem starken ____________________ (7) empfiehlt sich eine beruhigende Waschung mit 3 Esslöffeln Obstessig auf 5 l Wasser (Intimbereich nur mit klarem Wasser).

Eine fiebersenkende Waschung kann angenehm für die Betroffenen sein. Die Pflegenden verwenden hierfür 1 l ____________________ (8) auf 4 l Wasser (Intimbereich nur mit klarem Wasser) und waschen mit ausgewrungenem Waschlappen gegen die ____________________ (9). Wichtig: Nach der Waschung nicht ____________________ (10). Zu pflegende Menschen mit Tuch zudecken und vor Luftzug schützen.

Weitere Möglichkeiten sind beispielsweise Waschungen nach dem ____________________ (11). Sie sind besonders geeignet für Menschen nach Schlaganfällen (u. a.).

Die Körperpflege beinhaltet viele Pflegemaßnahmen.

AUFGABE 8

Ohren – Augen – Nagel – Nasen – Haar – Mund- und Zahn- – Nagel – Bart

1. ______________pflege: Waschen und Kämmen gehören zur täglichen Gesichtspflege; ggf. spezielles Shampoo je nach Wunsch verwenden.
2. ______________pflege: Unterschiede in der Pflege bei gesunden und erkrankten Menschen (Standardpflege oder spezielle Pflege). Bei gesunden Menschen ist die Pflege im Rahmen der Gesichtspflege enthalten. Die Waschrichtung erfolgt mit sauberem Waschlappen von außen nach innen. Bei einer speziellen Pflege geht es u. a. darum, Verklebungen und Verkrustungen zu lösen, Fremdkörper zu entfernen sowie Salben oder Tropfen zu verabreichen.
3. ______________pflege: Beim gesunden Menschen keine spezielle Pflege nötig. Pflegemaßnahmen werden erbracht bei Verletzungen/Operationen in diesem Körperbereich, bewusstlosen Patientinnen und Patienten oder bei nasaler Intubation und Sonden.
4. ______________pflege: Wasser und Seife dürfen bei der Reinigung nicht eindringen. Vorsicht: Wattestäbchen können hier schnell zu Verletzungen führen! Auch auf Hautzustand um Organ herum achten (häufig Gefahr von Druckstellen).
5. ______________pflege: Wichtiger Bestandteil der allgemeinen Gesundheit. Es bestehen hierzu mehrere Screening- und Assessmentinstrumente, da es gerade bei pflegebedürftigen Menschen ein wichtiger Teil des Pflegeprozesses ist. Auch Patientenbeobachtung und Dokumentation spielen hier wichtige Rollen. Die Maßnahmen variieren von der Basispflege über Prothesenpflege bis hin zur speziellen Pflege bei beispielsweise Xerostomie oder Hyposalie und Prophylaxemaßnahmen.
6. ______________pflege: Pflege immer nach Wunsch der zu pflegenden Menschen. Gerade auch bei bettlägerigen Personen nicht als weniger wichtig ansehen und nicht der „Einfachheit halber" vernachlässigen! Schneiden nur mit Einverständnis! Waschung auch im Bett möglich.
7. ______________pflege: Zur Pflege gehören das Entfernen von Schmutz, Feilen, Schneiden sowie Beobachtung und Beurteilung. Bei problematischen Fällen oder Menschen mit Erkrankungen (Diabetes) können Spezialisten für die Pflegemaßnahmen hinzugezogen werden.

AUFGABE 9 Vorsicht, auch bei der Körperpflege können Fehler schwerwiegende Konsequenzen haben!

Knaben bis zum Ende des 2. Lebensjahrs – Hautfalten – Menschen mit gestörtem Gleichgewichtssinn oder Kreislaufschwäche – Mundspülungen – Rutschgefahr – Kinder

Bei ____________________ (1) alle Materialien im Bad vor Beginn der Körperpflege bereitlegen, sodass die zu pflegenden Menschen nicht allein gelassen werden müssen!

____________________ (2) niemals unbeaufsichtigt auf dem Wickeltisch lassen!

____________________ (3) nicht eincremen – Gefahr von Wärmestau und feuchtem Milieu!

Ölbäder und Duschöl fördern die ____________________ (4)! Zu pflegenden Menschen Halt geben beim Aussteigen aus Wanne oder Dusche.

Bei ____________________ (5) ist eine Verengung der Vorhaut normal. Die Vorhaut zur Reinigung nicht zurückziehen, da es sonst zu Einrissen und Vernarbungen kommen kann!

____________________ (6) nur bei zu pflegenden Menschen mit vollem Bewusstsein vornehmen!

AUFGABE 10 Zwei Wochen des zweiten Praxiseinsatzes sind vergangen, in denen Jonas viel in Bezug auf Haut- und Körperpflege gelernt hat! Helfen Sie ihm, das Erlernte noch einmal zu wiederholen – ohne Wortvorgabe.

1. Eine hautstabilisierende Körperpflege sollte b____________________ sein (also gegen die Haarwuchsrichtung).
2. Bei der I____________________ müssen insbesondere Hautfalten und die Hautregionen unter der Brust gut und regelmäßig beobachtet werden. Nur so können früh genug Maßnahmen wie das Einlegen von Kompressen vorgenommen werden.
3. Bei der Körperpflege spielt das W____________________ der zu pflegenden Menschen eine sehr große Rolle. Daher ist es wichtig, nach Möglichkeit immer auf die individuellen Wünsche einzugehen.
4. Puder wird nur noch in Ausnahmefällen verwendet. Es besteht hierdurch die Gefahr von R____________________ durch Klümpchenbildung.
5. Ein Ziel der Körperpflege ist die größtmögliche Förderung, der Erhalt und/oder die Wiederherstellung der S____________________.
6. Pflegefachpersonen haben die Verantwortung, unangenehmen S____________________ während der Pflege vorzubeugen. Hilfreich hierfür ist es, immer nur die Körperregion freizulegen, die gerade gewaschen wird. Also z. B. den Intimbereich bedecken, während der Oberkörper gewaschen wird.
7. Bei der Ganzkörperpflege im Bett muss das Pflegebett zunächst auf A____________________ eingestellt werden (rückenschonendes Arbeiten).
8. Vorsicht! Zu pflegende Menschen mit Kreislaufproblemen oder Schwindel niemals a____________________ im Bad lassen!

5 ERNÄHRUNG

Lernsituation

Auch Malika Shankar absolviert nun ihren zweiten Praxiseinsatz, erneut auf der chirurgischen Station ihrer Ausbildungsstätte. Heute hat sie gemeinsam mit ihrer Praxisanleiterin, der Pflegefachfrau Corinna Breuer, Spätdienst. Corinna arbeitet schon über zehn Jahre auf der Chirurgie und ist eine erfahrene Pflegerin. Die Arbeit mit den Auszubildenden bereitet ihr nach wie vor viel Freude. Allerdings war sie während Malikas erstem Praxiseinsatz längere Zeit krank und konnte deshalb bisher kaum Zeit mit ihr verbringen.

Es ist Zeit für das Abendessen auf Station. Für die Essensausteilung sind Stationshilfen zuständig. Allerdings besteht Corinna darauf, dass ihre Schülerinnen und Schüler sich zumindest mit dieser Arbeit vertraut machen sollen. Die Pflegefachfrau ist der Meinung, dass das Austeilen und Einsammeln der Mahlzeiten ebenso ein wichtiger Teil der Pflege ist. Warum, erklärt sie Malika während der Arbeit: „Weißt du, Malika, die richtige Ernährung ist natürlich in erster Linie die Voraussetzung für einen gesunden Körper. Aber für unsere Patientinnen und Patienten bedeutet es noch mehr. Gerade auf der Chirurgie müssen wir als Pflegende genau im Blick haben, wer welche OP hinter bzw. noch vor sich hat. Nicht jeder darf hier alles essen! Und dann sagt der Appetit natürlich auch einiges über den Gemütszustand der zu pflegenden Menschen aus. Eine freundliche Unterhaltung während der Essensausgabe kann schon dazu führen, dass diejenigen mit mangelndem Appetit etwas mehr zu sich nehmen. Und beim Abräumen habe ich immer genau darauf geachtet, wer vielleicht einmal wieder nichts gegessen hat. Das sind wichtige Patientenbeobachtungen! Leider fehlt uns hierzu oft die Zeit und es ist auch gut, dass wir durch die Stationshilfen entlastet werden. Aber ich möchte, dass du dich dafür sensibilisierst, wie wichtig die Nahrungsaufnahme in Bezug auf die Genesung ist! Dabei geht es selbstverständlich ums Essen und Trinken. Aber das wirst du ja schon alles in deinem ersten Einsatz bei uns von den anderen Kolleginnen und Kollegen erfahren haben, nehme ich an.“ Malika freut sich sehr über die gemeinsame Zeit mit ihrer Praxisanleiterin. Dieser Einsatz ist bisher ganz anders als ihr erster. Endlich hat sie das Gefühl, etwas beigebracht zu bekommen. Auf Corinnas Anmerkung reagiert sie etwas verlegen. Leider wurde ihr kaum etwas diesbezüglich erklärt. Zumindest nicht, wenn sie mit zwei speziellen Pflegefachfrauen Dienst hatte. Aber sie möchte auch niemanden schlecht machen und dadurch noch mehr Spannungen erzeugen. Daher versucht sie, das Thema zu umgehen: „Nein, aber es war auch nicht so viel Zeit. Aber umso cooler, dass du mir das jetzt alles beibringst! Das finde ich echt total spannend!“ Corinna ist ein wenig irritiert: „Nun ja, dass wir hier viel Zeit haben, wirst du wahrscheinlich nie erleben. Dennoch sollen unsere Auszubildenden etwas lernen! Dafür bist du schließlich hier. Das hatte ich aber auch so mit allen kommuniziert, als ich krankgeschrieben wurde.“ Malika will der Unterhaltung aus dem Weg gehen und verteilt das erste Abendessen an einen älteren Patienten.

AUFGABE 1 Die Pflegefachfrau Corinna Breuer sieht in der Patientenbeobachtung bezüglich des Ernährungszustandes eine sehr wichtige Rolle der Pflege. Worauf kommt es hierbei an?

Ernährungs- und Trinkanamnese – Genuss – Erscheinungsbild – soziale Komponente – Screening- und Assessmentinstrumente – Körpergröße – Speisesaal – Nährstoffen

Wichtige Beobachtungskriterien bezüglich der Ernährungssituation von zu pflegenden Menschen beziehen sich u. a. auf das ____________ (1), die ____________ (2) sowie den Body-Mass-Index. Anhand diverser ____________ (3) können die Patientenbeobachtungen strukturiert werden. Mithilfe einer ____________ (4) ist es möglich, Vorlieben, Abneigungen und Gewohnheiten zu dokumentieren – ein wesentlicher Punkt für eine gute Pflege. Denn Essen bedeutet nicht nur die Aufnahme von ____________ (5), sondern auch ____________ (6). Dies hat wiederum Einfluss auf das Wohlbefinden und dient somit auch dem Genesungsprozess. Pflegende können durch die Beobachtung unter Interaktion mit zu pflegenden Menschen auch Aufschluss darüber erhalten, welchen Einfluss jeweils die räumliche Umgebung spielt. Manche Bewohner und Bewohnerinnen von Pflegeeinrichtungen ziehen es vor, in Gesellschaft im ____________ (7) zu essen, während andere wiederum ihr eigenes Zimmer vorziehen. Eine wichtige Schlussfolgerung hieraus ist, dass Essen auch eine ____________ (8) mit sich bringt, die keinesfalls außer Acht gelassen werden darf.

AUFGABE 2 Ein paar physiologische Grundlagen

Makronährstoffe – Fette – Verdauungsenzyme – Eiweiße (Proteine) – Leber – Verdauungstrakt –Kohlenhydrate – Mikronährstoffe

1. ____________: besteht aus unterschiedlichen Organen, nämlich Mund, Rachen, Speiseröhre, Magen, Dünndarm, Dickdarm und Mastdarm.
2. ____________: werden größtenteils von der Bauchspeicheldrüse (Pankreas) gebildet.
3. ____________: zentrales Stoffwechsel- und Entgiftungsorgan.
4. ____________: Kohlenhydrate, Eiweiße, Fette, Wasser
5. ____________: Mineralstoffe, Vitamine, sekundäre Pflanzenstoffe
6. ____________: kommen z. B. in Kartoffeln vor
7. ____________: kommen z. B. in Fleisch vor
8. ____________: kommen z. B. in Avocados vor

AUFGABE 3

Gerade bei älteren zu pflegenden Menschen werden Pflegefachpersonen häufig mit einer Mangelernährung konfrontiert. Dabei kann ein verminderter Appetit verschiedene Ursachen haben.

Unterstützung – angereicht –Flüssigkeitsaufnahme – Mangel- oder Fehlernährung – Zeitraum – Funktionsreserven – Muskelkraft – respektvoller

Alterungsprozesse verlaufen sehr unterschiedlich. Daher gilt es, den Ernährungszustand im Alter auch individuell zu betrachten. Der Ernährungszustand und das Essverhalten müssen separat für jeden zu pflegenden Menschen erfasst werden. Allerdings sind für ältere Menschen verminderte ________________ (1) typisch, weshalb eine ________________ (2) schnell Auswirkungen auf den gesamten Organismus haben kann. Eine mögliche Folge kann die Abnahme der ________________ (3) sein, wodurch ein erhöhtes Sturz- und Frakturrisiko entsteht. Für viele ältere zu pflegende Menschen ist es schwer, wenn die Nahrungsaufnahme nicht mehr selbstbestimmt geschehen kann. Hierzu zählt nicht nur die ________________ (4) beim Essen und Trinken, sondern beispielsweise der ________________ (5) der Nahrungsaufnahme. Sind Essenszeiten – gerade in Langzeiteinrichtungen – zu starr, kann beispielsweise nicht auf die individuellen Schlafgewohnheiten eingegangen werden. Solche unfreiwilligen Veränderungen von lebenslangen Gewohnheiten können schnell zu einem verminderten Appetit und einem Verlust an der Freude am Essen führen. Und auch hier spielt der soziale Aspekt eine große Rolle. Ein ________________ (6) Umgang und eine angebrachte Kommunikation können oft entscheidend über die Essgewohnheiten sein. Beispielsweise wird dem zu pflegenden Menschen kein „Lätzchen" umgelegt, sondern eine Serviette. Niemals wird bei der Unterstützung gefüttert, sondern das Essen wird ________________ (7). Selbstverständlich isst auch in Pflegeeinrichtungen und Kliniken das Auge mit. Gerade bei älteren Menschen mit weniger Appetit sollte eine ansprechende Darreichung selbstverständlich sein. Manche Menschen, die Schmerzen oder eine eingeschränkte Mobilität haben, zeigen ein zögerliches Trinkverhalten, aus Angst, dass sie zu oft auf die Toilette müssen und es womöglich nicht rechtzeitig schaffen. Sollte Pflegenden ein solches Verhalten auffallen, gilt es, gemeinsam mit den zu pflegenden Menschen mögliche Lösungswege zu suchen (z. B. Toilettenstuhl), um eine ausreichende tägliche ________________ (8) zu gewährleisten.

Lernsituation

Corinna hatte Recht! Es ist sehr interessant, was man in der Pflege alles allein durch eine kleine Unterhaltung bei der Essensausgabe herausfinden kann. Zum Beispiel, dass die 56-jährige Frau Tönnissen viele Jahre unter Adipositas litt und dank einer professionellen Erfassung ihrer Ernährungssituation, einer umfassenden Ernährungsanamnese sowie einem individuellen Diätplan und Sportprogramm nun über 30 Kilogramm abnahm. Herr Yasin Kaya hingegen gibt zu, dass er sich in Krankenhäusern äußerst unwohl fühlt. Dieses Unwohlsein führt bei ihm zu einer ausgeprägten Appetitlosigkeit, die mitunter auch mit einem Ekel gegenüber den Speisen einhergeht. Da der 67-jährige Patient sowieso schon sehr schlank ist, wurde sein fehlender Appetit bereits mehrfach im Pflegeteam thematisiert. Eine andere junge Patientin, die 24-jährige Frau Schüller, zeigt sich sehr offen in der Unterhaltung mit Malika und gibt zu, viele Jahre an Magersucht gelitten zu haben. Umso mehr freut sie sich heute auf das Essen und den Genuss daran. Und der 48-jährige Herr Dreyer hat eine OP im Magen-Darm-Bereich hinter sich und erhält daher Aufbaukost.

Später beim Abräumen lobt die Praxisanleiterin ihre Schülerin: „Malika, ich muss sagen, ich bin sehr positiv überrascht. Du hast zwar schon von Anfang an einen selbstbewussten und offenen Eindruck auf mich gemacht, aber wie du jetzt mit den Patientinnen und Patienten ins Gespräch gekommen bist, das kann nicht jeder im ersten Ausbildungsjahr! Und du siehst, was du alles erfahren konntest im Zusammenhang mit dem Ess- und Trinkverhalten der Menschen! Einige wichtige Punkte können wir gleich direkt bei der Übergabe weiterleiten! Aber sag mal, mir kam es vor, als ob du eben nicht darauf eingehen wolltest, warum du im ersten Einsatz bisher nicht so viel gelernt hast. Gibt es etwas, worüber du reden möchtest?“ Malika hat im Laufe des heutigen Arbeitstags Vertrauen zu ihrer Praxisanleiterin gewonnen. Vorsichtig gibt sie daher nun zu, sich im ersten Einsatz nicht besonders gut aufgehoben gefühlt zu haben. Corinna nimmt die Worte der Pflegeschülerin ernst und überlegt, welche nächsten Schritte nun anzugehen sind.

AUFGABE 4 Adipositas – häufig verursacht durch Fehl- und Überernährung

langfristige
Getränke
Adipositas
psychische
Zucker
Folgeerkrankungen
fetthaltigen
Kindern und Jugendlichen
Präadipositas
Essverhalten

Unter ______________ (1) versteht man die sogenannte Fettleibigkeit oder auch Fettsucht. ______________ (2) hingegen bezeichnet ein Übergewicht, wobei die Grenze vom einen zum anderen durch den Body-Mass-Index gezogen wird. Adipositas hat mittlerweile eine sehr große medizinische und soziale Bedeutung, insbesondere in Bezug auf die hieraus resultierenden ______________ (3). Auch bei ______________ (4) nimmt dieses gesundheitliche Problem zu. Die Entstehung hat unterschiedliche Ursachen. Genetische, metabolische, ______________ (5) und auch soziale Faktoren können eine Rolle spielen. Die Haupursache liegt jedoch in einem falschen ____________________ (6), häufig kombiniert mit mangelnder körperlicher Bewegung. Die Grundlage einer Behandlung ist daher immer eine ____________________ (7) Nahrungsumstellung. Das erfordert bei vielen Menschen eine individuelle Ernährungsberatung. Oft geht eine Fehl- und Überernährung einher mit einer zu ____________________ (8) Kost. Wobei es hierbei auch auf die Wahl der richtigen Fette ankommt. Zu viele Kalorien werden in vielen Fällen auch durch eine enorme Zufuhr an ____________________ (9) aufgenommen. Auch hierbei gilt es, zwischen raffiniertem Industriezucker und natürlicher Süße, wie Fruchtzucker, zu unterscheiden. Aber nicht nur in den Mahlzeiten „verstecken" sich oftmals zu viele Kalorien. ____________________ (10) sind eine gefährliche Falle! Viele sind gesüßt und bergen somit viel Zucker und Kalorien. Auch Saft sollte daher nur in Maßen konsumiert werden!

Erst die Ernährungsanamnese, dann das Pflegeziel!

AUFGABE 5

Gewohnheiten – Nährstoffversorgung – Gesellschaft – Abneigungen – Mangelernährung – Essgeschwindigkeit – Diabetes mellitus – Unterstützungsbedarf

Was müssen Pflegefachpersonen über die zu pflegenden Menschen in Erfahrung bringen?

- Wie steht es um die aktuelle ____________________ (1)?
- Bestehen Risikofaktoren für eine ____________________ (2)?
- Gibt es Vorlieben oder ____________________ (3)?
- Bestehen gewisse ____________________ (4) in Bezug auf das Essverhalten?
- Besteht ____________________ (5), z. B. das Anreichen von Speisen und Getränken?
- Langsam oder schnell – wie ist die ____________________ (6)?
- Lieber allein oder in ____________________ (7)?
- Liegen womöglich Erkrankungen vor, welche die Ernährung beeinflussen, wie z. B. ____________________ (8)?

AUFGABE 6 Appetitlosigkeit und Ekel – nicht nur bei Herrn Kaya ein Problem

Geruch – individueller – Tablett – Krankenhausatmosphäre – Einsamkeit – Würge- und Brechreiz – gastroenterologischen Erkrankungen – Verweigerung

Ein verminderter Appetit bzw. eine Appetitlosigkeit tritt bei zu pflegenden Menschen nicht selten auf. Die Pflegenden können hierbei oft ein lustloses Herumstochern im Essen beobachten oder auch eine angewiderte Mimik bei Anblick und ________________ (1) der Speisen. Die Abneigung geht bei manchen Personen sogar so weit, dass sie mit ________________ (2) zu kämpfen haben und/oder die Nahrungsaufnahme sogar ganz verweigern. Die Ursachen hierfür sind unterschiedlich. Wie im Fall von Herrn Kaya ist manchmal allein die ________________ (3) ein Grund für die Appetitlosigkeit. Pflegende sollten hierbei berücksichtigen, dass das Essverhalten ein sehr ________________ (4) Prozess ist. Kulturelle Aspekte spielen hier ebenfalls eine wichtige Rolle. Auch belastende Faktoren wie Sorgen, Ängste oder ________________ (5) verstärken oftmals eine Inappetenz. Natürlich ist es gerade in Kliniken schwierig, individuell auf die Vorlieben der Patientinnen und Patienten einzugehen. Dennoch gibt es Wege, um eine mögliche Verbesserung des Zustands zu erzielen. So kann beispielsweise das Essen ohne ________________ (6) und Isolierbehälter serviert werden, was ein wenig von der „Klinikessensausgabe“ ablenkt. Das Essen wirkt vertrauter und der Appetit kann womöglich gesteigert werden. Wenn möglich, können auch Angehörige auf die Problematik angesprochen werden mit der Bitte, etwas nach dem Geschmack der Betroffen mitzubringen.

Natürlich müssen Pflegefachpersonen bei Widerwillen, Übelkeit und vor allem bei ________________ (7) versuchen, die Gründe hierfür herauszufinden. Diese können auch in einer Erkrankung liegen. So ist Übelkeit (Nausea) z. B. ein häufiges Symptom bei ________________ (8).

Lernsituation

Herr Kaya ist mittlerweile seit drei Wochen Patient auf der chirurgischen Station. Seine Appetitlosigkeit war schon einige Male Thema im Pflegeteam. Nachdem sich dieser Zustand nicht verbessert und er mittlerweile nicht mehr nur einen sehr schlanken, sondern zunehmend kachektischen Eindruck macht, hält es die Pflegefachfrau Corinna Breuer für angebracht, ein Gespräch mit dem Sohn, Kerim Kaya, zu führen. Malika darf bei diesem Gespräch dabei sein.

AUFGABE 7

Mangelernährung und mögliche Folgen – Pflegende klären auf! Achtung, nicht jeder Begriff kann verwendet werden!

Überernährung – ungewollter – Wundheilung – Muskeln – Falten – kachektisch – Mangel-ernährung – feucht – Intertrigo – sturz-gefährdet – trocken – adipös – gewollter – mobil – Dekubitus

Corinna Breuer: „Herr Kaya, nachdem es ja, wie Sie wissen, nach der OP Ihres Vaters Probleme mit einer Infektion der Wunde gab, hat sich hier glücklicherweise wieder alles zum Guten gewendet. Allerdings gibt es ein neues Problem, das uns als Pflegenden und auch den Ärztinnen und Ärzten Sorgen macht. Und zwar geht es dabei um den Ernährungszustand ihres Vaters."

Kerim Kaya: „Mein Vater war schon immer sehr dünn. Da musste er sich auch immer genügend dumme Sprüche von seinen Kindern anhören!" *(lacht)*

Corinna Breuer: „Nun ja, aber mittlerweile ist er nicht nur dünn, sondern zunehmend ________________ (1). Das bedeutet, durch seine starke Appetitlosigkeit ist er in einem sehr schlechten Ernährungszustand. Man kann den Unterschied auch sehr deutlich sehen: Seine Haut ist schuppig, ________________ (2) und blass. Im Gesicht ist er sehr eingefallen und bei der Zahnpflege sind uns wunde Stellen im Mund aufgefallen. Es liegt ein ________________ (3) Gewichtsverlust vor, der zu Schwäche und Müdigkeit führt. Nicht nur seine Fettmasse, auch seine ________________ (4) schwinden. Und das führt wiederum dazu, dass wir immer mehr Probleme haben, ihren Vater zu mobilisieren. Es ist sehr wichtig, dass er das Bett verlässt. Aber seine Kraft lässt nach und er ist zunehmend ________________ (5)".

Kerim Kaya: „Okay. Er war noch nie ein guter Esser. Meine Mutter lebt leider nicht mehr. Ihr Essen hat er geliebt. Soll ich mal etwas mitbringen? Aber bitte, tun Sie mir den Gefallen und lassen Sie den armen Mann im Bett! Er braucht Ruhe, um gesund zu werden. Dann hat er auch wieder Kraft. Und wenn er sich nicht viel bewegt, braucht er doch auch nicht so viele Kalorien, oder?"

Corinna Breuer: „Herr Kaya, gut, dass wir darüber reden. Es ist leider ein Irrglaube, dass nur im Bett liegen den Körper heilt. Tatsächlich würde hierdurch eine Immobilität gefördert mit dramatischen Folgen! Sehen Sie, eine ________________ (6) führt u. a. zu Schwäche, Abnahme der Muskelkraft und somit zu einem erhöhten Sturz-, Fraktur- und ________________ risiko (7). Ebenso beeinträchtigt der schlechte Ernährungszustand die ________________ (8) und es kann wieder zu Komplikationen kommen. Vielleicht sind Sie einverstanden, dass wir das nochmal gemeinsam mit Ihrem Vater erörtern. Die Idee, etwas mitzubringen, ist sehr gut. Das können wir ja auch nochmal besprechen!"

AUFGABE 8 Malika hat noch viel zu tun!

Wunschkost – kalorienreiche Kost – pürierte Kost – Aufbaukost – Vollkost – Schonkost

Die Pflegeschülerin hat noch einige Mittagessen zu verteilen. Sie betrachtet die Zettel auf den Tabletts:

1. Frau Müller leidet unter einem Reizdarmsyndrom. Sie benötigt eine leicht verdauliche Kost, die nicht bläht, fettarm ist und kaum gewürzt. Die Patientin erhält ____________________.
2. Herr Wenzel hat aufgrund einer OP im Magen-Darm-Bereich eine längere Nahrungskarenz hinter sich und erhält daher noch ____________________.
3. Frau Adamek ist eine kachektische Dame mit einer Tumorerkrankung. Es ist wichtig, dass sie wieder zu Kräften kommt und an Gewicht zulegt. Malika bringt ihr eine ____________________.
4. Das nächste Menu ist für Herrn Siegmüller. Der 89-jährige Mann leidet an Dysphagie. Er erhält daher ____________________.
5. Frau Chen ist aufgrund eines gebrochenen Sprunggelenks auf Station. Die Operation ist gut verlaufen und sie erfreut sich eines guten Allgemeinzustands. Es liegen weder Allergien noch weitere Erkrankungen vor. Frau Chen bekommt ____________________.
6. In der Klinik befindet sich auch eine Palliativstation. Corinna klärt Malika auf, dass dort die zu pflegenden Menschen ____________________ bekommen.

AUFGABE 9 Vorsicht!

Flüssigkeitszufuhr – Gewichtsabnahme – Schluckreflexen – Wassermangel – Schluckstörung – Dehydratation

- Eine unbeabsichtigte ____________________ (1) von 5–10 % in drei bis sechs Monaten ist ein Warnsignal und muss abgeklärt werden!
- Bei ____________________ (2) im Körper verschlechtert sich auch die Fließeigenschaft des Blutes. Hierdurch steigt das Thromboserisiko.
- Eine stark eingesunkene Fontanelle weist bei Säuglingen auf eine ____________________ (3) hin und muss sofort ärztlich abgeklärt werden!
- Achtung bei Infusionstherapien bei älteren Menschen! Eine vermehrte ____________________ (4) kann eine noch kompensierte Herzschwäche entgleisen lassen!
- Nur zu pflegende Menschen mit intakten ____________________ (5) dürfen eigenständig essen und trinken! Aspirationsgefahr!
- Wenn sich Speisereste im Mund oder den Wangentaschen ansammeln oder Speichel und Essensreste aus dem Mund laufen, liegen Anzeichen für eine ____________________ (6) vor.

AUFGABE 10

Malika hat heute viel gelernt. Gemeinsam mit ihrer Praxisanleiterin lässt sie den Tag noch einmal Revue passieren (ohne Wortvorgabe).

Malika Shankar: „Das Gespräch mit Herrn Kayas Angehörigem war interessant. Man kann viel durch solche Unterhaltungen bewirken!"

Corinna Breuer: „Ja, der Einbezug von Angehörigen ist meistens von Vorteil. Auch, wenn es z. B. darum geht, eine E__________________- und T__________________anamnese (1) zu erstellen. Oft wissen Familienangehörige oder auch gute Freunde sehr viel über Vorlieben oder Abneigungen in Bezug auf das Essverhalten."

Malika Shankar: „Das kann ich mir gut vorstellen! Aber ich hätte nicht gedacht, wie oft man es in der Pflege mit einer M__________________ (2) zu tun hat! Ist die Ursache hierfür meistens eine Abneigung aufgrund der Krankenhausatmosphäre?"

Corinna Breuer: „Nein, nicht immer. In der Regel liegt hier eine krankheitsspezifische Ursache vor. Bei uns auf der chirurgischen Station ist es immer wichtig, ein Auge darauf zu haben, was die Patientinnen und Patienten essen. Insbesondere nach Operationen im Magen-Darm-Bereich, wie bei Herrn Dreyer. Weißt du noch, was er bekommen hat?"

Malika Shankar: „Ja, A__________________ (3). Schön, dass es auf der Palliativstation W__________________ (4) gibt. Damit kann man vielen Menschen bestimmt eine Freude machen."

Corinna Breuer: „Das stimmt! So, ich habe Hunger! Ich werde mir jetzt entgegen meiner Diät keine E__________________ (5) in Form von magerem Hühnchenfleisch zuführen, sondern eine enorm große und fettige Portion K__________________ (6) in Form von Pommes! Ab morgen dann wieder gesund! Versprochen!"

Malika Shankar: „Na dann, guten Appetit!"

Beide lachen und gehen in den wohlverdienten Feierabend.

6 AUSSCHEIDUNG

Lernsituation

Auf der internistischen Station hat der Spätdienst begonnen. Emma Stadler macht sich bereit für die Arbeit. Es ist mal wieder viel los. Es gab einige Neuaufnahmen heute, die der jungen Pflegeschülerin bisher unbekannt sind. Im Dienst ist sie heute mit den Pflegefachfrauen Katharina Dreier und Alexia Petridis. Gemeinsam machen sich die Frauen auf den Weg ins erste Zimmer. Alexia: „Emma, konntest du schon Erfahrungen sammeln in Bezug auf Blasenverweilkatheter?“ Emma überlegt: „Also bisher hatten schon einige der Patientinnen und Patienten Blasenkatheter, seit ich hier bin. Ich habe sie aber nur geleert und die Urinmenge dokumentiert.“ Alexia erwidert: „Ok, super. Wir haben aktuell einige Patientinnen und Patienten mit liegendem Blasenverweilkatheter. Magst du gleich mal einen entfernen? Frau De Santis darf ihren heute endlich loswerden. Da freut sie sich bestimmt! Und ich muss einen bei einem neuen Patienten legen. Da könntest du zusehen und mir assistieren.“ Emma nickt zustimmend: „Ja, gerne. Aber ich habe noch keine Ahnung, wie das alles geht.“ „Keine Sorge,“, beruhigt sie die Pflegefachfrau, „da helfe ich dir schon.“ Auch Katharina hat noch einiges mit der Pflegeschülerin vor: „Und ich würde dich gleich mitnehmen zu Frau Sattler. Bei ihr möchte ich das gesamte Stomasystem auswechseln. Es ist verschmutzt und hält nicht mehr richtig. Das wäre doch auch interessant für dich, oder?“ „Na, klar!“, erwidert Emma. Sie ist gespannt auf den heutigen Tag!

AUFGABE 1 Katheterisieren der Harnblase – es gibt viel zu lernen! Ergänzen Sie mit jeweils einem Wort und einer Abbildung den Text.

Asepsis – geschlossenes Urinauffangsystem – Katheterarten – Selbstkatheterisierung – Außendurchmesser

Um einen Blasenkatheter legen zu können, muss man sich zunächst sorgfältig mit den zur Verfügung stehenden Materialien auseinandersetzen.

1. Es bestehen verschiedene ____________________ (Abb. ______). Die Wahl des Kathetermaterials ist abhängig von der voraussichtlichen Liegezeit.
2. Es gibt verschiedene Katheterstärken mit einem jeweils unterschiedlichen ____________________ und auch unterschiedlichen Katheterspitzen (Abb. ______). Der Katheterdurchmesser wird in Charrière (Ch) angegeben, wobei 1 Ch ≙ ⅓ mm ist. Übliche Katheterstärken bei Männern sind 14–18 Ch, bei Frauen 12–14 Ch und bei Kindern 8–10 Ch. Die gerade Spitze nach Nélaton wird i. d. R. bei Frauen verwendet, die gebogene Spitze nach Tiemann bei Männern.
3. Ein ____________________ (Abb. ______) ist nützlich, um die genaue Urinmenge dokumentieren zu können. Rücklaufsperre und Tropfkammer sind wichtig, damit Keime keine Möglichkeit haben, aus dem Beutel in Richtung Harnröhre zu gelangen.

4. Hygiene wird im Umgang mit Blasenverweilkathetern großgeschrieben! Die Pflegenden achten in diesem Zusammenhang insbesondere auf vier kritische Stellen für eine __________________ (Abb. ______).
5. Bei manchen Menschen besteht die Notwendigkeit einer __________________ (Abb. ______). Zu den Betroffenen zählen beispielsweise Menschen mit Querschnittssyndrom, wo die Blase den Urin sammeln, jedoch nicht entleeren kann.

a)

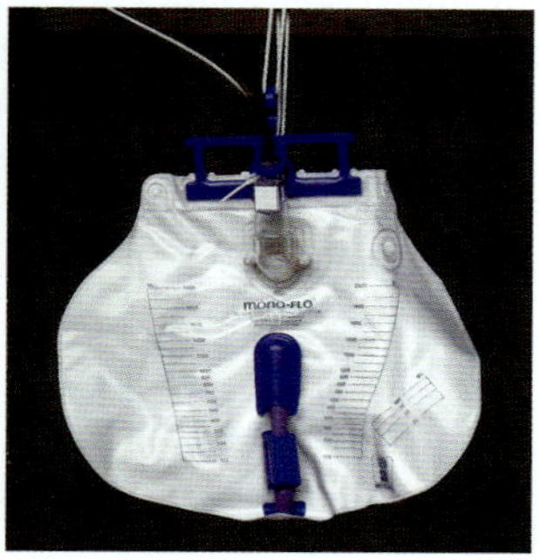

[K183]

b)

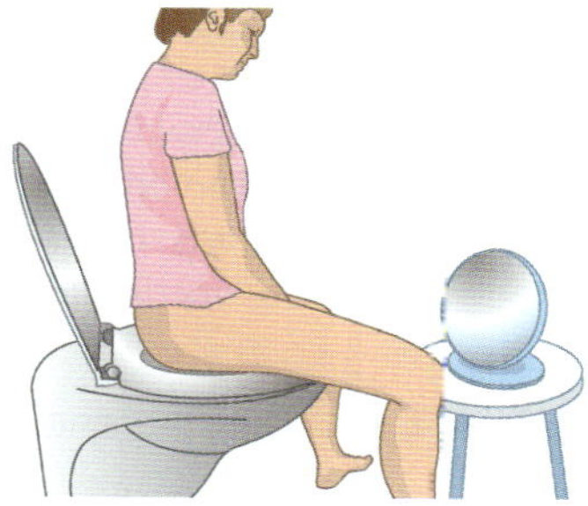

[L138]

c)

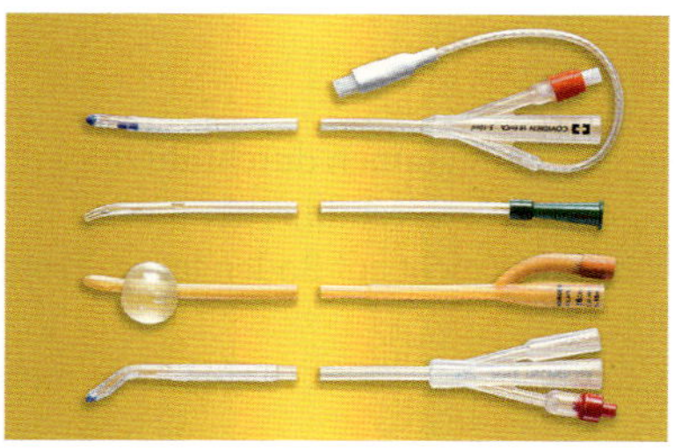

[K115]

d)

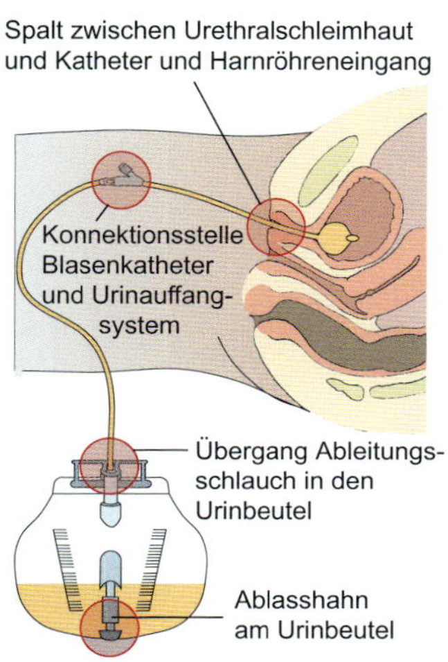

[L190]

e)

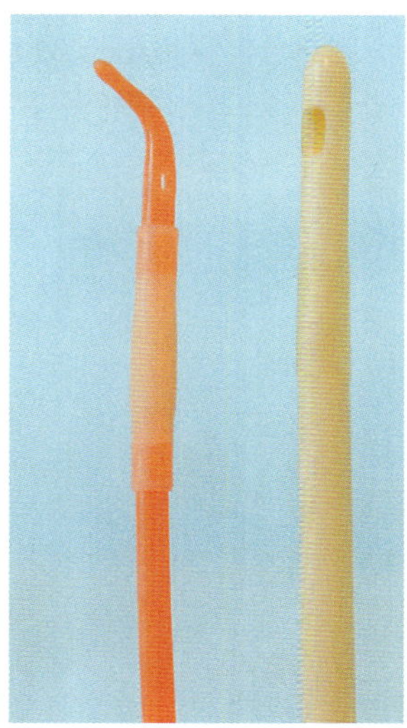

[K115]

AUFGABE 2 Die transurethrale Harnableitung

Blasenentleerung – das Infektionsrisiko – die Harnröhre – Infektionsprophylaxe – Urinprobe – die Blase

Bei einigen zu pflegenden Menschen muss vorübergehend oder dauerhaft eine künstliche Harnableitung gelegt werden Das kann u. a. der Fall sein, wenn zu diagnostischen Zwecken eine ________________ (1) gewonnen werden muss, vor großen OPs oder bei Störungen der ________________ (2). Bei dem transurethralen Blasenkatheterismus wird ein Katheter über ________________ (3) in ________________ (4) zur Ableitung von Urin eingeführt. Allerdings besteht bei der transurethralen Katheterisierung ein Problem: ________________ (5). Pathogene Keime können von der Harnröhrenmündung in die Blase gelangen. Für die Pflege bedeutet das, dass ein aseptisches Vorgehen sowie eine äußerst sorgfältige ________________ (6) unerlässlich sind.

AUFGABE 3 Die Hygiene steht im Vordergrund!

System – hygienische Händedesinfektion – Urinauffangsystem – Leerung – routinemäßige Wechsel – Intimpflege

Beim Umgang mit Blasenverweilkathetern immer

- ________________ (1) vor den Maßnahmen durchführen!
- 2-mal täglich ________________ (2) durchführen!
- auf ________________ (3) achten (nicht auf Boden legen, Tropfkammer muss senkrecht hängen)!
- im Gedächtnis behalten, dass ________________ (4) nicht mehr empfohlen werden!
- auf rechtzeitige ________________ (5) achten! Kein Kontakt von Urin und Rücklaufsperre!
- darauf achten, dass Katheter und ________________ (6) nicht voneinander getrennt werden!

AUFGABE 4

Emma Stadler entfernt zu erstem Mal einen Katheter – worauf muss die Pflegeschülerin achten? Achtung! Nicht alle Begriffe können eingefügt werden!

einspritzen – Zellstoff – schütteln – Intimpflege – heraus-ziehen – desinfizieren – ein- und auszuatmen – aufklären – Handtuch – abziehen – ablenken – Haarwäsche – zu husten – waschen

1. Zu pflegenden Menschen ____________________.
2. Hände ____________________, Einmalhandschuhe anziehen.
3. ____________________ als Schutz unter Katheter legen.
4. Blockflüssigkeit über Ballonzuleitung vollständig mit Spritze ____________________.
5. Zu pflegenden Menschen bitten, ____________________.
6. Bei der Exspiration Katheter vorsichtig ____________________.
7. ____________________ ermöglichen bzw. durchführen.

AUFGABE 5

Harninkontinenz ist nicht nur bei älteren Menschen ein Problem. Hier sind 10 Risikofaktoren!

Medikamente – Prostata – Erkrankungen – Östrogenmangel – Beckenboden – Obstipation – Alter – umgebungsbedingte Faktoren – Beeinträchtigung – Infektionen

1. Kognitive und körperliche ____________________
2. Höheres ____________________
3. ____________________ (z. B. Schlaganfall)
4. ____________________ (z. B. Diuretika)
5. ____________________ der Harnwege
6. Belastung vom ____________________ (z. B. durch Schwangerschaft)
7. Verstopfung (____________________)
8. Menopause (____________________)
9. Veränderungen und Operationen an der ____________________
10. ____________________ wie z. B. schlechte Erreichbarkeit der Toilette

AUFGABE 6 Kontinenzprofile nach dem Expertenstandard („Förderung der Harninkontinenz in der Pflege“)

Inkontinenz – abhängig – personelle Unterstützung – kompensiert – Blasentraining – Inkontinenzhilfsmittel – Blase – Kontinenz

Als ____________ (1) bezeichnet man den Zustand, wenn kein unwillkürlicher Harnverlust vorliegt sowie keine personelle Hilfe oder Hilfsmittel notwendig sind. Die ____________ (2) kann in diesem Zustand willkürlich zu passender Zeit und am passenden Ort entleert werden.
Die unabhängig erreichte Kontinenz beschreibt den Zustand, wenn kein unwillkürlicher Urinverlust vorliegt, da selbstständig Gebrauch von Toilettenstuhl und Urinflasche gemacht werden kann bzw. intermittierender Selbstkatheterismus oder ____________ (3) durchgeführt wird.

Eine ____________ (4) erreichte Kontinenz führt immer auf ____________ (5) zurück, wie z. B. eine Begleitung auf die Toilette oder der Fremdkatheterismus.

Sind Betroffene in der Lage, bei unwillkürlichem Harnverlust selbstständig ____________ (6) anzuwenden, so ist die Rede von einer unabhängig kompensierten Inkontinenz.

Müssen andere Menschen bei der Inkontinenzversorgung unterstützen, wie Pflegende oder Angehörige, so liegt eine abhängig kompensierte ____________ (7) vor.

Nicht ____________ (8) ist eine Inkontinenz dann, wenn beispielsweise Hilfe abgelehnt wird und somit keine Versorgungs- und Unterstützungsmaßnahmen durchgeführt werden können.

Lernsituation

Nun geht es auch schon zu Frau Sattler. Die 57-Jährige hat ein Enterostoma, also einen operativ angelegten, künstlichen Darmausgang mit Lokalisation im Dünndarm (Ileostoma). Hierzu hat die Patientin ein zweiteiliges System, also eine Basisplatte mit einem Rastringsystem, woran der Stomabeutel befestigt wird. Leider hat sich bei Frau Sattler der Stomabeutel gelöst, sodass Dünndarmsekret ausgelaufen ist. Der Patientin sind die Situation und der stechende Geruch sichtlich unangenehm. Die Pflegefachfrau Katharina Dreier beruhigt sie und erklärt, dass das kein Problem sei. Nur muss jetzt schnell alles gereinigt werden, sodass das Sekret nicht zu lange Hautkontakt hat. „Es gibt keinen Grund, dass Ihnen das unangenehm ist, Frau Sattler. Mir tut es leid, dass das System nicht richtig gehalten hat. Wir beeilen uns jetzt, damit Sie sich wieder wohlfühlen! Oder, Emma?“ Die Pflegeschülerin möchte auch beruhigend auf die Patientin eingehen. Doch ihre Mimik passt nicht hierzu. Emma sieht zum ersten Mal ein Ileostoma. Der Geruch und der ungewohnte Anblick lassen sie einen Moment lang erstarren. Auch wenn sie es natürlich niemals äußern würde, überkommt die Pflegeschülerin gerade ein furchtbares Gefühl von Ekel. Sie versucht die Fassung zu bewahren. Dann blickt sie auf und bemerkt, wie Frau Sattler sie mit ernster Miene ansieht und mit strengem Ton sagt: „Ich habe mir das nicht ausgesucht!“ Emma errötet. Die Situation ist ihr furchtbar unangenehm! Konnte man ihr den Ekel wirklich vom Gesicht ablesen? Das war auf keinen Fall ihre Absicht. Sie fühlt sich ertappt und weiß nicht, wie sie hier rauf reagieren soll. „Ich, ich, nein! So war das nicht … es tut mir leid!“, fängt Emma an zu stottern. Dann ergreift Katharina das Wort, welche die Patientin schon besser kennt: „Frau Sattler, unsere Pflegeschülerin ist im ersten Lehrjahr und sieht vieles zum ersten Mal. In unserem Beruf werden wir mit vielen Dingen konfrontiert, die man nun mal im Alltag nicht unbedingt mitbekommt. Ihr Blick war keinesfalls persönlich gemeint. Nur die Situation an sich ist erst einmal neu. Können Sie das verstehen?" Nun ist es Frau Sattler, die beschämt zu Boden sieht. Sie nickt und erwidert verhalten: „Ja, natürlich. **Mir** tut es leid. Das Ganze ist nicht immer leicht für mich. Gerade, wenn dann noch so hübsche junge Frauen kommen und mich ansehen. Ich war auch einmal jung und hübsch. Und jetzt ..." Schnell versucht die Patientin, die Tränen wegzuwischen. Am liebsten würde Emma sich zu ihr setzen und den Arm um sie legen. Doch das wäre wohl gerade unpassend.

Das Enterostoma und die Patientensituation

AUFGABE 7

Fachwissen – intimen – Erkrankung – kontinent – Körperbildes – akzeptieren – Einfühlungsvermögen

Die Pflegeschülerin Emma Stadler konnte das plötzliche Ekelgefühl in ihrer Mimik nicht verbergen. Solche Reaktionen können gerade bei Auszubildenden mit noch geringer Erfahrung vorkommen. Dennoch ist es besonders für Pflegefachpersonen, die im direkten Kontakt zu den Betroffenen stehen, wichtig zu verstehen, in welcher oft nicht leichten Situation sich die zu pflegenden Menschen befinden. Zum einen müssen sie sich mit der Ursache der Situation, also einer ____________________ (1), auseinandersetzen. Hinzu kommt aber auch noch die drastische Veränderung des eigenen ____________________ (2) und die Tatsache, nicht mehr ____________________ (3) zu sein. Es kommen also viele Faktoren zusammen, die einzeln schon schwer zu verarbeiten sind. Einmal mehr ist bei diesen zu pflegenden Menschen die Pflege aufgefordert zu zeigen, was alles zu dem Berufsbild dazugehört! Nicht nur ____________________ (4) und pflegerische Versorgung sind hier gefordert. Ebenso geht es hier um ____________________ (5), Geduld und Gesprächsbereitschaft. Das gilt im Besonderen bei der Versorgung des Stomas, da es sich hierbei um einen sehr ____________________ (6) Bereich für die Betroffenen handelt. Stomapatientinnen und -patienten müssen lernen, ihre Situation zu ____________________ (7) und zunehmend eigenständig in der Versorgung zu werden. Und das benötigt in der Regel Zeit.

Enterostomaarten

AUFGABE 8

Zöko – Transverso – Ileo – Sigmoido

1. ____________________stoma = Stomaanlage im Dünndarm (temporär oder permanent)
2. ____________________stoma = Stomaanlage im Blinddarm (temporär)
3. ____________________stoma = Stomaanlage im Dickdarm (Colon transversum, temporär oder permanent)
4. ____________________stoma = Stomaanlage im Dickdarm (Colon sigmoideum, temporär oder permanent)

AUFGABE 9 Kot, Faeces, Fäzes – auch beim Stuhlgang gibt es viel zu beobachten und zu dokumentieren

Defäkation – Schamgefühle – Parasiten – Geruch – Schleim – Pflegeanamnese – Hämorrhoiden – Verdauungsstörung

Schon bei der ____________________ (1) werden die zu pflegenden Menschen u. a. nach ihren Ernährungs- und Stuhlgewohnheiten befragt. Veränderungen können auf eine Erkrankung hinweisen. Obwohl es vielen Menschen unangenehm ist, über dieses Thema zu sprechen, ist es doch mit eines der wichtigsten Beobachtungskriterien in Bezug auf Gesundheit und Krankheit. Auch wenn es für Pflegende alltäglich ist, das Thema Ausscheidungen zu thematisieren, sollten sie im Umgang mit zu pflegenden Menschen sensibel umgehen. Intimsphäre und ____________________ (2) gilt es hierbei zu respektieren.

Die Beurteilung des Stuhls bezieht sich auf verschiedene Merkmale. Zum einen auf die ____________________ (3). Diese sollte im Normalzustand schmerzlos und ohne Anstrengung geschehen. Störungen hierbei können durch verschiedene Erkrankungen wie z. B. chronische Obstipation oder ____________________ (4) hervorgerufen werden. Weitere Beurteilungsmerkmale sind Menge, Häufigkeit, Konsistenz, Farbe und ____________________ (5). Ebenso achten Pflegende auf Beimengungen wie ____________________ (6) (typisch bei Reizdarmsyndrom), unverdaute Nahrung – Hinweis auf eine ____________________ (7) –, Blut oder auch ____________________ (8) wie Würmer.

AUFGABE 10 Auf geht's an die Wiederholung, natürlich ohne Wortvorgabe!

In der Pflege spielen Beobachtung und Dokumentation der Ausscheidung eine große Rolle. Die folgenden Sätze liefern einen kleinen Ausschnitt der täglichen Arbeit!

1. Das ____________________ von Blasenverweilkathetern darf niemals auf dem Boden liegen.
2. Bei der transurethralen Katheterisierung besteht ein großes ____________________. Prophylaxe und hygienisches Arbeiten stehen daher im Mittelpunkt.
3. Harninkontinenz hat mehrere Ursachen, z. B. die Einnahme von ____________________ (u. a. Diuretika).
4. Beim Entfernen eines Blasenkatheters wird der Katheter vorsichtig gezogen, wenn der zu pflegende Mensch ____________________.
5. Charrière (Ch) ist die Einheit für den ____________________.
6. Die gebogene Katheterspitze nach Tiemann wird eher bei ____________________ verwendet.
7. Bei Patienten mit Enterostoma kommt es nicht nur auf Fachwissen, sondern auch auf ____________________, Geduld und Gesprächsbereitschaft an.

8. Das Kolostoma ist ein Enterostoma im Bereich des Kolons, also des ____________________.
9. Bei Erkrankungen kann es zu Beimengungen im Stuhlgang kommen. Bei einem Reizdarmsyndrom ist oft die Ausscheidung von ____________________ zu beobachten.
10. Bei Menschen mit einem Querschnittsyndrom kann es sein, dass sich die Blase füllt, aber nicht selbstständig entleeren kann. Hier ist eine ____________________ notwendig.

7 BEWEGUNG

Lernsituation

Zurück in der stationären Altenpflegeeinrichtung: Jonas Altmann und der Pflegefachmann Tristan Sattler befinden sich noch im Dienst. Gleich ist Übergabe. Die Männer machen sich im Stationsraum einen Kaffee und bereiten alles vor. Tristan möchte, dass Jonas versucht, die Übergabe für Frau Riedele zu übernehmen, eine 91-jährige Bewohnerin. Sie lebt bereits seit 10 Jahren in der Einrichtung und ist dem Personal sehr ans Herz gewachsen. Mit Anfang 80 war die Dame für ihr Alter auffallend aktiv und beweglich. Sie war sehr motiviert und nahm an vielen Veranstaltungen im Haus teil. Mit zunehmendem Alter hat sich dieser Zustand verändert. Frau Riedele wurde in ihrer Mobilität instabiler, stürzte öfter und zeigte daher auch eine verstärkte Ängstlichkeit, sich zu bewegen. Heute schafft es die Bewohnerin leider nicht mehr, selbstständig ihr Zimmer zu verlassen. An guten Tagen kann sie eigenständig aus ihrem Sessel aufstehen und ein paar Schritte mit ihrem Rollator gehen. Häufiger kommt es in letzter Zeit allerdings vor, dass sie es wie heute nicht schafft, ohne Unterstützung ihr Bett zu verlassen. Die drastische Bewegungseinschränkung ist für Frau Riedele sehr schwer zu ertragen. Oft macht sie den Eindruck, als wolle sie aufgeben, da sie die Kontrolle über ihren Körper verloren hat. Doch ein paar aufmunternde Worte zeigen, dass noch sehr viel Lebensfreude und Energie in ihr stecken. Das Pflegeteam ist daher immer dabei, passende Maßnahmen zur Prävention einer Bettlägerigkeit anzuwenden. Meist erweckt das wieder den starken Willen der Bewohnerin und sie arbeitet erfolgreich mit.

Jonas hat dieser Teil der Pflege sehr beeindruckt. Es ging nicht nur um einen Ortswechsel von Bett zu Stuhl. Vielmehr ging es darum, einer Frau, die sich seit so vielen Lebensjahren eigenständig bewegt, zu zeigen, dass sie noch immer die Kontrolle über ihren Körper hat und aktiv Teil ihrer Bewegungen ist. Für den Pflegeschüler war es beeindruckend zu sehen, wie Pflegtechniken Menschen ihre Selbstbestimmung zurückbringen können. Einmal mehr ist der junge Mann froh über seine Entscheidung zur Pflegeausbildung.

Die veränderte Bewegungsfähigkeit im Alter

AUFGABE 1

Gelenke – Ausdauer – Dehnfähigkeit – Verklebungen – Muskulatur – arthrotische Veränderungen – Atmungssystem

In welchem Zustand sich unser Körper mit zunehmendem Alter befindet, ist von Mensch zu Mensch unterschiedlich und abhängig von verschiedenen Faktoren, wie unter anderem dem Lebensstil oder genetischen Prädispositionen. Abhängig von körperlichem Zustand und Belastung sind jedoch mit zunehmendem Alter Veränderungen zu erkennen. Zum einem nimmt der Bewegungsumfang der ________________ (1) ab, ebenso die ________________ (2) und Elastizität der Faszien und Sehnen der Muskeln. Auch die Belastbarkeit von Organsystemen, unter anderem dem Herz-Kreislauf-System oder dem ________________ (3), ist im Gegensatz zu einem jungen Menschen deutlich reduziert.

Wichtig ist zu verstehen, dass diese Veränderungen im Alter miteinander in einer Wechselbeziehung stehen. Das bedeutet, nimmt ein genannter Faktor ab, wie z. B. die Gelenkbeweglichkeit, so wirkt sich das unvermeidlich auf einen weiteren Faktor wie z. B. die ________________ (4) aus. Daraus resultieren wiederum eine geringere Kraft und ________________ (5).

Weitere mögliche Veränderungen im Alter sind Gelenkverschleiß (________________ (6)), Wirbelsäulenverkrümmungen, Arthrose der Hüft- und Kniegelenke sowie Verkürzungen und ________________ (7) von Sehnen, Faszien und der gesamten Muskulatur.

Dies alles bringt eine verminderte Bewegungsfähigkeit mit sich. Doch auch im höheren Alter besteht die Möglichkeit, sich durch passendes Mobilitätstraining beweglich zu halten.

Beispiele für pathologische Veränderungen der Bewegung

AUFGABE 2

Tremor – Lähmung – Kontraktur – Rigor – Parese – Neglect

1. Eine eingeschränkte Beweglichkeit oder Zwangsfehlstellung eines Gelenks nennt man ________________.
2. Liegt ein teilweiser oder vollständiger Verlust der Muskelkraft mit Bewegungseinschränkungen oder Bewegungsverlust vor, wird dieser Zustand als ________________ bezeichnet.
3. Eine unvollständige Lähmung oder auch Kraftminderung wird als ________________ bezeichnet.
4. ________________ ist das unwillkürliche und rhythmische Bewegen gegenläufiger Muskelgruppen.
5. Bei einer Vernachlässigung der gegenseitigen Körperhälfte und Umgebung nach einem Schlaganfall ist die Rede von ________________.
6. Ein ________________ liegt beispielsweise beim Parkinson-Syndrom vor und beschreibt den Zustand, wenn in der Muskulatur eine geschwindigkeitsunabhängige Tonuserhöhung vorliegt.

AUFGABE 3 Erinnerungen an Frau Riedele

Transfer – zurückzog – Hilfsmittel – Bewegungsressourcen – Immobilität – Positionsveränderungen – Angst – Bewegungsübungen – Bettlägerigkeit – Sicherheit – Bett

Tristan Sattler: „So, das war es hierzu. Jetzt kommen wir zu Frau Riedele. Da wird Jonas uns jetzt gleich etwas erzählen. Nur vorweg, mir ist heute einmal wieder aufgefallen, wie wichtig Motivation für sie ist. Wir müssen sie zunehmend zu kleinen ________________ (1) anleiten oder passive Bewegungen mit ihr durchführen. Sonst besteht meines Erachtens bald die Gefahr einer ________________ (2). Und was im Alltag wirklich nicht untergehen darf, ist für jede Positionierung ihre ________________ (3) zu nutzen. Ihr Zustand ist nicht mehr der wie noch vor einem Jahr. Aber sie blüht auf, wenn sie merkt, dass sie die Kontrolle über die Situation hat. Zum Beispiel heute bei der Pflege im Bett hat Jonas sie gebeten, ihr Bein aufzustellen. Da leuchteten ihre Augen regelrecht auf und man konnte Frau Riedele ansehen, wie wichtig es ihr war, das jetzt zu schaffen."

Marina Reuter (Pflegefachfrau): „Ja Mensch, unsere Frau Riedele. Einen starken Willen hatte sie schon immer. Und plötzlich war es wie ein Teufelskreis: Sie wurde schwächer und gangunsicherer. Und dann kam es zum Sturz und der Schenkelhalsfraktur. Das war eine sehr lange und schmerzhafte Prozedur für die arme Frau. Danach war sie nicht mehr die Alte. Durch die große ________________ (4), erneut zu stürzen, hat sich ihre Beweglichkeit stark verschlechtert. Sie wollte nicht mehr allein aus dem Bett kommen. So kannte ich sie gar nicht."

Tatjana Pelcenzki: „Ja, das stimmt. Es war sehr wichtig, dass wir bei jedem ________________ (5) Ruhe und ________________ (6) ausstrahlten. Das ist es heute auch noch. Sobald ich versehentlich hektisch werde, weil ich schon wieder daran denke, dass ich noch so viel zu tun habe, merkt sie das und wird ängstlicher."

Tristan Sattler: „Jonas, bei Frau Riedele hatten wir nach ihrem Sturz das Problem, dass es zu der sogenannten ________________ (7) im Raum kam. Das bedeutet eine zunehmende Bewegungseinschränkung. Sie bewegte sich nur noch vorsichtig zwischen Bett und Sitzmöbeln hin und her und verblieb auch oft tagsüber im ________________ (8). Dass sie auf einmal so sehr auf unsere Hilfe angewiesen war, war ihr zunächst so unangenehm, dass sie sich immer mehr ________________ (9), anstatt uns zu bitten, sie mehr denn je zu unterstützen. Sie wollte uns nicht zur Last fallen."

Jonas Altmann: „Oje, was kann man in so einem Fall machen?"

Tristan Sattler: „Wir haben auf regelmäßige ________________ (10) geachtet, das heißt z. B. für die Körperpflege ans Waschbecken, das Essen am Esstisch, etwas Vorlesen im Sessel usw. Es reicht eben nicht aus, die zu pflegenden Menschen morgens mit einem Lifter in den Sessel zu setzen und dort bleiben sie den ganzen Tag, bis es wieder zurück ins Bett geht, also ein passives Heraussetzen. Wir haben Frau Riedele nicht das Gefühl gegeben, dass die Mobilisation lästig ist, sondern sie explizit als enorm wichtigen Teil ihrer Pflege in den Tag integriert. Sitzmöbel und ________________ (11) wurden immer an ihre Patientensituation angepasst. So, Jonas, jetzt bist du aber an der Reihe."

Die Entstehung von Bettlägerigkeit und präventive Maßnahmen

AUFGABE 4

Ereignis – Immobilität im Raum – Ortsfixierung – Bettlägerigkeit – Instabilität

Die Entstehung von Bettlägerigkeit wird in fünf Phasen eingeteilt:

1. ______________________: selbständig aktiv, wobei schon eine gewisse Vorsicht und Unsicherheit bei manchen Bewegungen besteht. Ggf. werden schon Hilfsmittel in einem eingeschränkten Bewegungsradius benutzt.
2. ______________________: Krankheit, Krankenhausaufenthalt, Sturz, Beinahe-Sturz, Einzug in eine Pflegeeinrichtung. Die Beweglichkeit verschlechtert sich hiernach enorm. Die Betroffenen ziehen sich oft aus Angst und Scham zurück.
3. ______________________: zunehmende Bewegungseinschränkung, Positionswechsel nur noch zwischen Bett und Sitzmöbeln. Teils auch tagsüber im Bett.
4. ______________________: Betroffene sind auf Hilfe angewiesen, um zwischen Orten wie Bett und Stuhl zu wechseln. Negative Emotionen wie Langeweile, Angewiesenheit, Verlust des Zeitgefühls und Verzweiflung machen sich breit.
5. ______________________: Betroffene liegen ohne Ausnahme im Bett. Dieser Zustand geht in der Regel einher mit dem kompletten Verlust von Privatsphäre. Es kommt zu einem großen Macht- und Kontrollverlust.

AUFGABE 5 Hilfsmittel für Mobilisation und Transfer – wichtig für zu Pflegende und Pflegende!

Hilfstuch · Rutschbrett · Kraft · Gleichgewicht · Patienten-lifter · Gehbock · Unterarm-gehstützen · Heben · stehen · Eigenbewegungen · straffgezogen

- Ein ____________ (1) wird unter den Körper des zu pflegenden Menschen gelegt. An Kopf- und Fußende des Bettes stehen Pflegende, die es möglichst nah am zu pflegenden Menschen halten. Es wird ____________ (2) und der zu Pflegende dann bewegt (z. B. in ein neues Bett).
- Ein ____________ (3) hat eine eher starre Ausführung und eignet sich daher besser für gangunsichere Menschen. Allerdings erfordert der Gebrauch auch ausreichend ____________ (4) in den Armen.
- Für den Gebrauch von ____________ (5) bedarf es einer Koordinationsfähigkeit und das ____________ (6) muss gehalten werden können. Pflegende achten darauf, dass der Handgriff auf Höhe des Handgelenks eingestellt ist und sich die Stütze ca. 3 bis 4 Fingerbreit unter dem Ellenbogen befindet.
- Ein ____________ (7) wird wie eine Brücke zwischen dem Bett und dem Rollstuhl positioniert. Es ist sehr geeignet für zu pflegende Menschen, die nicht sicher allein ____________ (8) können. Durch das Hilfsmittel können sie sich Schritt für Schritt vom Bett zum Rollstuhl bewegen und umgekehrt.
- Ist ein Transfer ohne ____________ (9) und Tragen nicht mehr möglich, kommt ein ____________ (10) zum Einsatz. Wichtig ist, dass auch hierbei die zu pflegenden Menschen von den Pflegenden in den Bewegungsablauf durch ____________ (11) integriert werden.

Sturzprophylaxe

AUFGABE 6

Treppen – Abrutschen von der Bettkante – Angehörige – Rufanlage – Patientenberatung – Hilfsmitteln – Hörgeräte – Arzneimittteleinnahme – Bremsen

Je nach Patientensituation können verschiedene Maßnahmen zum Schutz vor Stürzen angewendet werden. Eine ausgiebige ________________ (1) sowie Informationen bezüglich Sturzrisiken gehören selbstverständlich dazu. Auch hat es sich als sehr sinnvoll herausgestellt, ________________ (2) miteinzubeziehen.

Maßnahmen zur Sturzprophylaxe beinhalten u. a.:

- Neue Räumlichkeiten zeigen und auf ________________ (3) aufmerksam machen.
- ________________ (4) an Betten und Rollstühlen immer feststellen.
- Reaktionen auf ________________ (5) überwachen.
- Verwendung von speziellen ________________ (6), wie z. B. einem Schuhlöffel, in den Alltag einbauen.
- Bei gangunsicheren zu pflegenden Menschen Lichtschalter und ________________ (7) in Reichweite positionieren.
- Immer auf Gefahren bei der Mobilisation hinweisen, z. B. ________________ (8).
- Darauf hinweisen, wenn vorhanden, Brille und ________________ (9) stets zu tragen.

Lernsituation

Die zwei Pflegefachfrauen, die Jonas, Tristan und ihre Kollegin nun im Dienst ablösen, sind sichtlich bewegt von Frau Riedeles zunehmendem körperlichen Abbau. Auch sie kennen die Bewohnerin noch als fidele „junge“ Frau, die durch die Gänge marschierte. Eine der Pflegerinnen, Tatjana Pelcenzki, erinnert sich: „Ihr Gangbild, ihre Körperhaltung, ihre Beweglichkeit – nichts erinnerte an eine Frau Anfang 80. Ich weiß, es klingt kitschig, aber irgendwie hatte ich das Gefühl, dass dieser Zustand bei ihr immer so bleiben würde. Ich habe ihre Bewegungen oft beobachtet und meine Beurteilungen dokumentiert. Dass es dann doch so plötzlich schlechter wurde, tut mir unglaublich leid. Irgendwie war sie so eine Art Vorbild für viele Bewohnerinnen und Bewohner.“ Tristan nickt zustimmend: „Ja, ich weiß, was du meinst. Es ist traurig. Aber nach wie vor kann man sie mit vielen Maßnahmen gut abholen. Dann erwacht der alte Lebenswille und sie ist wieder aktiv bei der Sache. Natürlich nicht mehr in dem Rahmen wie noch vor einem Jahr, aber man merkt direkt, wie viel besser es ihr danach geht. Mit Kinästhetik lässt sich nach wie vor bei ihr unheimlich viel Positives bewirken. Jonas, ihr werdet das wahrscheinlich noch nicht in der Schule durchgenommen haben. Aber wenn du magst, kann ich dich morgen schon mal ein wenig einführen.“ Jonas freut sich. In diesem Einsatz lernt er viel dazu.

AUFGABE 7 7 Beobachtungskriterien der Bewegung

Schwindel – ruhenden – psychischen – Gangsicherheit – Gelenkbeweglichkeit – Tremor – Schonhaltung – Kleinhirn – Gangunsicherheit – Orientierung – Skelett – Ataxie – Bewegungseinschränkung – Lähmung – Fehlhaltung – Parese – vorsichtig – Bewegungsausmaß – Paralyse – Sonnenstich – kontrahieren

1. **Die Körperhaltung:**
   Die Körperhaltung eines Menschen lässt immer auf seinen körperlichen und auch ________________ (a) Zustand schließen. Die Körperhaltung ändert sich, sobald eine ________________ (b) eingenommen wird. Gründe hierfür können Schmerzen, Haltungsschäden oder Verbände sein. Eine ebenfalls veränderte Körperhaltung ergibt sich durch eine ________________ (c). Hierzu kommt es u. a. durch degenerative Haltungsveränderungen (z. B. durch Arthrose) oder Wirbelsäulenveränderungen (z. B. Skoliose).
2. **Gang, Gangbild, Gangsicherheit:**
   Muskeltonus, Muskelkraft und ein intaktes ________________ (a) bilden die Grundlage für eine aufrechten Gang. Die ________________ (b) wird außerdem durch das Sehvermögen und den Gleichgewichtssinn ermöglicht. Ein gesundes Gangbild kann sich auf verschiedenste Weise zeigen: von sportlich hüpfend bis zu schwunglos und müde. Ein unsicherer Gang ist in der Regel eher ________________ (c), u. a. auch manchmal steif oder trippelnd. Krankheitsbedingte Gangstörungen gehen oft einher mit einer ________________ (d).
3. **Gleichgewicht:**
   Der Gleichgewichtssinn ist verantwortlich für die ________________ (a) im Raum und hat sein Zentrum im ________________ (b). Störungen des Gleichgewichts können zu Stürzen führen. Die Betroffenen empfinden vor allem ________________ (c). Ebenso kann es zu Übelkeit, Erbrechen, Sehstörungen und Unwohlsein kommen. Verantwortlich hierfür können verschiedene Erkrankungen sein wie Hypertonie, Meningitis oder auch schon ein ________________ (d).
4. **Beweglichkeit der Gelenke:**
   Bewegung ist in jedem Alter sehr wichtig. Je regelmäßiger die Bewegung, desto beweglicher bleiben Menschen in der Regel auch im höheren Alter. Genaugenommen ist hiermit die ________________ (a) gemeint. Das ________________ (b) hängt von der Art des Gelenks ab. Ist der physiologische Bewegungsumfang der Gelenke teilweise oder vollständig eingeschränkt, kommt es zu der sogenannten ________________ (c). Hierbei muss unterschieden werden, ob die Einschränkung den passiven oder aktiven Bewegungsumfang betrifft.
5. **Muskelkraft und -tonus:**
   Ist ein Muskel in der Lage sich ausreichend schnell und mit ausreichender Kraft zu ________________ (a), so ist die Rede von der Muskelkraft. Die verminderte Muskelkraft bezeichnet man als ________________ (b), eine unvollständige Lähmung heißt ________________ (c) und eine vollständige Lähmung ________________ (d) oder Plegie. Der

Muskeltonus beschreibt die Grundspannung der ________________ (e) Skelettmuskulatur. Dieser kann neben einem Normalzustand auch erhöht oder erniedrigt sein.

6. **Bewegungskoordination:**
   Das ________________ (a) steuert die Koordination unserer Bewegungsabläufe. Störungen dieser Bewegungskoordination werden als ________________ (b) bezeichnet. Die Betroffenen fallen u. a. auf durch einen stampfenden Gang.
7. **Abnorme Bewegungen:**
   Typische abnorme Bewegungen sind u. a. Tics oder auch ein ________________ (a). Bewegungen werden hier in ihrem Ablauf gestört oder treten extra auf.

Worauf achten Pflegende?

AUFGABE 8

können – wissen – sehen – spüren – hören

1. Pflegefachpersonen ________________ wichtige Aspekte der Bewegung wie die Körperhaltung, Gang, Gangbild, Beweglichkeit etc.
2. Pflegefachpersonen ________________ genau hin und nehmen wichtige Anhaltspunkte wahr, u. a. Schmerzäußerungen der zu pflegenden Menschen, Gelenkknacken oder ungewöhnliche Geräusche bei der Fortbewegung (z. B. Schlurfen).
3. Pflegefachpersonen ________________ Veränderungen am Körper der zu pflegenden Menschen. So bemerken sie Muskelverspannungen, Blockaden und weitere Hinweise.
4. Pflegefachpersonen ________________ Beobachtungen in Zusammenhang mit Erkrankungen bringen.
5. Pflegefachpersonen ________________, dass Bewegungsmangel und Immobilität schwerwiegende Folgen mit sich bringen.

AUFGABE 9 10 Facts zu Kinästhetik

stressfrei – Umgebung – eigene Ressourcen – kräfteschonend – Kinästhetik Infant Handling – Bewegungs- und Wahrnehmungsbeeinträchtigung – kinästhetische Konzepte – ganzheitliche – Gesundheitsprophylaxe – natürlichen menschlichen

- Bewegungslehre mit Fokus auf die ________________ (1) Bewegungen
- Besonders geeignet für Menschen mit ________________ (2)
- Anleitung durch Pflegende, ________________ (3) wahrzunehmen und einzusetzen
- Bewegungsabläufe so physiologisch und ________________ (4) wie möglich gestalten
- ________________ (5) für Pflegende (kein unphysiologisches Heben und Tragen)
- Bewegungen und Aktivierungen angst-, schmerz- und ________________ (6) gestalten
- Sechs ________________ (7) als Basis zur Anwendung
- Konzepte beinhalten Interaktion, funktionale Anatomie, menschliche Bewegung, Anstrengung, menschliche Funktionen und ________________ (8)
- ________________ (9) Orientierung am Menschen
- Auch für Kinder geeignet, um u. a. die normale Bewegungsentwicklung zu fördern, → ________________ (10)

Lernsituation

Feierabend! Jonas und Tristan gehen Richtung Umkleidekabine. Dabei möchte Tristan noch einmal kurz auf etwas zurückkommen: „Du, Jonas, eben war keine Zeit mehr nochmal darauf einzugehen. Aber wollen wir in einem der nächsten Dienste nochmal über deine Unterhaltung mit Herrn Findus' Neffen reden?" Jonas nickt: „Ja, können wir gerne machen. Ich glaube, da bin ich etwas zu weit gegangen. Es ist nur, dieses ‚Ich könnte das nicht' triggert mich einfach so sehr! Ich hasse diesen Spruch! Ich finde, dass das so etwas Abwertendes hat! Keiner sieht das Wissen hinter dieser Tätigkeit! So einen Spruch würde man nie zu einem Anwalt oder Lehrer sagen, oder? Aber ganz ehrlich, das könnte **ich** nicht! Allein das Thema Bewegung, wie wir es heute hatten! Es steckt so, so viel wichtiges Fachwissen dahinter! Man kann so viel richtig oder so viel falsch machen! Sorry, aber mich regt das so krass auf!"

Tristan lächelt und klopft dem Schüler auf die Schulter. Dann versucht er ihn zu beruhigen: „Ich weiß, was du meinst. Aber es besteht leider noch immer ein veraltetes Bild von der Pflege in der Gesellschaft. Und dieses Bild assoziieren viele Menschen mit Tätigkeiten, die sie nicht machen wollen. Die halt nicht besonders „in" als Berufsbild sind. Aber weißt du, genau durch zukünftige Pflegefachpersonen wie dich kann dieses Bild weiterhin verändert werden! Das wird nicht leicht, aber es ist machbar! Ich verstehe auch, wo deine Wut herkommt. Nur ist es natürlich auch wichtig, sich in der Kommunikation mit zu pflegenden Menschen und ihren Angehörigen professionell zu verhalten. Man darf seine Meinung äußern. Die Frage ist nur immer, auf welche Art und in welcher Situation. Verstehst du? Aber schön, dass das Thema Bewegung in der Pflege dir heute so viel mitgegeben hat! Das freut mich wirklich sehr!"

Jonas erkennt, wie viel Fachwissen sich hinter dem Thema „Bewegung" verbirgt. Helfen Sie ihm, dieses Wissen noch einmal zu wiederholen – ohne Wortvorgabe.

AUFGABE 10

Jonas Altmann betritt das Zimmer von Frau Riedele, um ihr eine Tasse Tee zu bringen. Frau Riedele sitzt in ihrem Sessel und lauscht der Musik aus dem Radio. Sie lächelt und macht einen zufriedenen Eindruck. Jonas: „Hallo Frau Riedele! Schöne Musik! Das ist Jazz, oder?" Frau Riedele nickt: „Ja, mein Mann und ich sind zusammen oft zu Konzerten gegangen. Es war eine schöne Zeit. Wir haben auch viel getanzt. Das geht jetzt alles nicht mehr. Ich bin alt und kaputt." Sie lacht und versucht, es mit Humor zu nehmen, auch wenn ihr Gesichtsausdruck eher traurig wirkt. Jonas überlegt. Was war das noch im Alter? Ach ja! Der Bewegungsumfang der ____________________ (1) und die ____________________ (2) von Muskeln und Sehnen nehmen ab. Dann noch die ____________________ (3) Veränderungen in den Gelenken – ja, leicht ist das mit Sicherheit nicht. Der Pflegeschüler stellt der Bewohnerin ihren Tee und ein paar Kekse auf das Beistelltischchen neben sie. „Aber schön, dass Sie so wundervolle Erinnerungen haben. Wie geht es Ihnen denn ansonsten heute? Ich habe gehört, dass Sie heute morgen so gut wie eigenständig vom Bett in den Rollstuhl gekommen sind? Das ist super!" Frau Riedele: „Ja, mit diesem Ding, dieser Brücke …" Jonas: „ ____________________ (4)." „Ja, genau! Damit klappt das noch manchmal. Aber ich habe Angst, muss ich zugeben. Ich habe große Probleme mit meinem ____________________ (5) – ständig ist mir schwindelig. Und meine Muskeln, da ist gar keine Kraft mehr. Ich bin zwar nicht gelähmt, …", Jonas hat ein Stichwort im Kopf: unvollständige Lähmung = ____________________ (6), „… aber ich würde es niemals mehr schaffen, mit diesem Gestell, das ich mal hier hatte, den Flur auf und ab zu laufen. Das war eigentlich sehr gut, habe mich damit sicher gefühlt und auch meine Arme trainiert." Jonas überlegt: „Sie meinen den ____________________ (7)." „Ja, dieses Gestell eben. Würde ich niemals mehr schaffen. Das frustriert!" Jonas möchte sie aufmuntern: „Aber ich habe gehört, dass Sie mit Kinästhetik immer richtige Erfolge mit Ihrer Bewegung erleben. Und auch die Bewegungsübungen müssen in letzter Zeit super gelaufen sein!" Frau Riedele lächelt: „Naja, die sagen immer alle, dass ich meine ____________________ (8) einsetzen muss. Ach, was weiß ich. Alles nicht so leicht. Aber wissen Sie was? Ich bekomme gleich ganz besonderen Besuch. Ich bin nämlich vor zwei Wochen Urgroßmutter geworden! So etwas Besonderes kann einem nur im hohen Alter passieren! Ist das nicht toll?!" Jonas freut sich mit der Bewohnerin: „Das ist wirklich ganz besonders toll! Wenn Sie noch etwas brauchen, dann melden Sie sich bitte! Die Rufanlage liegt hier griffbereit direkt neben Ihnen." Jonas in Gedanken: Stichwort ____________________ (9).

8 KOMMUNIKATION

Lernsituation

In ihrem letzten gemeinsamen Dienst ist der Pflegefachfrau Corinna Breuer eine veränderte Körpersprache bei der Auszubildenden Malika Shankar aufgefallen. Grundsätzlich lassen Mimik und Gestik der jungen Frau auf ein selbstsicheres Standing schließen und passen auch zu ihrer Interaktion mit anderen Menschen. Doch als die beiden im Gespräch auf Malikas bisherige Praxiserfahrungen im Zusammenhang mit anderen Kolleginnen kommen, wurde die Schülerin auf einmal ruhiger. Unbewusste Signale ließen plötzlich auf einen unglücklichen Gefühlszustand schließen. Die Pflegefachfrau und langjährige Praxisanleiterin hat hierfür ein geschultes Auge. Als Pflegende gehört es zu ihren Aufgaben, zu pflegende Menschen auf sämtliche Kommunikationskriterien zu beobachten – auch auf die nonverbalen. Viele Male hat Corinna es bereits mit einer Veränderung von Sprache und Körpersprache aufgrund von Erkrankungen der Patientinnen und Patienten zu tun gehabt. Aber auch die nicht krankheitsbedingten Veränderungen ihrer Schülerinnen und Schüler nimmt sie immer ernst. Vor allem, wenn der Grund hierfür in einer Mobbingsituation liegt.

AUFGABE 1 Ausdrucksmöglichkeiten – was sagt mir mein Gegenüber?

Zunge – Gestik – Scham – verbale – Körpersprache – physiologische – Sprache

Der österreichisch-US-amerikanische Philosoph, Psychotherapeut und Kommunikationswissenschaftler Paul Watzlawick äußerte einst die berühmten Worte „Man kann nicht nicht kommunizieren". Hinter dieser Aussage steht die Tatsache, dass Menschen, auch wenn sie schweigen, etwas mitteilen. Denn Menschen sind vielfältig in ihren Ausdrucksmöglichkeiten. Neben dem gesprochenen Wort äußern wir uns über unsere Bewegungsart sowie unsere Mimik und auch ______________ (1). Die ______________ (2) Kommunikation hingegen drückt sich bewusst und unbewusst durch Stimme und ______________ (3) aus.

Unsere Kommunikationsmöglichkeiten benötigen zum einen anatomische und ______________ (4) Voraussetzungen, können aber auch durch diverse Faktoren beeinflusst und beeinträchtigt werden.

Zu den anatomischen Gegebenheiten der verbalen Kommunikation zählen u. a. Muskulatur, Gaumen und ____________________ (5). Nicht selten haben es Pflegende mit Menschen zu tun, bei denen diese Ausdrucksmöglichkeit gestört ist (beispielsweise infolge einer Erkrankung). Es kommt aber auch vor, dass zu pflegende Menschen nicht sprechen wollen, sei es aufgrund von ____________________ (6), Angst oder anderen Motiven. Meist erfolgt in solchen Situationen die Kommunikation anhand von Mimik, Gestik und Körperhaltung.

Für Pflegende spielen diese unterschiedlichen Ausdrucksformen eine enorm wichtige Rolle. Nur durch die richtige Beobachtung ist es möglich, eine veränderte ____________________ (7), wie das Hängenlassen der Schultern oder einen ängstlichen Blick auf den Boden, wahrzunehmen und empathisch hierauf einzugehen. Die Pflege bei Sprach- und Sprechstörungen bedarf wiederum eines ganz eigenen Fachwissens, um hier kompetent in eine Interaktion zu treten.

Das Spektrum der nonverbalen Kommunikation

AUFGABE 2

Inkongruenz – Mimik – Körpersprache – Kongruenz – Gestik

1. Gesamtes Spektrum der nonverbalen Kommunikation = ____________________
2. Gesichtsausdruck = ____________________
3. Ausdrucksbewegungen, insbesondere der Arme und Beine = ____________________
4. Fröhliches Gesicht + Äußerung „Mir geht es gut!“ = ____________________
5. Trauriges Gesicht + Äußerung „Mir geht es gut!“ = ____________________

Das Spektrum der verbalen Kommunikation

AUFGABE 3

Fachsprache – Sprachentwicklungsstörung (SES) – paraverbale Kommunikation – Sprache – Stimme

1. Lautäußerung = ____________________
2. Zuordnung von Lauten und Denkinhalten = ____________________
3. Gesamtes Spektrum von Stimme und Sprache = ____________________
4. Sprache innerhalb einer Gruppe/Berufsgruppe = ____________________
5. Zeitliche Verzögerung der Sprachentwicklung = ____________________

AUFGABE 4 So viele Möglichkeiten zu kommunizieren – was gehört wohin?

vor der Brust verschränkte Arme
schnelles Sprechen
Appellen
Stottern
Aussagen
nach unten gezogene Mundwinkel
Schreien
Seufzen
Fragen
zusammengepresste Lippen
zusammengekniffene Augenbrauen
starrer Blick an die Wand
Ratschlägen

1. Malika Shankar befindet sich in einem Patientenzimmer. Bei den drei Herren, die hier stationär behandelt werden, herrscht eine komische Stimmung. Keiner reagiert wie gewohnt auf sie mit einer freundlichen Begrüßung. Stattdessen herrscht Stille. Doch auch, wenn kein Wort gesprochen wird, nimmt die Pflegeschülerin eine starke Form der Kommunikation wahr, nämlich die **nonverbale.** Sie beobachtet folgende Ausdrucksformen: ____________________, ____________________, ____________________ und ____________________
2. Malika wundert sich. Normalerweise wird sie in diesem Zimmer jedes Mal **verbal** „überrannt“, sodass sie vor lauter ____________________, ____________________, ____________________ und ____________________ selbst gar nicht zu Wort kommt.
3. Die Auszubildende versucht die Stimmung ein wenig aufzulockern: „Nanu, was ist denn hier für eine Stimmung? Hat einer beim Pokern geschummelt?“ Jetzt kommt die verbale Kommunikation doch noch ins Rollen – hätte Malika auch gewundert, wenn nicht! Allerdings kann sie nun einiges daraus deuten, **wie** kommuniziert wird. Jeder der Patienten bringt auf seine Art und Weise zum Ausdruck, dass sich die Herren wohl mächtig „in die Haare“ bekommen haben. Folgende Aspekte der paraverbalen Kommunikation nimmt Malika wahr: ____________________, ____________________, ____________________, ____________________.

Lernsituation

Auf der chirurgischen Station befinden sich aktuell mehrere ältere Menschen. Einige von ihnen haben Hörstörungen und tragen diesbezüglich Hilfsmittel. Bei vielen ist die Sehfähigkeit eingeschränkt. Für die Pflegenden ist es wichtig, auf die hieraus resultierenden Patientensituationen einzugehen, damit eine ungestörte Kommunikation gewährleistet werden kann. Die hiermit einhergehenden Herausforderungen erlebt nun auch Malika zum ersten Mal. Die junge Frau hat viele Stärken, aber Geduld steht nicht unbedingt an erster Stelle. Gerade die Gespräche mit einer Patientin, die unter einer starken Aphasie nach einem Schlaganfall leidet, sind nicht leicht für die Pflegeschülerin. Malika weiß natürlich, dass ihr für solche Patientensituationen auch noch eine gute Portion Erfahrung fehlt. Dennoch wünscht sie sich manchmal die Ruhe und Ausdauer von Emma. Die würde in solchen Momenten wahrscheinlich perfekt auf die Patientin eingehen, ein Gefühl der Entspannung ausstrahlen und so die Frau auch noch zum Sprechen animieren. „Verdammt! Warum kann ich das nicht besser!“, setzt sich Malika in Gedanken selbst noch unter Druck. Sonst hat sie doch auch keine Probleme, mit den Patientinnen und Patienten zu reden. Dass der Umgang mit Menschen mit Sprechstörungen für sie so eine Herausforderung darstellt, ärgert sie. Malika möchte doch gerne so schnell wie möglich große Erfolge in diesem Beruf erzielen. Und in der Theorie versteht sie ja auch eigentlich immer sofort alles.

Sichtlich frustriert betritt sie nun das Stationszimmer, wo unter anderem Corinna Breuer ist. Ihre Körpersprache verrät sofort, dass sie alles andere als zufrieden ist. „Nanu, was schimpfst du denn hier so rum?“, fragt ihre Praxisanleiterin. „Wer, ich? Ich habe doch gar nichts gesagt!“ „Das glaubst aber auch nur du.“, erwidert lächelnd die Pflegefachfrau und nimmt sich Zeit für ein Gespräch unter vier Augen.

Veränderungen der Körpersprache durch Krankheitsbilder

AUFGABE 5

Apoplex – Bewegungseinschränkung – Ausdrucksmittel – Gangbild – ritualisierte – missverstanden

Bestimmte Krankheiten können sich auf Mimik, Gestik und Körperhaltung auswirken. Die Folge ist eine Veränderung der Körpersprache. Mitunter sind die Veränderungen so stark, dass diese nur noch bedingt als ____________________ (1) eingesetzt werden kann. Für die zu pflegenden Menschen sowie die Pflegenden nicht immer eine leichte Situation. Die Betroffenen fühlen sich oft ____________________ (2) und die Pflegefachpersonen – in ihren Bemühungen zu kommunizieren – teils verunsichert. Die folgenden Punkte zeigen Beispiele diverser Krankheitsbilder, die Auswirkungen auf die Körpersprache haben:

- Multiple Sklerose → steifes, breitbeiniges ____________________ (3), motorische Störungen u. a. der Gesichtsmuskulatur
- ____________________ (4): → Hemiparese, Hemiplegie mit einseitig herabhängendem Mundwinkel
- Geistige Behinderung: Blick starr oder verwirrt, offener Mund, ____________________ (5) durch erhöhten Muskeltonus
- Autismus: ____________________ (6) Gesten, reduzierte emotionale Reaktionen, wenig Blickkontakt

AUFGABE 6 Respektvoller Umgang an erster Stelle – der Umgang mit Menschen mit Sprachstörung

miteinbeziehen – Pausen aushalten – aussprechen lassen – Kontinuität in der Betreuung – Zeit einplanen – z. B. durch Nicken bestätigen – grammatikalisch richtig reden

- Für alle Tätigkeiten ____________________ (1).
- Keine Sätze der Betroffenen vorweg beenden, sondern ____________________ (2).
- Geduldig sein und ____________________ (3).
- Verstandene Äußerungen ____________________ (4).
- Sicherheit gewährleisten durch ____________________ (5).
- Einfach, aber ____________________ (6).
- Angehörige gerne ____________________ (7).

AUFGABE 7 6 Grundregeln zur Kommunikation mit Menschen mit Hörstörung. Achtung, nicht alle Begriffe finden Verwendung!

Baden
lautes Brüllen
signalisieren
Umgebungsgeräuschen
Vertrauen
Sätze
Mittagessen
Lichtverhältnissen
Blickkontakt halten
Misstrauen
Ultraschall
offizieller Aushang
klärendes Gespräch mit allen Patientinnen und Patienten
Lippen ablesen
flüstern
Akteneintrag
Dekorationen

1. Für eine zielführende und angenehme Kommunikation ist es sehr wichtig, dass die Pflegefachpersonen auf eine ruhige Atmosphäre achten. Eine Unterhaltung „zwischen Tür und Angel" mit vielen ____________________ gilt es daher zu vermeiden.
2. Für die Betroffenen ist es hilfreich, ihnen zu Beginn einer Unterhaltung zu ____________________, dass man vorhat, ein Gespräch zu führen. Einfach ohne Vorwarnung draufloszureden, kann Menschen mit Hörstörungen überfordern und irritieren, was möglicherweise wiederum in ____________________ für zukünftige Unterhaltungen enden kann.
3. Viele schwerhörige Menschen können gut durch ____________________ kommunizieren. Daher sind deutliche Mundbewegungen und ____________________ von hohem Wert bei jedem Gespräch.
4. Pflegende achten auf eine angemessene Lautstärke, wobei die ____________________ kurz und klar zu formulieren sind. Schreien ist genau wie ____________________ kontraproduktiv.

5. Es darf nicht vergessen werden, dass Räumlichkeiten mit weniger guten ________________ bei den Betroffenen zu Unbehagen führen können. Daher nach Möglichkeit immer in dunklen Räumen nach Wegen suchen, sich zumindest mit Zeichen zu verständigen (z. B. Daumen hoch oder runter beim ________________).
6. Nicht zuletzt muss gewährleistet sein, dass wirklich alle Teammitglieder über die Schwerhörigkeit der zu pflegenden Person informiert sind und es somit nicht zu unangenehmen Zwischenfällen kommt. Ein ________________ ist hierbei hilfreich.

Umgang mit Hörsystemen

AUFGABE 8

Gehörgang – Feuchtigkeit – Hitze – Spezialreiniger – Herstellerhinweise – Duschen – Hörgeräte

Als Pflegefachmann oder Pflegefachfrau wird im Arbeitsalltag des Öfteren der Umgang mit Hörsystemen, auch ________________ (1) genannt, notwendig sein. Hierbei sollte stets ein behutsamer Umgang gegeben sein. Es handelt sich um teure Geräte, bei denen zu einem Großteil die Kosten selbst übernommen werden müssen.

Pflegende beachten daher genau die ________________ (2) sowie die Bedienungsanleitung. Sie wissen, dass Hörgeräte auf keinen Fall in Kontakt mit ________________ (3) kommen dürfen. Das ist besonders wichtig im Zusammenhang mit der Körperpflege. Hörsysteme sind grundsätzlich vor dem ________________ (4) zu entfernen und dürfen auch danach erst wieder eingesetzt werden, wenn Ohr und ________________ (5) trocken sind. Auch starke ________________ (6), z. B. beim Föhnen, kann das Gerät beschädigen. Die Reinigung erfolgt stets mit einem weichen Lappen und ________________ (7).

Malikas Fragen zur unterstützenden Kommunikation.

AUFGABE 9

Kommunikationsform – elektronische Hilfsmittel – Augenschließen – fehlende – körpereigene Kommunikationsmittel – nichtelektronische Hilfsmittel

Malika Shankar: „Corinna, was genau ist jetzt nochmal eine unterstützende Kommunikation?“

Corinna Breuer: „Die unterstützende Kommunikation beschreibt jede ________________ (1), die ________________ (2) Lautsprache ergänzt oder ersetzt.“

Malika Shankar: „Ah, ok. Und welche Methoden gibt es da?“

Corinna Breuer: „Na, z. B. ________________ (3) wie unter anderem Blickzeichen wie ________________ (4), wenn die Antwort ‚ja‘ lautet.“

Malika Shankar: „Oder wenn ich Stift und Papier für die Kommunikation benutze, richtig?“

Corinna Breuer: „Nein, das wären dann wiederum ________________ (5). Es gibt aber auch ________________ (6) wie Kommunikationsgeräte mit Display. Hier können die Betroffenen selbst Nachrichten schreiben, lesen oder auch anhören.“

Lernsituation

Corinna Breuer ermutigt ihre Schülerin dazu, sich nicht selbst so viel Druck zu machen: „Weißt du, Malika, es ist ja auch nicht jede Pflegefachperson gleich. Ich zum Beispiel habe eine gute Freundin, die arbeitet als Pflegerin in einem Hospiz. Ich bewundere jedes Mal ihre Art, zu pflegen und auf die Menschen dort einzugehen. Aber ich muss auch ehrlich sagen, dass ich das so niemals könnte! Ich brauche die Action hier auf der Chirurgie. Ich will also sagen, dass jeder in diesem Berufsfeld seine Stärken und Schwächen hat. Aber die Geduld in der Kommunikation, das kommt schon mit der Zeit. Sei nicht so streng zu dir selbst!" Malika nickt und ist dankbar für die Worte. Dann kommt Corinna noch einmal auf ein anderes Thema: „Du weiß ja, dass unsere Stationsleitung und ich den Kontakt zu den beiden Pflegerinnen gesucht haben, mit denen es beim letzten Einsatz einige Probleme gab. Ich glaube, dass die Unterhaltung sehr erfolgreich war. Sie wussten auch direkt, worum es geht, und möchten gerne nächste Woche, wenn sie wieder im Dienst sind, mit dir ein Gespräch führen. Natürlich gemeinsam mit mir und der Stationsleitung. Ich hatte das Gefühl, dass es ihnen wirklich leidtut. Die beiden sind eigentlich gute und faire Kolleginnen. In letzter Zeit waren sie mit den Arbeitsbedingungen zunehmend unzufrieden, was ich auch ein Stück weit gut verstehen kann. Und ich glaube, dass sie es auf diese unschöne Art und Weise rausgelassen haben. So nach dem Motto ‚Ich habe keine Zeit, mich auch noch um Schüler zu kümmern', verstehst du? Das hatte nichts mit dir persönlich zu tun, das haben sie auch nochmal ganz deutlich beteuert. Wärst du mit so einem Gespräch einverstanden?" Malika lächelt und nickt. Innerlich fällt ihr ein riesiger Stein vom Herzen. Es fühlt sich gut an, dass diese Spannungen nun anscheinend endlich bald aus der Welt sind und sie sich auf ihren Einsatz konzentrieren kann.

AUFGABE 10 Was hat Malika in Bezug auf die Kommunikation schon gelernt? Helfen Sie ihr bei der Wiederholung. Das geht natürlich ohne Wortvorgabe!

1. ____________________ beschreibt den Zustand, wenn Körpersprache und verbale Kommunikation nicht übereinstimmen.
2. Deutliche Mundbewegungen sind bei Menschen mit Hörstörungen oft hilfreich, da diese in der Regel sehr gut von den ____________________ können.
3. Das gesamte Spektrum von Stimme und Sprache ist auch bekannt unter ____________________.
4. „Man kann nicht ____________________ kommunizieren." *Paul Watzlawick*
5. ____________________ zu benutzen, ist eine Methode der unterstützenden Kommunikation und kann u. a. durch Blickzeichen erfolgen.
6. Hörsysteme stets vor dem ____________________ herausnehmen, da Feuchtigkeit die Geräte beschädigt.
7. Im Umgang mit Menschen mit Sprachstörungen steht eine ____________________ Interaktion an erster Stelle.
8. Unsere ____________________ ist eine wesentliche Ausdrucksform der nonverbalen Kommunikation.

9 SCHLAF

Jonas

Hey, ihr beiden! Spätdienst überlebt? Wie war's?

Emma

Huhu! Jap! Bin gerade raus – und todmüde!
Komm mit dem Schichtwechsel noch nicht so klar.
Macht mich fertig. Wie geht's euch damit?

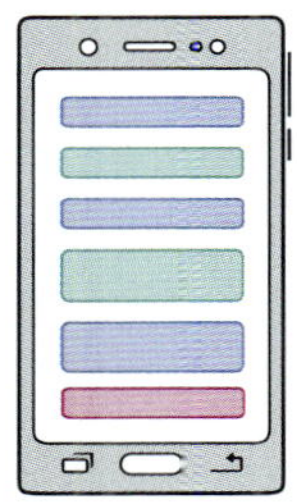

Jonas

Kenn ich! Noch geht's. Aber ich bin mal gespannt, wie ich später mit drei Schichten klarkomme.

Emma

Bei mir ist es in diesem Praxiseinsatz echt übel.
Habe immer öfter Schlafstörungen. Fühl mich total wohl im Team. Aber insgesamt ist's nicht immer leicht.
Viele neue Erfahrungen. Mein Kopf kann nicht abschalten.
Hoffe, dass ich nicht versage.

Jonas

Du machst dir wieder viel zu viele Gedanken! Sofort damit aufhören! Befehl von ganz oben: Warmes Bad nehmen, heiße Milch mit Honig und dann ab ins Bett!

Malika

schreibt . . .

AUFGABE 1 Physiologische Grundlagen

periodisch – orthodox – lebensnotwendig – bewegungslos – erholsam – paradox

Schlaf bezeichnet einen physiologischen Zustand, der eine Veränderung der Bewusstseinslage mit sich bringt und ____________________ (1) auftritt. Für alle Lebewesen ist Schlaf ____________________ (2), damit Körper und Psyche sich regenerieren können. Damit Schlafen wirklich ____________________ (3) ist, ist ein gesunder Schlaf-Wach-Rhythmus nötig.

Laut der American Academy of Sleep Medicine (AASM) besteht ein gesunder Schlafzyklus aus fünf Schlafstadien: dem Wachzustand, der Einschlafphase, dem stabilen Schlaf, dem Tiefschlaf und dem REM-Schlaf. Die ersten vier Phasen werden als ____________________ (4) oder als Non-REM-Phase bezeichnet. Die Augen sind in diesen Stadien weitgehend ____________________ (5). Im fünften Stadium, dem REM-Schlaf, ist das Ende des Schlafzyklus erreicht. Die Augen bewegen sich hierbei unter den geschlossenen Lidern sehr schnell. Diese Phase wird auch ____________________ (6) genannt.

Ein gesamter Schlafzyklus wiederholt sich vier- bis siebenmal, wobei ein Zyklus ca. 90 Minuten andauert.

AUFGABE 2 Schichtarbeit und Schlafstörungen – Emma ist nicht allein!

Depressionen – Schlafmittel – zirkadianen Rhythmus – Schlaf-Wach-Rhythmus – Tageslicht

- Schichtwechsel, insbesondere von Tag auf Nacht, bringen den gewohnten ____________________ (1) durcheinander, wodurch es zu Schlafstörungen kommen kann.
- Bei manchen Betroffenen besteht die Gefahr eines erhöhten Konsums bzw. Missbrauchs von ____________________ (2).
- ____________________ (3) beeinflusst negativ den Schlaf nach der Nachtschicht.
- Ein gestörter Rhythmus durch Schichtarbeit kann auch Auslöser für u. a. ____________________ (4) ein.
- Ein Dienstplan sollte so aufgebaut sein, dass er einem ____________________ (5) folgt, also früh – spät – Nacht.

AUFGABE 3 Schlafstörungen – was ist was?

länger als drei Wochen

bis zu drei Wochen

leichte Verkürzung der Gesamtschlafzeit

pathologisch erhöhtes Schlafbedürfnis

z. B. durch Straßenlärm

Schlaflosigkeit

z. B. durch Ängste

Dyssomnie

1. Schlafstörung: ____________________
2. Akute Schlafstörung: ____________________
3. Chronische Schlafstörung: ____________________
4. Insomnie: ____________________
5. Hyposomnie: ____________________
6. Hypersomnie: ____________________
7. Exogene Schlafstörung: ____________________
8. Endogene Schlafstörungen: ____________________

Schlafbedürfnisse, -gewohnheiten und -rituale

AUFGABE 4

Jahreszeit – Chronobiologie – Ressource – Neugeborenen und Kleinkindern – Medikation – Frühtyp – Zwanghaftigkeit – Spättyp – Normaltyp

Schlafbedürfnisse und Gewohnheiten können sehr individuell sein. Der Typ „Lerche" ist ein ____________________ (1) und muss abends früh zu Bett gehen. Die „Eule" hingegen schläft gerne lange aus und ist bis spät in die Nacht hinein in ihrem Element. Sie ist also ein ____________________ (2). Dazwischen liegt der ____________________ (3). Die ____________________ (4), die sich mit den zeitlichen Regel- und Gesetzmäßigkeiten in den Lebensweisen von Individuen beschäftigt, nennt diese drei Formen Chronotypen. Schlafgewohnheiten sind jedoch nicht nur genetisch bedingt, sondern auch abhängig von Faktoren wie Alter, Geschlecht, Wetter oder ____________________ (5).

So unterschiedlich wie die verschiedenen Gewohnheiten, so divers können die Rituale sein, um zur Ruhe zu kommen und letztlich in den Schlaf zu finden. Besonders wichtig sind sie bei ____________________ (6). Aber auch im Erwachsenenalter profitieren viele ein Leben lang von eingespielten Abläufen vor dem Schlafengehen. Mitunter haben sich hier eine Tasse Tee oder ein kurzer Spaziergang bewährt. Altersunabhängig sollten Pflegende sich dieser Tatsache bewusst sein und Rituale als wichtige ____________________ (7) zur Behebung von Schlafstörungen z. B. im Krankenhaus nutzen. Manchmal sind die banalsten Möglichkeiten zielführender als eine ____________________ (8). Wichtig ist, dass es bei solchen Ritualen nicht zur ____________________ (9) kommen darf. Ein gesunder Schlaf darf also nicht davon abhängen, ob nun eine bestimmte Teesorte vorhanden ist oder nicht.

Beobachtungskriterien – hierauf achtet die Pflege!

AUFGABE 5

art – zeit – mittel – zyklus – haltung – gewohnheiten

1. Schlaf____________________: Zeitpunkt des Einschlafens und des Erwachens
2. Schlaf____________________: z. B. ruhig, unruhig, tief, oberflächlich
3. Schlaf____________________: Bauch-, Seiten-, Rückenlage
4. Gesamte Schlaf____________________: Schlaf nachts und tagsüber
5. Schlaf____________________: Reaktionen, Wechselwirkungen und Abhängigkeit
6. Schlaf____________________: Kissen, Kuscheltier, Morgenmuffel etc.

AUFGABE 6 Schlafhygiene – Möglichkeiten zur Begünstigung eines gesunden Schlafs

Tagesaktivitäten – Einschlafritual – Grübeln – Ernährung – koffeinhaltige Getränke – körperliche Aktivitäten

Verhaltensweisen, die einen gesunden Schlaf begünstigen, werden auch als Schlafhygiene bezeichnet. Welche das sind, muss jeder Mensch für sich selbst herausfinden. Schlafhygiene betrifft Ernährung, ____________________ (1), Schlafgewohnheiten oder auch ganz grundsätzlich die Einstellung zum Schlaf. Folgende Fragen können bei Schlafproblemen weiterhelfen, um das Schlafbedürfnis wieder auf gesunde Art und Weise zu befriedigen:

- Sehe ich Schlaf als etwas Schönes/Erholsames an oder verbinde ich das Thema mit negativen Aspekten, möglicherweise aufgrund von nächtlichem ____________________ (2), Albträumen etc.?
- Sehe ich nachts öfter auf die Uhr? Und falls ja, was gibt es für Möglichkeiten, hiervon abzusehen?
- Habe ich regelmäßige ____________________ (3) in meinem Leben? Wenn nein, wie kann ich sie täglich einbauen?
- Wie sieht meine ____________________ (4) am Abend aus (womöglich zu fettig oder fleischhaltig)?
- Inwiefern bestimmen ____________________ (5) meinen Tag? Gibt es eine Möglichkeit, sie zumindest nach dem Mittag zu vermeiden?
- Habe ich ein persönliches ____________________ (6)? Was könnte mir gefallen, um den Tag in einer angenehmen, beruhigenden Atmosphäre ausklingen zu lassen?

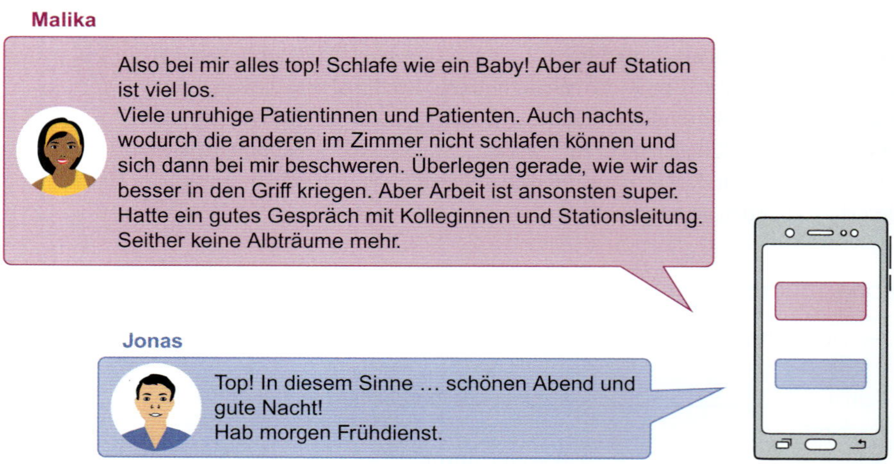

AUFGABE 7

„Schlafen wie ein Baby" – Besonderheiten bei Säuglingen und Kleinkindern. Achtung, drei der Begriffe finden hier keine Verwendung!

normal – mehr – körperliche Betätigung – Medienkonsum – weniger – ungewöhnlich – Tageseindrücken – kulturell

- Je jünger der Mensch, desto ________________ (1) Schlaf benötigt er am Tag.
- Bei Säuglingen sind Schlafunterbrechungen in der Nacht ________________ (2).
- Das Schlafbedürfnis ist stark geprägt von ________________ (3).
- ________________ (4) fördert einen guten Schlaf.
- Schlafgewohnheiten sind mitunter auch ________________ (5) geprägt.

AUFGABE 8

Achtung beim Einsatz von Schlafmitteln!

Blutdruck – Abhängigkeit – ärztlicher Anordnung – Sturzgefahr – Ursachenforschung – Überhang

Schlafmittel …
- können bei Schlafstörungen zwar Abhilfe schaffen, beseitigen jedoch nicht den eigentlichen Grund des Problems. Wichtig: Parallel ________________ (1) betreiben!
- können bei häufiger oder dauerhafter Einnahme zur ________________ (2) führen!
- können je nach Stärke atemdepressiv und zu sinkendem ________________ (3) führen!
- dürfen nicht zu spät in der Nacht ausgegeben werde, um einen ________________ (4) am Morgen zu vermeiden!
- dürfen nur nach ________________ (5) ausgegeben werden!
- führen durch die Herabsetzung des Muskeltonus zur ________________ (6)!

AUFGABE 9 Schlafhygiene im Krankenhaus oder in Pflegeeinrichtungen: So kann die Pflege helfen!

kalte Armbäder – Wechselfußbäder – Basale Stimulation – Entspannungsübungen – warme Vollbäder

- ________________ (1): beruhigende Körperwaschungen mit Wirkung auf Herz, Kreislauf und Psyche.
- ________________ (2): unmittelbar vor dem Schlafengehen, ggf. mit Zusätzen wie u. a. Kamille, Lavendel oder Baldrian.
- ________________ (3): wirken bei kurzer Dauer (bis zu 30 Sek.) beruhigend auf Herz und Kreislauf.
- ________________ (4): mit zwei Waschschüsseln mit warmem (ca. 37 °C) bzw. kaltem (ca. 18 °C) Wasser. Nach einer Wiederholung mit kaltem Wasser enden und Füße abtrocknen.
- ________________ (5): für jedes Alter möglich, können u. a. durch Musik, Texte und Fantasiereisen ergänzt werden.

AUFGABE 10 Auch ohne Wortvorgabe kein Problem – viel Erfolg beim Wiederholen!

1. Ängste gehören, im Gegensatz zu Lärm, zu den ________________ Schlafstörungen.
2. Benötigt der zu pflegende Mensch einen speziellen Gegenstand wie ein Kuschelkissen zum Einschlafen? Ist er oder sie ein Frühaufsteher oder eher ein Morgenmuffel? Gibt es individuelle Rituale zu Einschlafen? ________________ sind sehr unterschiedlich und gehören zu den wichtigen Beobachtungskriterien für die Pflege.
3. Achtung! ________________ können schnell zu einer Abhängigkeit führen!
4. Die ersten vier Schlafstadien eines Schlafzyklus werden nach der American Academy of Sleep Medicine (AASM) als ________________ bezeichnet.
5. Bei Schlafritualen darf es in keinem Fall zu einer ________________ kommen. Dies würde eine Anspannung und nicht die Entspannung fördern und wäre daher kontraproduktiv.
6. Schlaf ist ein physiologischer Zustand, der ________________ auftritt.
7. Schichtwechsel bringen den gewohnten ________________ durcheinander.
8. Ein gesamter Schlafzyklus wiederholt sich ________________mal.
9. ________________ können insbesondere durch beruhigende Zusätze vor dem Zu-Bett-Gehen für einen angenehmen Schlaf sorgen.
10. Je ________________ der Mensch, desto mehr Schlaf benötigt er.

10 BEWUSSTSEIN

Lernsituation

Es ist Samstagnachmittag, 16.30 Uhr. Jonas Altmann hat Spätdienst in seiner Ausbildungsstätte, der stationären Altenpflegeeinrichtung. Er ist etwas unruhig, denn heute kommt er mit seinem Arbeitspensum nicht so voran, wie er sich es vorgestellt hat. Eigentlich sollte er nur zum Nachmittag Tee oder Kaffee an die Bewohnerinnen und Bewohner verteilen, die in ihren Zimmern bleiben und nicht in den Gemeinschaftsraum kommen wollen. Aber in einem Raum kommt er nicht weiter. Die Interaktion mit dem 83-jährigen Herrn Richter fällt dem Pflegeschüler von Beginn seiner praktischen Ausbildungszeit hier auf Station sichtlich schwer. Und das ist Jonas äußert unangenehm, denn er wäre gerne schon kompetenter in diesen Pflegesituationen. Ja, es tut ihm regelrecht leid, dass er solche Probleme hat, mit den Bewusstseinsstörungen des Bewohners umzugehen. Irgendwie findet er keinen „Draht" zu den Bedürfnissen von Herrn Richter. Jonas möchte ihm so gerne behilflich sein, aber all seine Bemühungen scheinen bei dem älteren Herrn nicht anzukommen. Grund für Herrn Richters Bewusstseinsstörung ist der chronische Alkoholismus, der schon seit vielen Jahren bekannt ist. Kurz nach seinem Einzug in die Pflegeeinrichtung wurde bei ihm das Korsakow-Syndrom diagnostiziert. Es bestehen große Gedächtnislücken, die oft unbewusst mit erfundenen Geschichten gefüllt werden. Manchmal erscheint er in Jonas Augen unpassend heiter. Aber versucht er darauf einzugehen, kann die Stimmung auch schon in der nächsten Sekunde kippen. Der Pflegeschüler empfindet das als sehr anstrengend, was er so aber nicht gegenüber seinem Team äußern möchte. Schließlich will er nicht den Anschein erwecken, dass er diesen Bewohner anders behandelt aufgrund seiner Erkrankung. Doch seine Kolleginnen und Kollegen verstehen das Unwohlsein bei der Pflege von Herrn Richter. „Gerade, wenn man neu in diesem Berufsfeld ist, kann der Umgang mit Bewusstseinsveränderungen eine riesige Herausforderung sein. Ist es teilweise für mich auch heute noch. Es kommt immer auf die Situation an.", hat ihn einmal sein Kollege Tristan Sattler beruhigt.

AUFGABE 1 Unser Bewusstsein – Wissen um die eigene Person und die Umwelt

Wahrnehmung – Voraussetzung – definieren – Wissen – Erinnern

Damit wir uns etwas „bewusst machen können", benötigen wir unterschiedliche Fähigkeiten und Fertigkeiten. Diese beziehen sich auf die Wahrnehmung, das Denken, die Orientierung und das ________________ (1). Bewusstsein lässt sich also mit dem ________________ (2) um die eigene Person und die Umwelt ________________ (3). ________________ (4) hierfür ist eine gezielte und sinnvolle Reaktion auf die eigenen Bedürfnisse und unsere Umgebung. Eine bestimmte neuroanatomische Struktur, in der das Bewusstsein lokalisiert ist, gibt es jedoch nicht. Unsere ________________ (5) und das bewusste Denken sind zwar nahe mit der Großhirnrinde verknüpft, unterliegen jedoch auch anderen Hirnstrukturen, z. B. solchen für ________________ (6) Prozesse.

AUFGABE 2 Fähigkeiten fürs Bewusstsein. Vorsicht, nicht alle Begriffe können verwendet werden!

Situation – Benommenheit – Intelligenz – Gedächtnis – Kontrollverlust – Konzentration – Selbstkontrolle – Vorstellungskraft – aktuellen Trends – Tagträume

Was benötigen wir, um uns unserer Umwelt, Verhaltensweisen und uns selbst bewusst zu sein?

1. Wachheit
2. Sensibilität
3. Aufmerksamkeit und ________________
4. Merkfähigkeit und ________________
5. Orientierungsvermögen zu Person, Ort, Zeit und ________________
6. Denkvermögen und ________________
7. Verhalten und ________________
8. Antrieb und Psychomotorik
9. Reaktions- und Handlungsfähigkeit
10. Gewisser Grad an ________________

AUFGABE 3 Jonas Altmann fällt die Interaktion mit Menschen mit Bewusstseinsstörungen nicht leicht. Aber was genau verbirgt sich hinter diesem Begriff?

Richtig – Falsch – Richtig – Falsch – Richtig – Falsch – Richtig

1. Unter einer Bewusstseinsstörung verstehen wir alle Veränderungen der Bewusstseinslage eines Menschen.
   → ________________!
2. Die quantitative Bewusstseinsstörung geht mit einer Veränderung der Wachheit einher.
   → ________________!

3. Die qualitative Bewusstseinsstörung zeichnet sich durch eine Bewusstseinsveränderung beim wachen Menschen aus.
   → ____________________!
4. Komapatienten sind von einer qualitativen Bewusstseinsstörung betroffen.
   → ____________________!
5. Sind Denken, Verhalten und Kommunikation eines Menschen eingeschränkt, so wird dieser Zustand als Sopor bezeichnet.
   → ____________________!
6. Zu den direkten Ursachen für eine Bewusstseinsstörung zählen u. a. Funktionsstörungen im Organismus (z. B. durch Sauerstoffmangel)
   → ____________________!
7. Leber- und Niereninsuffizienz können indirekte Ursachen für eine Bewusstseinsstörung sein.
   → ____________________!

Um bewusst wahrzunehmen, sind wir auf die menschlichen Sinne angewiesen.

AUFGABE 4

gustatorische – olfaktorische – taktile – auditive – visuelle

1. Die ____________________ Wahrnehmung erfolgt mit den Ohren.
2. Die ____________________ Wahrnehmung erfolgt mit der Nase.
3. Die ____________________ Wahrnehmung erfolgt mit der Zunge.
4. Die ____________________ Wahrnehmung erfolgt mit den Augen.
5. Die ____________________ Wahrnehmung erfolgt mit der Haut.

Begleitung und Pflege bei Menschen mit Bewusstseinsstörungen

AUFGABE 5

unmöglich – informativ – eingeschränkt – wertschätzend – empathisch – elementar – einsichtig – routiniert

Dass der Pflegeschüler Jonas Altmann Probleme hat, einen „Draht" zu den Bedürfnissen von Herrn Richter zu finden, ist nicht ungewöhnlich. Tatsache ist, dass eine genaue Einschätzung, welche Informationen bei Menschen mit Bewusstseinsstörungen ankommen, ____________________ (1) ist. Allerdings ist davon auszugehen, dass ein ____________________ (2) vorhandenes Bewusstsein und eine Lebendigkeit auch in sehr schwer beeinträchtigten Situationen vorhanden sind. Die Betroffenen nehmen also wahr, ob Pflegemaßnahmen ____________________ (3) durchgeführt oder ____________________ (4) abgearbeitet werden. Die Behandlung sollte also ohne eine Einschränkung genauso ____________________ (5), respektvoll und ____________________ (6) sein wie bei Menschen mit klarem Bewusstsein. Letzteres bezieht sich darauf, wie ____________________ (7) die Pflegemaßnahmen durchgeführt werden. Der zu pflegende Mensch wird über alle geplanten Maßnahmen aufgeklärt, so als ob er oder sie nicht ____________________ (8) wäre.

Lernsituation

Am Sonntagabend ist der Wochenenddienst für Jonas vorbei und er freut sich auf zwei freie Tage. Später am Abend trifft er sich noch spontan mit Emma und deren Freundin Leyla in der Stadt. Es ist noch angenehm warm. Die drei holen sich etwas zu trinken und setzen sich auf eine Parkbank. Jonas möchte zwar ungern nach Feierabend wieder auf die Arbeit zurückkommen, aber ihn beschäftigt es sehr, dass er die Pflege von Herrn Richter als so anstrengend empfindet. Geht es nur ihm so? Muss er vielleicht etwas an seiner Einstellung ändern? Und so entscheidet er sich dafür, Emma auf die Thematik anzusprechen. Ein Glück, dass sie sofort Verständnis für seine Situation zeigt. Emma berichtet, dass sie in den letzten zwei Wochen sehr viele Erfahrungen im Zusammenhang mit verwirrten Patientinnen und Patienten gemacht hat. Von leichten Verwirrtheitszuständen bis hin zu einer chronischen Verwirrtheit war alles dabei. Jonas erkennt zwar Emmas Verständnis gegenüber seiner Unbeholfenheit, allerdings bemerkt er auch einen wesentlichen Unterschied zu sich selbst: Die junge Schülerin erzählt in einer sehr positiven, ja schon fast motivierenden sowie faszinierenden Art und Weise. Für sie waren die Pflegesituationen zunächst wohl auch überfordernd, doch konnte sie mehr und mehr einen Zugang zu den Betroffenen finden. Mit ihrem empathischen Wesen brachte sie ihnen Verständnis und Zuwendung entgegen. Und auch, wenn dies nicht immer von Erfolg gekrönt war, so empfand sie schon kleine Fortschritte als riesige Erfolge. Die Besonderheiten im pflegerischen Kontakt solcher Situationen hält Emma für etwas ganz Einzigartiges in diesem Beruf. Freiwillig las sie sich in ihrer Freizeit in die verschiedenen Verwirrtheitszustände ein und auch in die Möglichkeiten einer Verwirrtheitsprophylaxe. Enthusiastisch äußert sie sich gegenüber Jonas: „Ich finde es super, dass du später im Bereich der Altenpflege viel auf solche besonderen Bedürfnisse eingehen wirst. Da leistest du etwas ganz Wichtiges in Bezug auf unseren Beruf! Ich frage mich dann immer, wie fühlt sich der oder die Betroffene gerade? Wie erleben **sie** jetzt in diesem Augenblick die Situation? Und vor allem, was würde ich mir an deren Stelle jetzt wünschen, wie man mit mir redet und die Situation handhabt? Ich weiß, dass natürlich nicht alle älteren Menschen bewusstseinsverändert sind. Aber du weißt, was ich meine. Du wirst damit wahrscheinlich mehr zu tun haben als jemand, der in die Kinderkrankenpflege geht. Tatsächlich habe ich in letzter Zeit mal darüber nachgedacht, ob Altenpflege nicht auch etwas für **mich** wäre."
„Na toll!", denkt sich Jonas. Jetzt fühlt er sich kein Stück besser und traut sich erst recht nicht, über seine Emotionen zu reden. Verlegen versucht er, das Thema zu wechseln.

AUFGABE 6 Auf den ersten Blick unauffällig: Verwirrtheit

Symptombild – Denkstörungen – leichte Verwirrtheitszustände – schwere Verwirrtheitszustände – Desorientiertheit – „Verstehenshypothese"

Oft zeichnen sich Bewusstseinsstörungen durch Verwirrtheit aus. Gerade in der Pflege erscheint ein etwas unangepasstes oder seltsames Verhalten der zu pflegenden Menschen möglicherweise in manchen Situationen nicht besonders auffällig. ____________________ (1) können schnell im Pflegealltag untergehen. ____________________ (2) hingegen zeichnen sich durch ein komplexes und, im Gegensatz zu leichten Zuständen, sehr auffälliges ____________________ (3) aus. Diese Symptome setzen sich zusammen aus ____________________ (4) (also Störungen des normalen Selbst-, Raum- und Zeitempfindens), ____________________ (5) (z. B. Wahnvorstellungen oder ein verlangsamtes Denken) und Gedächtnisstörungen.

Die große Herausforderung für Pflegende in der Interaktion mit verwirrten Menschen besteht darin, sich in ihre ____________________ (6) hineinzuversetzen. Wie es die Pflegeschülerin Emma Stadler schon richtig benannte: Es kommt darauf an, wie die Betroffenen gerade sich selbst und ihre Umwelt wahrnehmen, was sie dabei fühlen und erleben. Ein solches Hineinversetzen in eine andere Person wird auch als „empathische Logik“ bezeichnet. Der **Expertenstandard Beziehungsgestaltung von Menschen mit Demenz** spricht von der ____________________ (7).

6 Fakten zur akuten Verwirrtheit. Achtung, nicht alle Begriffe können eingesetzt werden!

AUFGABE 7

Allergien · Narkosen · Desozialisierung · Vergiftungen · soziale Ursachen · Panikattacke · Angstsyndrom · Delir · delirantes Syndrom · Adipositas · Dehydratation

1. Setzt eine Verwirrtheit plötzlich und unerwartet ein, so nennt man diesen Zustand akute Verwirrtheit oder ____________________.
2. Die Ursachen können medizinischen Ursprungs sein, wie z. B. durch Hormonstörungen oder ____________________.
3. Die Ursachen können auch iatrogen sein, wie z. B. durch längere ____________________.
4. Nicht zu unterschätzen sind ____________________, wie der Umzug in eine Pflegeeinrichtung oder der Verlust eines geliebten Menschen.
5. Ebenso hervorgerufen wird eine akute Verwirrung durch dementielle Erkrankungen mit zusätzlichem ____________________.
6. Nicht selten liegt der Grund in ____________________ (Alkohol, Arzneimittel).

AUFGABE 8 Verwirrtheitsprophylaxe

Richtig – Falsch – Richtig – Falsch – Richtig – Falsch

1. Die Verwirrtheitsprophylaxe hat das Ziel, keine Verwirrtheitszustände in Pflegeeinrichtungen aufkommen zu lassen.
   → ____________________!
2. Durch die Verwirrtheitsprophylaxe werden Kommunikation und Örtlichkeiten so gestaltet, dass Betroffene eine Orientierung und Anpassung an ihre aktuellen Lebensbedingungen haben.
   → ____________________!
3. Durch Realitäts-Orientierungshilfen wird der Stress für die Betroffenen reduziert.
   → ____________________!
4. Persönliche Orientierungshilfen sind z. B. gut sichtbare Kalender.
   → ____________________!
5. Situative Orientierungshilfen sind z. B. Unterhaltungen in verständlicher Sprache ohne Nebengespräche.
   → ____________________!
6. Persönliche Gegenstände im Zimmer, wie Fotos, können den Verlustschmerz noch verstärken und sind für die Verwirrtheitsprophylaxe kontraproduktiv.
   → ____________________!

AUFGABE 9 Habituation und Deprivation

Entzug – Informationsfluss – Verhaltensauffälligkeiten – Kontakte – Prophylaxen – taktile Leere – Desorientierung – Wahrnehmungssystem – Gewöhnung – visuelle Deprivation

Habituation ist ein anderes Wort für ____________________ (1). Besonders immobile Menschen laufen Gefahr, sich an einen Zustand der Reizverarmung zu gewöhnen. Ein reduzierter ____________________ (2) in einer immer gleichbleibenden Umgebung führt dazu, dass Betroffene immer weniger sich selbst und ihr Umfeld bewusst wahrnehmen. Die Habituation sorgt für ein zunehmendes „Entschwinden" in die ____________________ (3), oft begleitet von Halluzinationen (das Gehirn erschafft sich selbst Eindrücke).

Aus solchen Situationen heraus erfolgt ebenfalls die Deprivation. Sie beschreibt einen nicht beabsichtigten ____________________ (4) oder auch eine Beraubung wesentlicher sensorischer Informationen wie Impulse, Erfahrungen und ____________________ (5). Ein Beispiel für die ____________________ (6) ist, einem bettlägerigen Menschen nichts als eine weiße Zimmerdecke zur Ansicht zu bieten. Eine ____________________ (7) entsteht wiederum, wenn die Hände Tag für Tag keine Aufgabe mehr haben.

Habituation und Deprivation führen zu ____________________ (8) wie Reiben und Kratzen der eigenen Haut, Schaukeln mit dem Rumpf oder Körperteile gegen Flächen schlagen. Grausame Zustände, die das Ziel verfolgen, durch Autostimulationen das eigene ____________________ (9) aufrecht zu erhalten.

Solche Zustände gilt es, unter allen Umständen zu vermeiden, indem ____________________ (10) ernst genommen und umgesetzt werden!

Ohne Vorgabe – viel Erfolg!

AUFGABE 10

1. Um uns unserer Umwelt, Verhaltensweisen und uns selbst bewusst zu sein, benötigen wir ein Orientierungsvermögen zu Person, Ort, Zeit und ____________________.
2. Die qualitative Bewusstseinsstörung zeichnet sich durch eine Bewusstseinsveränderung beim ____________________ Menschen aus.
3. Akute Verwirrtheit nennt man auch ____________________.
4. Emma Stadler ist schon sehr gut darin, sich in die Situation von Menschen mit Bewusstseinsstörungen hineinzuversetzen. Sie versteht sich also in der ____________________.
5. Über die Zunge erfolgt die ____________________ Wahrnehmung.
6. Habituation steht für ____________________.
7. Deprivation steht für ____________________.
8. Habituation und Deprivation führen zu Autostimulationen, um das eigene ____________________ aufrecht zu halten.

11 SCHMERZ

Lernsituation

Es ist Wochenende und alle drei Auszubildenden haben frei. Da das nicht allzu oft vorkommt, beschließen Jonas, Malika und Emma, abends zusammen essen zu gehen. Malika und Emma haben sehr gute Laune und viel zu erzählen. Nur Jonas ist auffällig still, was seinen Freundinnen natürlich auffällt. „Was ist los mit dir? Keine schlauen Kommentare?! Das ist ja richtig langweilig heute!", lacht Malika. „Sorry, ich glaube, ich wäre besser zuhause geblieben. Hab' schon den ganzen Tag Kopfschmerzen. Eigentlich schon seit Tagen." Emma reagiert sofort: „Oh, brauchst du eine Schmerztablette? Ich habe immer welche dabei, wegen meiner Periode. Es ist furchtbar. Ich versuche immer, so wenig Medikamente wie möglich zu mir zu nehmen, aber diese Tage schaffe ich meistens nicht ohne, so stark sind die Schmerzen!" Jonas verdreht die Augen: „Okay, zu viel Information! Soll ich euch allein lassen?!" Malika und Emma sehen ihn jetzt beide vorwurfsvoll an und es dauert nicht lange bis Malika zurückfeuert: „Was soll das denn jetzt?! Weißt du, wie viele Frauen jeden Monat in ihrem Leben grausamste Schmerzen haben?! Und nur, weil sich diese Schmerzen nicht in Kopf, Bein oder Arm abspielen, ist es immer noch ein Tabuthema? Echt jetzt? In welchem Jahrhundert lebst du?" Jonas fühlt sich überrumpelt und gibt Malika ja auch irgendwie recht. So hatte er es gar nicht gemeint. Ach, verdammt, heute ist nicht sein Tag. „Ach Mann, das war doch nicht … ich weiß doch, dass … ach, keine Ahnung. Mein Schädel dröhnt! Alles Scheiße heute! Ich glaube, ich schmeiß hin! Ich dachte, ich werde der Superpfleger, dabei bin ich überhaupt nicht für den Beruf geeignet! Wie will ich denn in der Altenpflege arbeiten, wenn ich schon überfordert bin, mit einem verwirrten Bewohner zu reden?! Wie bin ich überhaupt auf diese verrückte Idee gekommen? Ich hätte einfach in meinem alten Beruf bleiben sollen, wäre für alle besser gewesen!" Malika und Emma sehen ihren Freund völlig überrascht an. Jonas stützt den Kopf in seine Hände und rauft sich die Haare: „Verdammt, dieses Stechen und Pochen! Es hört einfach nicht auf!" Schnell versucht er zu verbergen, dass seine Augen feucht werden. Malika legt vorsichtig ihren Arm um ihn.

Schmerzen – eine unangenehme Erfahrung, die jeder kennt

AUFGABE 1

Bewegungsmangel – Thrombose – Analgetika – Einschränkungen – Altersklasse – chronisch – Rückenschmerzen – Massenphänomen – Funktion

Egal, ob es um die ersten Stürze beim Laufenlernen geht, den ersten Knochenbruch oder diverse Beschwerden im höheren Alter: Eine Erfahrung, die jeder Mensch egal welcher ________________ (1) kennt, sind Schmerzen. Sie können grundsätzlich jede Körperregion betreffen und sind mittlerweile zu einem ________________ (2) geworden. ________________ (3) gehören zu den umsatzstärksten Arzneimitteln. Unter ________________ (4) leiden dabei auffallend viele Menschen, was in vielen Fällen auf eine Tätigkeit am Schreibtisch und einem allgemeinen ________________ (5) zurückzuführen ist. Ein gutes Schmerzmanagement spielt in der Pflege eine wesentliche Rolle. Zwar haben Schmerzen aus biologischer Sicht zunächst eine sehr sinnvolle ________________ (6), sie können jedoch schnell in der Behandlung zum Problem werden. Zum Beispiel sind schmerzbedingte körperliche ________________ (7) oft der Grund für weitere Komplikationen wie Pneumonie oder ________________ (8). In jedem Fall müssen Schmerzen ernst genommen werden, da sie, akut oder ________________ (9), mit schweren Auswirkungen auf das Leben der Betroffen einhergehen können.

Ein paar Definitionen ...

AUFGABE 2

Schmerzschwelle – nozizeptive – sensorische – neuropathische – Schmerztoleranz – Underreporting of Pain

1. Schmerz ist eine unangenehme ________________ oder emotionale Erfahrung.
2. Die ________________ ist der Punkt, ab dem ein Reiz als schmerzhaft wahrgenommen wird.
3. Die ________________ ist der Punkt, bis zu dem es einer Person möglich ist, Schmerzen auszuhalten.
4. Als ________________ bezeichnet man Situationen, in denen Menschen kaum oder gar nicht ihre Schmerzen thematisieren.
5. Der ________________ Schmerz wird ausgelöst durch eine Läsion oder Erkrankung des peripheren oder zentralen Nervensystems.
6. Der ________________ Schmerz wird durch eine Schädigung verschiedener Körpergewebe ausgelöst.

Lernsituation

Jonas Altmann scheint sich gerade in Bezug auf seine Ausbildung große Sorgen zu machen. Es macht den Eindruck, als würde sich der Pflegeschüler in einer Krise befinden, ausgelöst durch den eigenen Druck, beruflich nicht das leisten zu können, was er meint, leisten zu müssen. Quasi im gleichen Atemzug berichtet er seinen Mitauszubildenden von den furchtbaren Kopfschmerzen, die ihn schon seit Tagen quälen.

AUFGABE 3 Der Einfluss psychosozialer Faktoren auf das Schmerzerleben

Schmerzdimension – Ablenkung – psychosoziale Faktoren – erniedrigen – Forschung – Schmerzerleben – erhöhen – Schmerzschwelle – schmerzmindernden – schmerzverstärkenden

In Jonas' Fall könnte die Möglichkeit bestehen, dass ________ (1) Einfluss auf das bewusste ________ (2) haben. Dieses Phänomen ist aus der psychologischen ________ (3) bekannt.

Das bewusste Schmerzerleben, das auch affektiv-motivationale ________ (4) genannt wird, kann die ________ (5) erniedrigen oder erhöhen. Zu den ________ (6) Faktoren zählen u. a. Angst, Sorgen, Schlafstörungen und/oder Depressionen. Zu den ________ (7) Faktoren zählen u. a. Sicherheit, Verständnis, Zuwendung, Freude, guter Schlaf und ________ (8).

Schmerzverstärkende Faktoren ________ (9) also die Schmerzschwelle, während schmerzmindernde Faktoren sie ________ (10).

Lernsituation

Jonas hat sich wieder etwas beruhigt. Sein Gefühlsausbruch ist ihm sichtlich unangenehm. Aber irgendwie ist er auch ein wenig erleichtert, die Wahrheit über seine aktuellen Emotionen ausgesprochen zu haben. Er fühlt sich von Malika und Emma verstanden und hat Vertrauen zu den beiden Frauen. Die Sicherheit, die er in dieser Freundschaft spürt, bestärkt ihn darin, sich weiter zu öffnen: „Ich tue immer so, als ob ich für den Beruf gemacht wäre. Weil ich ja das alles mit meinem Großvater durchgemacht habe. So, als ob es meine Berufung wäre oder so. Auch, um das ganze Thema Pflege in der Gesellschaft weiter voranzubringen. Ich diskutiere da manchmal stundenlang über das Image der Pflege und dann versage ich voll in der Praxis. Genau da, wo es darum geht, wirklich zu zeigen, was man draufhat. Ihr seid da ganz anders. Du, Emma, bist immer so ruhig und verständnisvoll. Ich glaube, du könntest jeden zu pflegenden Menschen beruhigen und ihm seine Ängste nehmen. Ich kann das einfach alles nicht! Ich liege schon seit Tagen nachts wach, bin nur am Grübeln und mache mir Sorgen, ob ich die richtige Entscheidung mit der Berufswahl getroffen habe." Emma nickt verständnisvoll: „Weißt du, Jonas, ich finde es echt mutig, dass du uns das erzählst. Ich glaube, dass wir uns jetzt mittlerweile schon ganz gut untereinander kennen. Und für mich bist du irgendwie immer so der ‚Fels in der Brandung'. Aber solche ‚Felsen' können sich oft nicht öffnen, weil sie denken, dass sie immer stark sein müssen nach außen. Wie anstrengend! Kein Wunder, dass du so starke Kopfschmerzen hast!" Malika nickt bestätigend und ergänzt: „Weißt du, wir sind zwar keine Expertinnen, um dich jetzt in dieser Situation kompetent zu beraten, aber wir sind deine Freunde. Und als Freundin sage ich dir, dass wahrscheinlich jede Ausbildung ihre Hürden mit sich bringt. Ich glaube nicht, dass es den einen Beruf gibt, in dem man durch die Bahn weg nur glänzt. Wenn du mich fragst, hast du genau die richtige Entscheidung getroffen. Eben weil du das Ganze mit Herzblut machst und nicht nur, um irgendwie Geld zu verdienen. Ich würde dir raten, mit einem der Pflegepädagogen im nächsten Block ein Gespräch zu suchen. Du bist bestimmt nicht der erste Auszubildende, der mit seiner Entscheidung hadert. Und bis dahin haben wir drei immer ein offenes Ohr füreinander. Okay?" Jonas lächelt: „Hört sich gut an." Die Freunde unterhalten sich noch lange an diesem Abend. Nach weiteren ernsten Themen wird dann auch schon bald wieder gelacht und rumgealbert. Zwischendurch bemerkt Jonas, dass seine Kopfschmerzen endlich nachgelassen haben – ob durch das Schmerzmittel oder doch eher die Ablenkung, da ist er sich selbst nicht sicher. Aber mit Sicherheit weiß er, dass er sich auf seine Freundinnen verlassen kann. Und das fühlt sich richtig gut an.

AUFGABE 4

10 wichtige Fakten in Bezug auf Schmerz für Pflegefachpersonen! Achtung, einige Begriffe finden keine Verwendung!

akuten · projizierte/übertragene · chronischen · soziale Vereinsamung · Pathologie · Schmerztoleranz · Alarmzeichen · Menschenrecht · Physiologie · unterschätzt · Schmerzanamnese · psychosomatischen Schmerzstörung · Privileg · überschätzt · imaginären Erkrankung · erfundene

1. Bei der Frage nach der Schmerzlokalisation werden häufig __________________ angegeben. Das bedeutet, dass ein Schmerzreiz in eine Körperregion des betreffenden Nervs ausstrahlt.
2. Plötzlich auftretende Schmerzen sind ein __________________.
3. Das Risiko einer Arzneimittelabhängigkeit wird bei Nicht-Opioid-Analgetika oft __________________.
4. Auch chronische Schmerzpatienten können an __________________ Schmerzen leiden.
5. Bevor eine ausführliche __________________ erhoben werden kann, müssen akute Schmerzen zunächst behandelt werden.
6. Bei der Pflege und der Schmerzbehandlung muss stets berücksichtigt werden, dass das Empfinden von Schmerz, Schmerzschwelle und __________________ von Mensch zu Mensch sehr unterschiedlich sein kann.
7. Schmerzformen werden anhand ihrer __________________ unterschieden.
8. Bei einer __________________ leiden die Betroffenen unter starken Schmerzen, obwohl keine körperliche Ursache vorliegt. Auslöser sind oft traumatische Ereignisse wie Krieg. Nicht selten wurden diese Ereignisse bereits in der Kindheit durchlebt.
9. Nicht behandelte Schmerzen können schnell in einem „Teufelskreis" münden, der nicht selten auch __________________ beinhaltet.
10. In Anlehnung an die Unantastbarkeit der Würde des Menschen und das Recht auf körperliche Unversehrtheit, kann der Anspruch auf eine Schmerztherapie als __________________ angesehen werden.

AUFGABE 5 Schmerzformen nach Pathologie

Entstehungsort – brennend/schneidend/zerreißend – Körpergewebe – viszeral – Frakturen – Läsionen/Erkrankungen – PNS/ZNS – Schmerzbahn – häufig – Sensibilitätsstörungen – somatisch – Phantomschmerzen – stechend/pulsierend/krampfartig

Nozizeptive Schmerzen …
- entstehen durch eine Stimulation der ____________________ (1).
- werden ausgelöst durch eine Schädigung verschiedener ____________________ (2).
- gibt es in der täglichen Praxis sehr ____________________ (3).
- entstehen z. B. bei ____________________ (4).
- werden nach dem jeweiligen ____________________ (5) unterteilt.
- können ____________________ (6) (Oberflächenschmerz/Tiefenschmerz) oder ____________________ (7) (Eingeweide) sein.
- werden oft als ____________________ (8) beschrieben.

Neuropathische Schmerzen …
- entstehen durch ____________________ (9) des peripheren oder zentralen Nervensystems.
- werden oft als ____________________ (10) beschrieben.
- treten z. B. auf als ____________________ (11).
- haben ihren Schmerzursprung im ____________________ (12).
- zeichnen sich aus durch ____________________ (13).

AUFGABE 6 Schmerzformen nach Zeitdauer

Linderung – Ereignis – wiederkehrende – Schmerzlokalisation – kurativ – Warnfunktion – Warnsignal – Gewebeschädigung – 3 bis 6 Monate – Ursachen – Lebensqualität

Akute Schmerzen …
- werden durch ein akutes ____________________ (1) ausgelöst.
- können ____________________ (2) behandelt werden.
- gehen meist auf eine erkennbare ____________________ (3) zurück.
- zeichnen sich oft dadurch aus, dass die ____________________ (4) dem Ort der Schädigung entspricht.
- sind ein ____________________ (5) des Körpers.

Chronische Schmerzen …
- sind lang andauernde oder ____________________ (6) Schmerzzustände.
- haben ____________________ (7), die oft nicht mehr nachvollziehbar sind.
- werden in der Regel so behandelt, dass eine ____________________ (8) der Schmerzen erreicht wird.
- liegen vor, wenn die Schmerzen ____________________ (9) andauern.
- haben ihre ____________________ (10) im Gegensatz zu akuten Schmerzen bereits weitgehend verloren.
- Verändern die ____________________ (11) der Betroffenen und auch ihrer Angehörigen dramatisch.

Medikamentöse Schmerztherapie

AUFGABE 7

Falsch – Richtig – Richtig – Falsch – Richtig

1. Analgetika ist der Fachbegriff für Schmerzmittel.
   → ____________________!
2. Schmerzmittel werden unterteil in opioid und nichtopioid.
   → ____________________!
3. Die Gefahr einer Arzneimittelabhängigkeit besteht nur bei Opioid-Analgetika.
   → ____________________!
4. Paracetamol kann bereits bei mäßiger Überdosierung zu Leberschäden führen.
   → ____________________!
5. Es bestehen fünf Stufen des WHO-Stufenschemas.
   → ____________________!

Nichtmedikamentöse Schmerztherapien

AUFGABE 8

physikalische Maßnahmen – chronischen Schmerzen – Imagination – passive Maßnahmen – Bewegungsapparats – akuten Schmerzen – Entspannungstechniken

Gerade bei ____________________ (1) sind nichtmedikamentöse Schmerztherapien unverzichtbar. Bei ____________________ (2) wirken sie oft unterstützend. Dabei ist die Möglichkeit der Maßnahmen sehr umfangreich. Sehr beliebt sind ____________________ (3) wie Kälte- oder Wärmeanwendungen. Aber auch Massagen können gerade bei Muskelverspannungen sehr schmerzlindernd wirken.

Die Physiotherapie ist besonders bei chronischen Schmerzen des ____________________ (4) unverzichtbar. Zu den Bewegungsübungen der Physiotherapie zählen auch ____________________ (5) wie die Positionierung.

Es bestehen zahlreiche weitere Möglichkeiten, um ohne Medikamente Schmerzen zu therapieren. Elektrotherapie sowie Akupunktur und Akupressur haben sich genauso bewährt wie Psychotherapien in Form von beispielsweise ____________________ (6). Auch Ablenkungen wie durch Musik und ____________________ (7) werden gezielt, gerne auch bei Kindern, eingesetzt.

AUFGABE 9 Pflegefachpersonen und die Schlüsselrolle in der Schmerzprävention

Angehörigen – Schmerzerfassung – Bedarfsmedikation – nichtmedikamentöse Schmerztherapie – Ansprechpartner – Informationen

Warum sind Pflegefachpersonen so wichtig, wenn es um Maßnahmen zur Schmerzprävention geht?

- Primäre ________________ (1) für die Betroffenen
- Zeitliche Planung der ________________ (2) (rechtzeitige Gabe vor geplanten Maßnahmen wie beispielsweise Verbandswechsel)
- Einbezug der ________________ (3)
- Anleitung, Beratung und ________________ (4) zum Umgang mit Schmerzen (in der ambulanten Pflege auch für das Umfeld)
- Pflege und ________________ (5) nach Möglichkeit kombinieren (z. B. passive Bewegungsübungen)
- Regelmäßige Reflektion der Schmerzsituation durch ________________ (6) anhand diverser Assessmentinstrumente

AUFGABE 10 Ohne Vorgabe geht's an die Wiederholung!

Emma Stadler: „Jonas, was machen eigentlich deine Kopfschmerzen? Geht es dir besser, seit wir uns das letzte Mal gesehen haben?"

Jonas Altmann: „Ja, zum Glück! Die meisten Menschen in der Pflege klagen aufgrund der körperlichen Belastung über ________________ (1). Bei mir sind es Kopfschmerzen, weil ich mir immer so viele Gedanken mache! Naja, ________________ (2) werden sie ja erst nach 3 bis 6 Monaten. Da habe ich wohl nochmal Glück gehabt!" *(lacht)*

Emma Stadler: „So lustig finde ich das nicht! Man sagt nicht umsonst, dass Schmerzen ein ________________ (3) des Körpers sind!"

Jonas Altmann: „Ich weiß. Ich nehme das auch ernst, glaub mir. Auf jeden Fall hat die ________________ (4) durch euch sehr geholfen. Als ich auf andere Gedanken kam, hat der Schmerz auch nachgelassen. Naja, ok, das und deine Antiemetika.""

Emma Stadler *(lacht)*: „Nicht Antiemetika, sondern ________________ (5)!"

Jonas Altmann: „Ach, das meine ich doch! Apropos, eine unserer Bewohnerinnen hat eine Gürtelrose am Kopf! Die Frau tut mir so unglaublich leid! Das müssen furchtbare Schmerzen sein! Diese Schmerzen gehören nicht zu den nozizeptiven, sondern zu den ________________ (6) Schmerzen. Und genauso hat sie sie auch beschrieben. Wie im Lehrbuch: zerreißend, schneidend und ________________ (7). Sie hat vom Arzt sogar ________________ haltige (8) Medikamente verordnet bekommen. Wusstest du, dass das Risiko für eine Abhängigkeit bei ________________ (9) Arzneimittel oft unterschätzt wird?"

Emma Stadler: „Nicht direkt, aber jetzt, wo du es sagst, kann ich mir das sehr gut vorstellen! Aber ich bin auf jeden Fall froh, dass es dir wieder besser geht! Und als gute Pflegefachfrau werde ich wohl zukünftig im Sinne einer ________________ (10) besser auf dich aufpassen müssen!"

12 PFLEGE VON KINDERN

Lernsituation

Einige Wochen sind vergangen und die Praxiseinsätze der Pflegeauszubildenden des ersten Lehrjahres neigen sich dem Ende zu. Danach folgt der letzte Schulblock vor den Sommerferien. Kaum zu glauben, dass Jonas, Malika und Emma danach schon das zweite Lehrjahr beginnen.

Emma hatte in ihren ersten beiden Einsätzen hier auf der internistischen Station einige Hürden zu überwinden, insbesondere in Bezug auf ihre eigene Unsicherheit und Versagensängste. Doch nun fällt es ihr schwer, die „Innere" zu verlassen. Das Team ist ihr ans Herz gewachsen und auch die pflegerischen Tätigkeiten meistert sie sehr gut, was auch ihrer Praxisanleiterin Claudia Schiller auffällt. Im Stationsraum unterhalten sich die beiden Frauen während ihrer Mittagspause: „Emma, du hast dich in der Zeit bei uns wirklich sehr positiv weiterentwickelt. Allen im Team fällt auf, wie engagiert du bei der Arbeit bist und wie freundlich und empathisch dein Umgang mit den Patientinnen und Patienten ist. Ich will ganz ehrlich sein, wenn du die Ausbildung weiterhin so meisterst, dann würde ich mich sehr freuen, wenn du dich in zwei Jahren vielleicht für eine Stelle bei mir auf Station bewerben würdest." Claudia lächelt und nimmt einen Schluck Kaffee, während Emma große Augen bekommt. Claudia ist eine sehr faire Stationsleitung, aber für Schmeicheleien ist sie nicht gerade bekannt. Die Schülerin muss also in der Tat eine gute Leistung abgelegt haben. „Vielen Dank, Claudia. Das weiß ich wirklich zu schätzen!", erwidert sie sichtlich geschmeichelt. „Ich muss sagen, die Arbeit hier gefällt mir mehr, als ich es erwartet habe. Aber noch bin ich nicht weg von meinem Wunsch, möglicherweise doch in Richtung Kinderkrankenpflege zu gehen. Vor allem nach dem Aufenthalt von Aabid." Der 5-jährige Aabid hat vor zwei Wochen einige Tage gemeinsam mit seiner Mutter auf der internistischen Station verbracht, bevor er einen Platz auf der Kinderstation bekam. Aabid und seine Mutter kommen aus Syrien und sind erst seit Kurzem in Deutschland. Der kleine Junge wurde mit einer schweren Pneumonie eingeliefert. Emma erinnert sich gerne an die Zeit, die sie mit dem jungen Patienten verbringen durfte.

Schon gewusst?

AUFGABE 1

Gesundheits- und Kinderkrankenpfleger/in – Pflegefachfrau/Pflegefachmann – Sozialpädiatrie – Vertiefungseinsatz Pädiatrie – Pädiatrie

1. Der Begriff ____________________ stammt aus dem Griechischen und bedeutet Kinderheilkunde.
2. Die ____________________ beschäftigt sich mit den äußeren Einflüssen, die sich auf die Entwicklung und Gesundheit von Kindern und Jugendlichen auswirken können.
3. Erst seit 2004 gibt es die Bezeichnung ____________________.
4. 1907 wurde zum ersten Mal eine allgemeine, staatliche Verordnung erlassen, die zur Prüfung einer einjährigen Ausbildung in der Kinderkrankenpflege diente. Nach bestandener Prüfung war man befugt, den Titel ____________________ zu tragen.

5. Die aktuelle Berufsbezeichnung in der Pädiatrie lautet seit 2020 ________________ mit oder ohne akademischen Grad und ________________ oder Gesundheits- und Kinderkrankenpfleger/in.

AUFGABE 2 Berufsfelder in der Kinderkrankenpflege

Tageskliniken – die Klinik – Stillberatung – ambulante Versorgung – Kinder- und Jugendmedizin – Zusatzqualifikationen – Kinder- und Jugendpsychiatrie

Wer seine berufliche Zukunft in der Pädiatrie sieht, hat auch hier die Wahl zwischen verschiedenen Berufsfeldern. Dabei ist der klassische Arbeitsbereich ________________ (1). Hierzu zählen Allgemeinkrankenhäuser mit Stationen für ________________ (2) sowie spezielle Kinderkrankenhäuser. Aber auch Allgemeinstationen nehmen mitunter junge Patientinnen und Patienten auf.

Pädiatrischen Pflegefachpersonen steht aber auch der berufliche Weg zu speziellen Fachrichtungen offen. Hierzu zählen die ________________ (3) sowie spezialisierte Kinderhospize. Äußerst gefragt in der Pädiatrie ist außerdem die ________________ (4), die sich auch auf eine palliative Pflege beziehen kann und Familien ermöglicht, ihr schwerkrankes Kind zu Hause bei sich zu haben.

Ein weiteres Arbeitsfeld bieten Fachkliniken für bestimmte Erkrankungen, wie z. B. Asthma bronchiale, sowie Rehabilitationskliniken oder ________________ (5) für akut oder chronisch kranke Kinder.

Da die Altersspanne der zu behandelnden Personen in der Pädiatrie grundsätzlich zwischen 0 und 18 Jahren liegen kann, sollte bei der Wahl des Arbeitsplatzen bedacht werden, mit welcher Altersgruppe man bevorzugt arbeiten möchte.

Weiterbildungen und ________________ (6) spielen auch in der Kinderkrankenpflege wesentliche Rollen. Das Angebot ist vielfältig und interessant. Je nach gewünschtem Tätigkeitsschwerpunkt gibt es u. a. die Weiterbildungsmöglichkeit in der pädiatrischen Intensiv- und Anästhesiepflege sowie in der Onkologie. Aber auch wichtige Aufgaben wie die ________________ (7) oder die Trauerbegleitung können über weiterführende Qualifikationen ausgeübt werden.

Lernsituation

Der kleine Aabid musste kurze Zeit, nachdem er in ein fremdes Land gekommen war, schon seine ersten Erfahrungen in einem Krankenhaus machen. Glücklicherweise konnte ihm auf diesem Weg schnell geholfen werden. Dennoch, Krankenhausaufenthalte können je nach Alter und Entwicklungsstand starke Emotionen hervorrufen, die es in jedem Fall ernst zu nehmen gilt.

AUFGABE 3

Die EACH-Charta (European Association for Children in Hospital) hat 10 Punkte erarbeitet, um die Rechte kranker Kinder und ihrer Familien im Krankenhaus zu festigen. Um welche Punkte handelt es sich? Vorsicht! Es haben sich ein paar falsche Informationen in den Schüttelkasten eingeschlichen!

keine privaten Gegenstände (z. B. Stofftier) – Gefahr, dass Heimweh einsetzt
Behandlung mit Takt und Verständnis
immer nur eine verantwortliche Pflegefachperson pro Kind
Recht auf Aufklärung erst ab Schulalter
Mitbeteiligung und Mitentscheidung
Personal mit qualifizierter pädiatrischer Ausbildung
Krankenhausaufenthalt nur wenn nötig
Kontinuität in der Betreuung
Mitaufnahme einer Begleitperson
kindgerechte Umgebung
Unterstützung nach Alter und Entwicklungsstand
Nähe und Sicherheit im Krankenhaus
keine Limitierung der Anzahl von Begleitpersonen im Krankenhaus
„Notlügen" sind bei großer Angst erlaubt (z. B. „Die Spritze tut nicht weh.")
Mitaufnahme einer Begleitperson nur bei schweren Erkrankungen
kindgerechte Information
mehr Empathie für privatversicherte Kinder

1. Ist medizinische Behandlung zu Hause oder in Tagesklinik möglich?
   → ____________________
2. Eltern und Bezugspersonen dürfen jederzeit bei ihren Kindern sein.
   → ____________________
3. Eltern hinweisen, ermutigen, wenn nötig Hilfe anbieten und darauf aufmerksam machen, dass keine zusätzlichen Kosten entstehen.
   → ____________________
4. Recht auf Aufklärung, aber bitte dem Alter entsprechend.
   → ____________________
5. Kinder und Eltern haben immer Mitspracherecht in Bezug auf die gesundheitliche Betreuung. → ____________________
6. Gemeinsam mit Altersgenossen in einem kinderfreundlichen Umfeld ist vieles leichter. → ____________________
7. Bedürfnissen der Kinder je nach Alter und Zustand gerecht werden (z. B. Spielen, Erholen, Schulbildung). → ____________________
8. Auf körperliche, seelische und entwicklungsbedingte Bedürfnisse der Kinder muss professionell eingegangen werden können.
   → ____________________
9. Möglichst kleines Team → ____________________
10. Die Wahrung der Intimsphäre und ein verständnisvoller Umgang sind nicht nur für erwachsene zu pflegende Menschen wichtig.
   → ____________________

AUFGABE 4 Während Aabid auf der internistischen Station behandelt wurde, kam regelmäßig die zuständige Ärztin der Kinderstation, Frau Dr. Nowak vorbei, um nach dem kleinen Patienten zu sehen. Emma nutzte die Chance und durfte regelmäßig bei den Untersuchungen dabei sein. Dabei kontrollierte die Ärztin auch einmal seine Entwicklung und klärte die Pflegeschülerin ein wenig über die Grenzsteine der Entwicklung nach Michaelis auf.

Entwicklungsschritt – sinnhaft – Hand- und Fingermotorik – sprachliche Entwicklung – Beurteilungsmöglichkeiten – soziale Entwicklung – Körpermotorik – kognitive Entwicklung

Frau Dr. Nowak: „Hallo Emma. Schön, dass du Lust hast, wieder mit zu unserem kleinen Patienten zu kommen. Heute haben wir das Glück, Frau Samaan wieder bei uns zu haben. Ich weiß nicht, ob du sie schon kennengelernt hast. Sie arbeitet als Übersetzerin und hilft uns bei der Sprachbarriere. Das nutze ich direkt und möchte Aabids Entwicklung beurteilen. Der Kleine und seine Mutter haben viel hinter sich. Ich bin mir nicht sicher, wann er das letzte Mal bei einem Kinderarzt war. Sagen dir Grenzsteine in Bezug auf die Entwicklung im Kindesalter etwas?"

Emma: „Nein, leider nicht. Davon habe ich noch nichts gehört."

Frau Dr. Nowak: „Also, pass auf: Es gibt verschiedene ____________________ (1), um die Entwicklung eines Kindes zu bestimmen. Eine basiert auf dem Konzept der Grenzsteine nach Michaelis. Dabei stehen die Grenzsteine für einen Zeitpunkt, an dem ein Kind einen bestimmten ____________________ (2) erreicht haben sollte. Hierzu bestehen verschiedene Lebensbereiche, auf die die Beobachtungen ausgerichtet sind. Zum Beispiel sollte ein Kind im Alter von 18 Monaten in der Lage sein, das Gleichgewicht zu halten und frei zu gehen. Das würde jetzt zum Lebensbereich ____________________ (3) gehören.

Emma: „Verstehe. Und Sie beobachten jetzt Aabid in Bezug auf die Grenzsteine entsprechend seines Alters."

Frau Dr. Nowak: „Ganz genau. Aabid hat sich in den letzten Tagen gut erholt. Ich denke, wir können ihn heute ein wenig beschäftigen und dabei beobachten. Wenn es für ihn zu anstrengend ist, hören wir natürlich sofort auf."

Emma: „Ich bin mir sicher, da wird er sich freuen! Seit es ihm besser geht, habe ich das Gefühl, dass er sich oft langweilt.

Frau Dr. Nowak: „Sehr gut. Er ist fünf Jahre und elf Monate alt. Mithilfe der Übersetzerin können wir ihn bitten, gezielt etwas zu malen, wie ein Haus oder einen Baum, oder auch überprüfen, ob schon erste Schreibfähigkeiten bestehen. Das wären Grenzsteine in Bezug auf seine ____________________ (4). Dann habe ich hier verschiedene Bilder von Tieren dabei. Er sollte in seinem Alter in der Lage sein, sie korrekt zu benennen. Das gleiche gilt für Farben. Das sind dann wiederum Beobachtungsmerkmale für die ____________________ (5).

Was seine ________ (6) angeht, sind wir natürlich auf Frau Samaans Beurteilung angewiesen. Die Aussprache sollte in diesem Alter fehlerfrei sein, auch wenn die Grammatik noch simpel verwendet wird. Erfahrungen sollten ________ (7) und zeitlich korrekt wiedergegeben werden können. Aber hier heißt es natürlich immer, die individuellen Gegebenheiten zu berücksichtigen. Wir sind nicht sicher, was Aabid alles erlebt hat und wie es ihm in dieser „neuen Welt", in der er plötzlich lebt, geht. Das spielt selbstverständlich eine wichtige Rolle!"

Emma: „Auf jeden Fall ist er ein sehr aufgewecktes Kerlchen. Ich habe letztens ein Brettspiel mit ihm gespielt. Obwohl er es nicht kannte und wir ja nicht richtig kommunizieren können, hat er die Regeln sehr schnell verstanden. Das war richtig toll und wir haben viel gelacht an diesem Nachmittag. Auf Station war nicht so viel los, daher durfte ich längere Zeit bei ihm bleiben. Und er teilt sehr gerne. Die Übersetzerin hat ihm beim letzten Besuch ein paar Süßigkeiten mitgebracht. Er wollte immer, dass ich auch etwas davon nehme. Natürlich wollte ich ihm nichts wegessen, aber er wollte einfach nicht alleine naschen. Das war ein richtig schöner Tag – für uns beide!"

Frau Dr. Nowak: „Emma, weißt du eigentlich, wie wichtig solche Momente zwischen Pflegenden und Patientinnen und Patienten sind? Das, was du da gemacht hast, war zum einen eine wunderbare Aufmunterung für Aabid, aber auch eine ganz wichtige Patientenbeobachtung. Was du mir da berichtest, sind nämlich sehr wesentliche Grenzsteine in Bezug auf die ________ (8). Vielen Dank! Ohne deine Hilfe hätte ich das nicht mitbekommen!"

Wichtige Begriffe in der Pflege von Neugeborenen

AUFGABE 5

APGAR-Schema – Neonatologie – Bonding – Sudden Infant Death Syndrome (SIDS) –postnatale Adaption

1. Arbeitsbereich der Medizin, der sich insbesondere mit der Physiologie und Pathophysiologie von Früh- und Neugeborenen befasst: ________
2. Plötzlicher Kinds- bzw. Säuglingstod: ________
3. Atmung, Puls, Grundtonus, Aussehen, Reflexe: ________
4. Anpassung des Kreislaufsystems des Neugeborenen direkt nach der Geburt: ________
5. Wichtiger Haut-zu-Haut-Kontakt nach der Geburt: ________

AUFGABE 6 Kindesmisshandlung

Kindeswohlgefährdung – Sensibilität – anamnestische Hinweise – emotionale Vernachlässigung/Misshandlung – sexuellen Missbrauch – Kindesmisshandlung – körperliche Vernachlässigung – Kindesmissbrauch – körperliche Symptome

Pflegefachpersonen in der Pädiatrie haben nicht nur Kontakt zu Kindern mit Erkrankungen. Leider bleibt die Konfrontation mit Gewalt an Kindern oftmals nicht aus. Hierzu zählen Fälle von Kindesmissbrauch, Kindesmisshandlung und Kindeswohlgefährdung.

Als ____________________ (1) zählt jede Form körperlicher und emotionaler Vernachlässigung, körperliche Misshandlung, sexueller Missbrauch sowie emotionale und psychische Misshandlung.

____________________ (2) beinhaltet jede sexuelle Handlung, die mit, an oder vor Kindern und Jugendlichen vorgenommen wird. Dabei spielt es keine Rolle, ob die sexuellen Handlungen mit oder ohne Körperkontakt vorgenommen wurden.

Wird festgestellt, dass im Leben eines Kindes ein solch hohes Maß an Gefahr besteht, dass Schädigungen des geistigen oder leiblichen Wohls zu erwarten sind, so ist die Rede von ____________________ (3).

Kindesmisshandlung kann sich in verschiedenen Formen zeigen. Die ____________________ (4) äußert sich durch eine unzureichende Versorgung und Gesundheitsfürsorge. Die ____________________ (5) zeigt sich durch Beziehungen, die für das Kind unzureichend oder nicht altersgemäß sind. Auch ein stetig wechselndes Beziehungsangebot ist hier inbegriffen. Kinder fühlen sich in einem solchen Zustand verängstigt, überfordert und/oder wertlos. Die körperliche Misshandlung, also ____________________ (6), kann u. a. Schlagen, Verbrennen, Schütteln oder Verätzen beinhalten. Kindesmisshandlung durch ____________________ (7) beinhaltet alle Formen menschlicher Sexualität am Kind. Pflegefachpersonen müssen bei Verdacht auf Misshandlungen mit äußerster ____________________ (8) auf die Betroffenen zugehen.

Hinweise auf Kindesmisshandlungen müssen in jedem Fall ernst genommen werden! Pflegende kennen sich daher aus mit diversen Symptomen, die auf eine Misshandlung hinweisen könnte. Hierzu zählen ____________________ (8), wie u. a. zufällig entdeckte zusätzliche Verletzungen, unpassende Erklärungen, Häufung von Unfällen, auffälliges Wechseln von Ärzten und Kliniken. ____________________ (9) zeigen sich oft durch altersuntypische Hämatome (Hals, Ohr, Nacken, Waden, Po), misshandlungsbedingte Knochenbrüche, Verbrennungen, Verbrühungen und einen mangelhaften Pflegezustand.

AUFGABE 7 Achtung – richtig oder falsch? Wichtige Punkte in Bezug auf Kindesmisshandlung für Pflegefachpersonen.

Richtig – Falsch – Richtig – Falsch – Richtig – Falsch

1. Symptome von Kindesmisshandlung sind in der Regel einheitlich und führen somit schnell zu einer sicheren Beweislage.
   → ____________________

2. Fehlende Vorsorgeuntersuchungen, Impfungen und häufige Arztwechsel sollten bei Untersuchungen Grund zur besonderen Aufmerksamkeit geben.
→ ____________________
3. Es gibt keine typischen Verhaltensweisen, die eindeutig auf sexuellen Missbrauch hinweisen.
→ ____________________
4. Pflegefachpersonen sind nicht befugt, mit den betroffenen Kindern über ihre Erlebnisse zu reden (Gefahr der Behinderung von juristischen Tätigkeiten).
→ ____________________
5. Spekulative Schuldzuweisungen gilt es in jedem Fall zu vermeiden.
→ ____________________
6. In Gesprächen und bei der Dokumentation von geschilderten Erlebnissen kann es dem betroffenen Kind helfen, Stellung zu beziehen und eigene Emotionen wie Wut und Unverständnis offen zu zeigen.
→ ____________________

AUFGABE 8

Kinder und Schmerzen – im Schüttelkasten finden Sie die häufigsten Ursachen für Schmerzen vom Neugeborenen- bis zum Kindesalter. Fügen Sie diese den Schmerzarten zu. Achtung, einige Schmerzursachen beziehen sich auf das Erwachsenenalter und finden hier keine Verwendung.

Darmverschluss
Impfungen
Gastroschisis-OP
Magengeschwür
Spielplatzverletzungen
Verletzungen beim Spielen
Rheuma
Hernien-OP
Hüft-Totalendoprothesen-OP
Lumbalpunktion
Bandscheibenvorfall
Koliken
Pricktest an der Ferse
Appendizitis

1. Akute Schmerzen:

2. Schmerzen durch Eingriffe:

3. Viszerale Schmerzen:

4. Postoperative Schmerzen:

AUFGABE 9 Pflegerische und medizinische Maßnahmen bei Schmerzen

Bewältigungsstrategien – Opioide – Schmerzassessments – nichtmedikamentöse Maßnahmen – Medikamente

- ________________ (1) zeigen im Kindesalter pharmakologische Besonderheiten.
- ________________ (2) spielen bei der Schmerzprävention von Kindern eine besondere Rolle.
- ________________ (3) können helfen, Schmerzen zu reduzieren. Pflegende können hierzu Hautstimulationen durchführen oder durch Traumreisen oder andere Ablenkungen für Entspannung sorgen.
- ________________ (4) werden immer gewichts- und schmerzadaptiert verabreicht.
- ________________ (5) werden je nach Alter und Äußerungsmöglichkeiten eingesetzt.

AUFGABE 10 Richtig oder falsch? Eine Wiederholung, natürlich ohne Vorgabe!

1. Eine stationäre Behandlung von Kindern sollte einer ambulanten immer vorgezogen werden.
   → ________________
2. Verletzungen beim Spielen zählen zu den häufigsten akuten Schmerzursachen im Kindesalter.
   → ________________
3. Die aktuelle Berufsbezeichnung in der Pädiatrie lautet Kinderkrankenschwester.
   → ________________
4. Die Sozialpädiatrie beschäftigt sich mit äußeren Einflüssen, die sich auf die gesundheitliche Entwicklung von Kindern und Jugendlichen auswirken.
   → ________________
5. Die postnatale Adaption beschreibt die körperliche Verbindung des Neugeborenen zu seiner Mutter.
   → ________________
6. Die postnatale Adaption beschreibt die Anpassung des Kreislaufsystems des Neugeborenen direkt nach der Geburt.
   → ________________
7. Ein möglichst kleines Team fördert eine positive Kontinuität in der Versorgung von stationär aufgenommenen Kindern.
   → ________________
8. Eltern und Kinder haben immer Mitspracherecht in Bezug auf die therapeutischen Maßnahmen.
   → ________________
9. Hernien-OPs dürfen erst ab dem Jugendalter vorgenommen werden.
   → ________________
10. Hämatome können alterstypisch zugeordnet werden.
    → ________________

13 PFLEGE VON ÄLTEREN MENSCHEN

Lernsituation

Auch bei Jonas Altmann neigt sich der letzte Pflegeeinsatz des ersten Ausbildungsjahrs dem Ende zu. Wenn er ehrlich zu sich ist, hätte er es sich alles etwas leichter vorgestellt. Oder besser gesagt war er zu Beginn der Ausbildung mehr von sich selbst als Pflegefachmann in der Altenpflege überzeugt. Die Erfahrungen mit seinem Großvater gaben ihm Anlass zu glauben, dass dieser Beruf zu 100 Prozent wie für ihn gemacht sei. Nach einem Jahr Erfahrungen in der Praxis musste Jonas jedoch feststellen, dass auch er in manchen Situationen seine Probleme hat und nicht jeder Tag nur Erfolge mit sich bringt. Doch Jonas sieht genau in dieser Erkenntnis einen großen Gewinn. Nach einigen Gesprächen mit seiner Familie und seinen Freunden erkennt er, dass genau solche Hürden in der Ausbildungszeit wichtig sind, um einen realistischen Bezug zur Profession und zu sich selbst zu behalten. Die Praxis kann nun einmal nicht wie die perfekte Theorie verlaufen. Und das ist auch gut so, denkt sich Jonas heute. Genauso, wie unterschiedliche Pflegesituationen auch die beste Pflegefachperson zum Verzweifeln bringen können.

Gestärkt durch diese Gedanken freut er sich schon sehr auf sein zweites Ausbildungsjahr. Die Arbeit im Pflegeheim wird er vermissen, aber er weiß, dass dies nicht sein letzter Einsatz dort war. In Ruhe lässt er noch einmal Revue passieren, was er im letzten Jahr in Bezug auf die Pflege von älteren Menschen gelernt hat, und was ihn dabei am meisten faszinierte.

AUFGABE 1

Jonas hatte in seinem ersten Ausbildungsjahr die Möglichkeit, einige Bewohnerinnen und Bewohner näher kennenzulernen. Darunter waren viele unterschiedliche Persönlichkeiten. Hierbei fiel dem Pflegeschüler auf, dass einige der älteren Damen und Herren für ihr Alter nicht nur geistig, sondern auch körperlich noch sehr aktiv waren. Dabei sind jedoch die medizinischen Probleme im Alter bei keinem komplett von der Hand zu weisen. Jonas erhielt einen ersten Eindruck über die prägnantesten Auswirkungen des Alters:

geriatrisches Syndrom – Sarkopenie – Gebrechlichkeit – geriatrische Multimorbidität – kognitive Störungen

Bei vielen Bewohnerinnen und Bewohnern stellte Jonas fest, dass mehrere Symptome gleichzeitig vorlagen, die die gesundheitliche Situation erschweren. Hierzu zählen beispielsweise Immobilität, Inkontinenz, Isolation, Instabilität und Inappetenz. Die Pflegefachfrau Tatjana Pelcenski klärte ihn diesbezüglich auf, dass diese Symptomkombination auch als ______________ (1) bezeichnet wird. Die ______________ (2) ist wiederum eine Kombination von mindestens zwei Erkrankungen gleichzeitig und geriatrietypischen Einschränkungen wie Abnahme der Muskelkraft oder vermindertes Durstempfinden. Dass solche Störungen und Beeinträchtigungen nicht mehr, wie bei einem jungen Menschen, vom Körper kompensiert werden können, sondern schnell in unter anderem Erschöpfung und verminderter Aktivität münden, wird ______________ (3) genannt. Positiv überrascht war Jonas bei den ihm bekannten Bewohnerinnen und Bewohner in Bezug auf ______________ (4). Diese konnte durch regelmäßiges körperliches Training und eine ausgewogene Ernährung mit gutem Erfolg abgewendet werden. Stark mitgenommen haben den Auszubildenden Fälle, in denen Menschen mit Demenzerkrankungen, akuten Bewusstseinsstörungen oder auch Depressionen zu kämpfen hatten. ______________ (5) zählen für Jonas zu den Themen, mit denen er noch besser umzugehen lernen möchte.

AUFGABE 2 Als sehr schön hat Jonas die Tatsache empfunden, dass die Bewohnerinnen und Bewohner in Bezug auf die sozialen Veränderungen nicht ausschließlich Verluste verzeichnen. Ganz im Gegenteil! Jonas wurde Zeuge von vielen Gewinnen, die die Herrschaften ihm gerne in kleinen Gesprächen schilderten.

Erwerbsleben
gleichaltrige Freunde
physische Stärke
„späte Freiheit“
Hinwendung Familie
lebenslanges Lernen
Zeit für Ehrenämter
Zeit für Hobbys
Qualität vor Quantität (soziale Beziehungen)
materieller Besitz
Fokus auf erhaltene Fähigkeiten
Unabhängigkeit
soziale Kontakte
Partner

Häufige Verluste im Alter:

Häufige Gewinne im Alter:

Lernsituation

Herr Günther, ein 78-jähriger Bewohner, klagte bei Jonas öfter darüber, dass er das Gefühl habe, mit jedem Lebensjahr mehr an Lebensqualität zu verlieren. Dem Auszubildenden ging das sehr nahe und gleichzeitig machte er sich darüber Gedanken, wie es ihm wohl selbst später einmal ergehen würde. Ob tatsächlich im Alter die Lebensqualität unweigerlich sinken muss? Im Zimmer neben Herrn Günther wohnte Herr Mandrini. Der 86-jährige Bewohner strahlte immer so viel Zufriedenheit aus und war wahnsinnig interessiert an vielen Dingen. Manchmal ertappte sich Jonas sogar dabei, wie er ein wenig eifersüchtig wurde, wenn er mitbekam, wieviel Zeit Herr Mandrini mit Aktivitäten verbrachte, die ihm Freude bereiten.

AUFGABE 3

Beide Männer sind körperlich in der Lage sich selbst zu versorgen. Welche Unterschiede können zwischen ihnen vorliegen?

Verhaltenskompetenz – multidimensionales Modell – objektive Umwelt – selbstbestimmtes Leben – erlebte Lebensqualität – lebenslanges Lernen – subjektives Wohlbefinden

1. Auch im hohen Alter ist ein Zugewinn an Wissen und neuen Erfahrungen möglich und wichtig (______________).
2. Sehr wichtig für eine hohe Lebensqualität im Alter ist die Wahrung der Autonomie (______________).
3. Nach dem amerikanischen Gerontologen Mortimer Powell Lawton sind verschiedene Dimensionen bei der Bewertung von Lebensqualität ausschlaggebend (______________).
4. Lawton vertritt die Auffassung, dass bei der Bewertung von Lebensqualität beispielsweise der Wohnraum (______________) eine Rolle spielt.
5. Auch das Gefühl der Zugehörigkeit und der Lebenszufriedenheit und die Möglichkeit, diese verbal und nonverbal auszudrücken, sind relevant (______________).
6. Ebenso fokussiert Lawton als Dimension die Fähigkeiten, selbstbestimmt zu agieren, Probleme zu lösen und in neuen Lebenssituation anpassungsfähig zu sein (______________).
7. Nicht zuletzt erwähnt der Gerontologe ebenso eine subjektive Bewertung der Lebensbedingungen (______________).

AUFGABE 4 Sexualität im Alter – richtig oder falsch?

Richtig – Falsch – Falsch – Richtig – Falsch

1. Einvernehmliche sexuelle Aktivitäten unter Bewohnerinnen und Bewohnern sind in Langzeitpflegeeinrichtungen nicht gestattet.
   → ____________________
2. Das Bedürfnis nach Zärtlichkeiten und Nähe ist altersunabhängig.
   → ____________________
3. Laut Studien liegt die Altersgrenze, ab welcher Menschen kein Verlangen mehr nach sexueller Befriedigung haben, bei 85 Jahren.
   → ____________________
4. Sexuelle Übergriffe von Seiten älterer Menschen auf Pflegende kommen nicht selten vor.
   → ____________________
5. Aspekte, welche beeinflussend auf die Sexualität im Alter einwirken, sind nicht Teil des Pflegewissens, da sie keine Auswirkungen auf die Versorgung der älteren Menschen haben.
   → ____________________

AUFGABE 5 Ein Highlight seiner ersten Praxiserfahrungen war eine Unterhaltung mit Herrn Günther, nachdem sich Jonas ein wenig über die Potenzialaktivierung älterer Menschen schlau gemacht hatte. Tatsächlich war der Bewohner für das eine oder andere Angebot empfänglich.

körperlich – entspannungsfördernd – spontan – sinnstiftend – gemeinsam – selbstständig

Aktivierung und Beschäftigung, sofern sie ____________________ (1) sind, sind enorm wichtig in Bezug auf die Lebensqualität im Alter. Unter anderem tragen sie zu einer Lebensführung bei, die vor allem ____________________ (2) ist. Es ist wichtig, ältere Menschen dahingehend zu motivieren, ____________________ (3) aktiv zu bleiben. Dabei gibt es verschiedene Möglichkeiten der Ausführung, von Yoga bis hin zur Schwimmgymnastik. Kurze, aber nicht minder wichtige Aktivitäten bietet das Konzept der Zehn-Minuten-Aktivierungen. Die Ideen hierfür sind vielfältig. Es besteht die Möglichkeit, in Gruppen unter anderem Spiele zu spielen oder vorzulesen. Besonders attraktiv macht diese Aktivierungsform, dass sie so ____________________ (4) eingesetzt werden kann. Der Kreativität ____________________ (5) durch Singen oder Theaterspielen ihren Lauf zu lassen, macht nicht nur Spaß, sondern fördert auch die Kommunikation. Snoezeln ist ein Angebot mit speziell ausgestattet Räumen, die vor allem ____________________ (6) sein sollen.

AUFGABE 6

Durch die Besuche bei seinem Großvater trat Jonas seinerzeit zum ersten Mal in Kontakt mit der Pflege in stationären Pflegeeinrichtungen. Die Praxiseinsätze halfen ihm dabei, noch besser die Perspektive der Bewohnerinnen und Bewohner einzunehmen, um zu verstehen, was der Umzug in eine Pflegeeinrichtung für Veränderungen im Leben der Menschen mit sich bringt.

Speiseplan – Wohnraum – Eingewöhnungsprozess – Eigenheiten – Dienstplan – Isolation – Tagesablauf

- Aufgabe vom eigenen ____________ (1) („Was darf ich mitnehmen, was muss ich aufgeben?")
- Vorgegebener ____________ (2) („Inwieweit muss ich mich, nur weil ich pflegebedürftig bin, an deren Regeln halten?")
- Unumgängliche Konfrontation mit ____________ (3) des Personals („Was ist, wenn ich jemanden nicht mag?")
- Vorgegebener ____________ (4) („Darf ich nie wieder selbst für mich kochen?")
- Schlafen nach ____________ (5) („Muss ich aufstehen, wenn ich gewaschen werden soll?")
- Individueller ____________ (6) („Wie lange wird es dauern, bis ich mich „zu Hause" fühle?")
- Angst vor ____________ (7) („Werden mich Familienmitglieder und Freunde auch in Zukunft noch regelmäßig besuchen?")

AUFGABE 7 Sollte sich Jonas zukünftig für den Berufszweig der Altenpflege entscheiden, so müsste sein Arbeitsplatz nicht zwangsläufig in einer stationären Langzeitpflegeeinrichtung sein. Welche Wohnformen sind im Alter möglich?

eigenes Zuhause mit privater Pflegekraft – betreutes Wohnen – Senioren-WG – eigenes Zuhause mit ambulanter Pflege – Mehrgenerationenhaus – stationäre Langzeitpflegeeinrichtung – eigenes Zuhause mit Pflege durch Angehörige

1. ____________________:
   - Medizinische Pflege
   - Unterstützung im Haushalt
   - Fahr- und Bringdienste
2. ____________________:
   - Völlig autonome Lebensführung
   - Arbeitsteilung
   - Gemeinsame Aktivitäten
   - Isolationsprävention
   - Gemeinschaftsräume
3. ____________________:
   - Vorgegebene Tagesstrukturierung
   - Vorgegeben Essenszeiten
   - 24 Stunden Pflegepersonal vor Ort
   - Angebot von Freizeitaktivitäten
4. ____________________:
   - Für viele zu pflegende Menschen Ideallösung
   - Einbezug von An- und Zugehörigen
   - Starkes Vertrauensverhältnis
5. ____________________:
   - 24-h-Betreuung
   - Hilfe im Haushalt
   - Pflegerische Versorgung
6. ____________________:
   - 24-h-Notruf
   - Gemeinschaftsraum
   - Freizeitangebote
   - Autonome Lebensführung
   - Nachbarschaftshilfe
7. ____________________:
   - Jüngere und ältere Menschen unterstützen sich gegenseitig
   - Arbeitsteilung
   - Voneinander profitieren
   - Gemeinsame Aktivitäten und Gespräche
   - Lebensräume von Jung und Alt verbinden

AUFGABE 8

Vorsicht! Auch, wenn es gut gemeint ist – einige Verhaltensweisen sind bei der Pflege von älteren Menschen nicht förderlich.

Altersdepression – Neugierde/„Verhöre“ – Begleitung – Schweigepflicht

- In Unterhaltungen, gerade in Bezug auf die Biografiearbeit, gilt es, ____________ (1) zu vermeiden.
- Auch in Unterhaltungen mit Besuch: immer auf korrekten Umgang in Bezug auf ____________ (2) achten.
- ____________ (3) nicht verharmlosen. Sie ist keine physiologische Alterserscheinung (hohe Suizidgefahr!).
- ____________ (4) und Hilfe → ja! Vorschnelle Übernahme von Tätigkeiten → nein!

AUFGABE 9

Ein beliebtes Konzept im Umgang mit verwirrten Menschen, das auch in der Altenpflege großen Anklang findet, ist die person-zentrierte Pflege nach Kitwood. Für Jonas stellt es eine sehr interessante Möglichkeit dar, die für ihn nicht leichte Interaktion mit verwirrten zu pflegenden Menschen neu zu erfahren.

Zugangswege – Berichte – Bedürfnisse – Krankheit – Lebensqualität – Evaluations- und Beobachtungsverfahrens – Zusammenarbeit – Liebe

Das humanistische person-zentrierte Konzept nach Kitwood stellt nicht ____________ (1) oder Therapie an erste Stelle, sondern Person und ____________ (2). Dabei ist das Konzept in drei Aspekte gegliedert: ____________ (3), Bedürfnisse und positive Arbeit mit verwirrten Menschen. Auf der Basis eines systematischen ____________ (4) wird das Ziel verfolgt, verwirrten Menschen bzw. Menschen mit demenziellen Erkrankungen eine verbesserte ____________ (5) in Pflegeeinrichtungen zu ermöglichen. Zu den Zugangswegen gehören u. a. ____________ (6) älterer Menschen sowie genaues Zuhören bei Äußerungen und das Beobachten anderer Menschen mit ähnlichen Merkmalen. Zu dem Aspekt der Bedürfnisse gehören u. a. Trost, ____________ (7), sinnvolle Beschäftigungen und die Integration in den eigenen Pflegeprozess. Bei dem Aspekt der positiven Arbeit geht es darum, dass die Person als einzigartig anerkannt wird. Spielen und sensorische Interaktion stehen ebenso im Fokus wie ____________ (8) und das Verhandeln über Bedürfnisse.

AUFGABE 10

In Gedanken geht Jonas alles nochmal durch … helfen Sie ihm. Das geht auch ohne Vorgabe!

1. Wie lautet der Fachbegriff, wenn im Alter mehrere Symptome wie Immobilität, Inappetenz oder Inkontinenz vorliegen?
   → ____________________
2. Welche wichtigen Bedürfnisse sind altersunabhängig, werden im Alter jedoch schnell zu Tabuthemen gemacht?
   → ____________________
3. Welche Wohnform ist für viele Menschen noch immer die Idealvorstellung im Alter, in der Umsetzung jedoch oft nicht leicht zu realisieren?
   → ____________________
4. Was gilt es, bei der Biografiearbeit unbedingt zu vermeiden?
   → ____________________
5. Was steht bei der person-zentrierten Pflege nach Kitwood im Vordergrund?
   → ____________________
6. Welches Angebot benötigt speziell ausgestattete Räume und soll entspannungsfördernd wirken?
   → ____________________
7. Was ermöglicht einen stetigen Zugewinn an Wissen und Erfahrungen, auch im hohen Alter, und führt so zu einer hohen Lebensqualität?
   → ____________________
8. Wovor haben viele Menschen im Alter Angst, insbesondere, wenn sie nur noch wenige oder gar keine An- und Zugehörigen haben?
   → ____________________

II PFLEGE BEI ERKRANKUNGEN

14 PFLEGE BEI HERZERKRANKUNGEN

Lernsituation

Noch eine Woche müssen sie die Pflegeschule besuchen, dann haben die drei Pflegeauszubildenden Malika, Jonas und Emma gemeinsam mit vielen weiteren Pflegeschülerinnen und -schülern das erste Lehrjahr erfolgreich gemeistert. Die Pflegepädagogin, Frau Scherer, die ihnen im Unterricht sowie bei vielen Praxisbesuchen zur Seite stand, freut sich mit ihnen über den Ausklang dieses ersten wichtigen Jahres. Sie gibt ihnen schon einmal einen Vorgeschmack darauf, was die Auszubildenden im nächsten Lehrjahr bei ihr zu erwarten haben. Unter anderem wird ein wichtiger Lehrinhalt die Pflege bei Herzerkrankungen sein, was auch die Anatomie des Herzens mit einbezieht. Frau Scherer verteilt lächelnd ein Aufgabenblatt: „Damit Sie mich in den Ferien nicht allzu sehr vermissen und womöglich noch Langeweile aufkommt, können Sie sich schon einmal ein wenig auf den nächsten Unterricht vorbereiten.“ Emma wirft einen ersten Blick auf die Aufgaben …

Welche Herzerkrankung betrifft welche Region des Herzens? Ordnen Sie zu!

AUFGABE 1

Erkrankungen des Erregungsbildungs- und Erregungsleitungssystems (Herzrhythmusstörungen) – angeborene Herzfehler (Ventrikelseptumdefekt, Fallot-Tetralogie) – Erkrankungen der Koronararterien (koronare Herzkrankheit, akutes Koronarsyndrom, Herzinfarkt) – Endokarderkrankungen (bakterielle Endokarditis, rheumatisches Fieber, erworbene Herzklappenfehler) – Myokarderkrankungen (Myokarditis, Kardiomyopathie, Herzinsuffizienz)

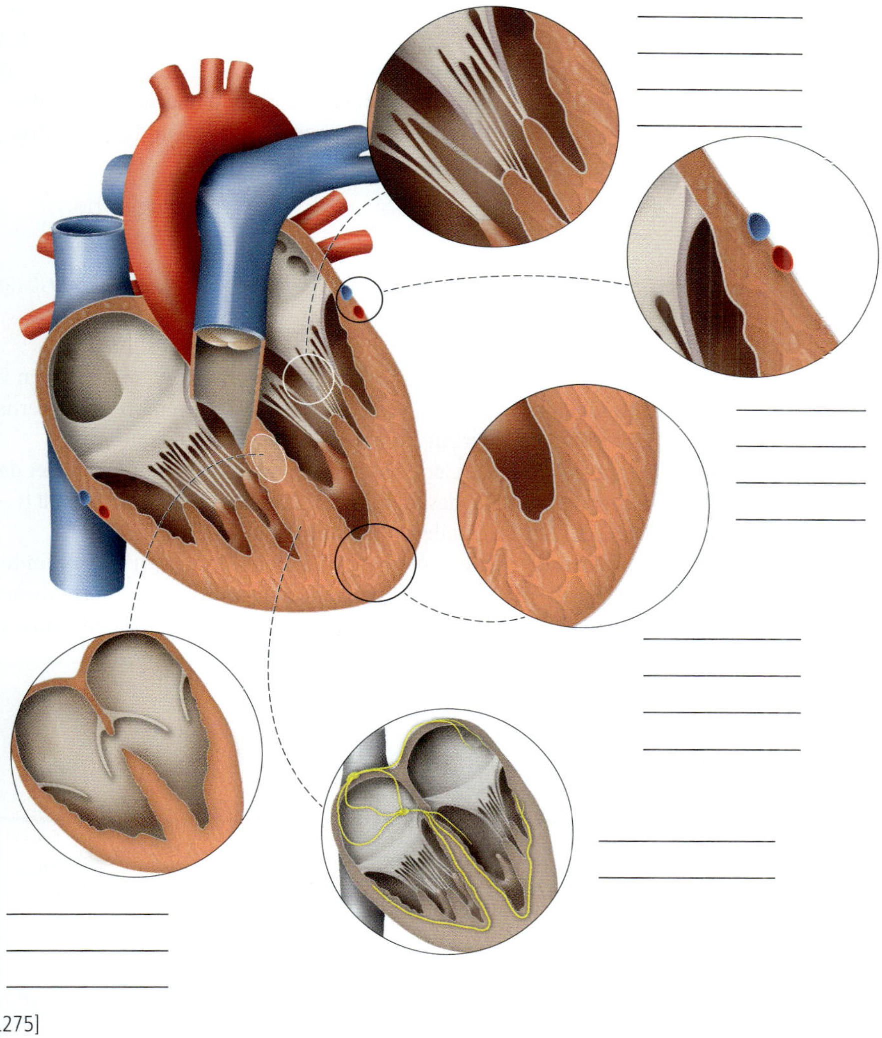

[L275]

AUFGABE 2 Medizinische Fachgebiete

Diagnostik – Kinderkardiologie – Herzchirurgie – Kardiologie – Pädiatrie – Gefäße – Arteriosklerose

1. __________ ist der Fachbegriff für einen Teil der inneren Medizin, der sich nicht nur mit Erkrankungen des Herzens befasst, sondern ebenso Kreislauf und herznahe __________ einschließt sowie die konservative und katheterinterventionelle Therapie.
2. In der __________ stehen __________ und operative Behandlungen im Fokus. Unter anderem werden Fehlbildungen, Klappenerkrankungen und __________ der Herzkranzgefäße behandelt.
3. Die __________ ist ein Teilgebiet der __________. Es beinhaltet die Erkennung sowie die konservative und interventionelle Behandlung von Herz-Kreislauf-Erkrankungen im Kindes- und Jugendalter.

AUFGABE 3 Vorsicht bei der Pflege von Menschen mit kardiologischen Erkrankungen!

arterielle Blutdruck – Ergometrie – Atemnot – kardiogener Schock – Defibrillator – Herzbettpositionierung

Trotz möglicher Klagen über immer gleiche Beschwerden (Schmerzen in der Brust, Herzklopfen, __________): Beschwerden immer ernst nehmen! Diese können jederzeit auf eine Verschlechterung hinweisen!

Die __________ erleichtert zwar die Atmung und entlastet das Herz, kann aber dazu führen, dass der __________ stark abfällt (Gefahr: __________ oder Minderdurchblutung des Gehirns)!

Bei jeder kontinuierlichen Messung und Dokumentation von Befinden und Herz-Kreislauf-Parametern während einer standardisierten körperlichen Belastung (__________) kann jederzeit ein lebensbedrohlicher Zwischenfall auftreten! Daher Notfallkoffer/-wagen, __________ und Sauerstoffgerät immer bereithalten!

AUFGABE 4 Augen und Ohren auf – hierauf achten Pflegefachpersonen!

Vitalzeichen
nonverbale Schmerzäußerungen
Atemnot
empathischer Umgang
verbale Schmerzäußerungen
Überforderungsanzeichen
Sicherheit durch Fachinformationen
professionelles Auftreten
Atemgeräusche
Atemfrequenz
Zyanose

1. Menschen mit Herzerkrankungen leiden sehr häufig unter Dyspnoe. Pflegende achten daher auf:
   - ____________________
   - ____________________
   - ____________________
   - ____________________
2. Menschen mit Herzerkrankungen machen sich häufig Sorgen, da sie es oft mit dauerhaften Einschränkungen oder auch Lebensveränderungen zu tun haben. Dazu kommen Ängste und Verunsicherung in Bezug auf eine Zustandsverschlechterung. Pflegende achten daher auf:
   - ____________________
   - ____________________
   - ____________________
   - ____________________
3. Da sich akute Probleme durch Herzerkrankungen bei körperlicher Belastung verschlechtern können, entscheiden Ärztinnen und Ärzte darüber, welche Form von Belastung zumutbar ist. Diese richtet sich nach dem individuellen Leistungsvermögen der zu pflegenden Menschen. Pflegende achten daher auf:
   - ____________________
   - ____________________

Lernsituation

Emma, nach wie vor noch sehr an der Kinderkrankenpflege interessiert, fragt sich, ob die Pflegetätigkeiten in der Kinderkardiologie sehr unterschiedlich zu denen in der Kardiologie sind. Sie meldet sich diesbezüglich bei Frau Scherer zu Wort. Im Gegensatz zu manchen Klassenkameradinnen und -kameraden ist ihre Freude groß, als die Lehrerin ein weiteres Arbeitsblatt mit dem Titel „Pflege bei Kindern mit Herzerkrankungen" austeilt. Frau Scherer lacht: „Eine bessere Überleitung hätte es nicht geben können, Frau Stadler!"

AUFGABE 5 Pflege bei Kindern mit Herzerkrankungen

erworben – Eltern-Kind-Beziehung – Symptome – Fehlbildungen – altersentsprechend – Handlungsempfehlungen – beeinträchtigt – entzündliche Erkrankungen

Herzerkrankungen bei Kindern können entweder angeboren sein oder ____________________ (1). Sind die Erkrankungen angeboren, so liegen in den meisten Fällen ____________________ (2) vor. Erkranken die Kinder erst später an einer Herzkrankheit, bestehen in den meisten Fällen ____________________ (3).

Wird bei einem Neugeborenen ein angeborener Herzfehler diagnostiziert, erfordert die pflegerische Betreuung sehr viel Empathie und Mitgefühl. In solch einer Situation stehen die Eltern vor großen psychischen und physischen Herausforderungen. Hierbei ermutigen Pflegefachpersonen die Eltern darin, eine ____________________ (4) aufzubauen. Sie bestärken die Eltern darin, ihr Kind zu halten, zu berühren und auch anzusehen. Ebenso benötigen Eltern ____________________ (5), um ihr krankes Kind optimal zu begleiten und zu unterstützen. Bei invasiven Maßnahmen liegt eine große Verantwortung Pflegender darin, die Kinder ____________________ (6) hierauf vorzubereiten und nach dem Eingriff zu versorgen.

Kinder mit erworbenen Herzerkrankungen sind stark ____________________ (7) und sehr schwer erkrankt. Die pflegerische Betreuung gestaltet sich daher äußert engmaschig und intensiv. Pflegende achten jederzeit auf diverse ____________________ (8) und weitere Zustandsveränderungen. Diese werden umgehend an Arzt oder Ärztin weitergegeben. Die pflegerische Versorgung muss sich immer an die aktuelle Situation des Kindes anpassen.

AUFGABE 6 Schon gewusst? Achtung, nur jeweils ein Begriff ist korrekt!

- Bei Neugeborenen schlägt das Herz schneller als bei Jugendlichen und der Blutdruck ist deutlich ____________________ (1). *geringer – höher*
- Das Herz eines Erwachsenen wiegt ca. 300 g und das eines Neugeborenen ca. ____________________ (2). *100 g – 20 g*
- Der Blutkreislauf eines Ungeborenen erfolgt über die ____________________ (3). *Lunge – Plazenta*
- Angeborene Herzfehler treten auf bei genetischen Grunderkrankungen (z. B. Trisomie 21), Frühgeburten, Anpassungsschwierigkeiten direkt nach der Geburt oder bei ____________________ (4). *Substanzabusus (z. B. Alkohol) – Genuss von rohen Lebensmitteln (z. B. Fisch)*

Lernsituation

Nun meldet sich Jonas zu Wort, der in der stationären Langzeitpflegeeinrichtung ebenfalls schon einige Erfahrungen in Bezug auf Menschen mit Herzerkrankungen machen konnte: „Ich erinnere mich an eine Bewohnerin, Frau Becker, die hatte immer Ödeme an den Knöcheln. Die waren wirklich immer geschwollen. Mir wurde erklärt, dass das bei ihr mit einer Herzinsuffizienz in Verbindung steht. Allerdings gab es da auch einen Bewohner, Herr Gewetzki, der litt auch unter Herzinsuffizienz, hatte aber nie Ödeme an den Beinen oder Füßen. Bei ihm war eher die starke Luftnot auffällig, auch teilweise im Ruhezustand. Und dann hatten wir auch viele Fälle von Herzrhythmusstörungen. Von zwei Bewohnern wusste ich, dass sie einen Herzschrittmacher hatten. Also, insgesamt waren Herzerkrankungen schon ein wichtiges Thema in der stationären Langzeitpflege, natürlich auch in Bezug auf die tägliche Medikation. Aber das ist in der Altenpflege wahrscheinlich immer der Fall, oder? Ich meine, dass mit steigendem Alter auch die Herzbeschwerden zunehmen."

AUFGABE 7

Frau Becker und Herr Gewetzki leiden beide an Herzinsuffizienz. Welche Form dieser Herzerkrankung trifft auf wen zu?

Linksherzinsuffizienz – Rechtsherzinsuffizienz

1. Frau Becker: ____________________
2. Herr Gewetzki: ____________________

AUFGABE 8

Herzschrittmachertherapie

Myokard – nein – Entzündungszeichen – Schrittmacherausweis – Kontraktion – AV-Block – Druckverband – ja

1. Was ist die Aufgabe eines (künstlichen) Herzschrittmachers?
   → Das ____________________ zur ____________________ stimulieren.
2. Liegt ein Herzschrittmacher immer innerhalb des Körpers?
   → ____________________.
3. Wird bei kleineren Kindern das Schrittmacheraggregat meistens operativ in den Bauchbereich implantiert?
   → ____________________.
4. Was müssen die Betroffenen immer bei sich tragen?
   → ____________________.
5. Worauf achten Pflegende am OP-Tag nach einer Herzschrittmacherimplantation?
   → Wichtig sind ein gut angebrachter ____________________ und die Kontrolle auf Nachblutung und ____________________.
6. Was ist die häufigste Schrittmacherindikation?
   → Ein höhergradiger ____________________.

AUFGABE 9 Richtig oder falsch? Herzerkrankungen bei älteren Menschen.

Richtig – Falsch – Richtig – Falsch – Richtig

1. Allein zunehmendes Alter führt zu einer Herzinsuffizienz.
   → ____________________
2. Ältere Menschen neigen eher zu den häufigsten Ursachen einer Herzinsuffizienz, wie einem langfristig zu hohem Blutdruck oder Herzinfarkten aufgrund koronarer Herzerkrankungen.
   → ____________________
3. Der Zustand von Herz und Blutgefäßen ist nicht ausschließlich auf das Älterwerden zurückzuführen, sondern ebenso auf die bisherige Lebensweise.
   → ____________________
4. Im Alter vergrößert sich das Herz ein wenig. Die Wände werden dicker und die Kammern größer.
   → ____________________
5. Die im Alter oft vorliegende Multimorbidität spielt im Zusammenhang mit einer Herzerkrankung keine wesentliche Rolle und ist gesondert zu therapieren.
   → ____________________

AUFGABE 10 Ohne Vorgaben ran an die Wiederholung!

1. Die ____________________insuffizienz äußert sich u. a. durch Ödeme an den Unterschenkeln und Knöcheln.
2. Ein ____________________ stimuliert das Myokard zur Kontraktion.
3. Durch die ____________________ kann der arterielle Blutdruck stark abfallen.
4. Angeborene Herzfehler treten unter anderem bei ____________________ auf (z. B. Trisomie 21).
5. Menschen mit Herzerkrankungen leiden sehr häufig unter ____________________, weshalb Pflegende verstärkt auf u. a. Anzeichen einer Zyanose achten.
6. Es ist ____________________, dass eine Herzinsuffizienz erst im höheren Alter eintritt.
7. Erworbene Herzkrankheiten bei Kindern entstehen in den meisten Fällen durch ____________________ Erkrankungen.
8. Dauerhafte ____________________ und Lebensveränderungen sind bei Herzerkrankungen keine Seltenheit. Daher pflegen Pflegefachpersonen einen empathischen Umgang und geben Sicherheit durch Fachwissen und professionelles Auftreten.

15 PFLEGE BEI KREISLAUF- UND GEFÄßERKRANKUNGEN

Lernsituation

Der nächste Schultag ist nicht geringer mit Lehrmaterial gefüllt als der vorige. Puh, wenn die Auszubildenden ehrlich sind, haben sie sich diesen letzten Block vor den Ferien etwas entspannter vorgestellt. Jetzt, wo sie schon ein paar Tage Abstand zur Pflegepraxis haben, merken sie erst einmal, dass diese ersten wichtigen Erfahrungen nicht immer leicht waren. Jonas, Emma und Malika fühlen sich nun, da sie in Vorfreude auf den anstehenden Urlaub etwas „runterkommen", auch ein wenig erschöpft. Ein Jahr lang sind sie jetzt bereits in eine vollkommen neue Welt eingetaucht. Alle drei haben die ersten Erfahrungen mit Schichtdiensten gemacht und die schöne, aber mitunter auch nicht einfache Interaktion zwischen Pflegenden und zu pflegenden Menschen am eigenen Leib erlebt. „Es war schon nicht wenig, was man so durchlebt hat. Oder wie seht ihr das?", fragt Jonas im Klassenzimmer seine beiden Freundinnen, während sie auf Frau Scherer warten. Malika erwidert nickend: „Ja, das finde ich auch. Ich muss zugeben, dass ich zu Beginn der Ausbildung etwas zu wenig, hmm, wie soll ich das sagen …", Malika geht kurz in sich, „… vielleicht ‚Ehrfurcht' vor diesem Beruf hatte? Ich dachte wirklich, ich marschiere hier drei Jahre mal eben so durch und die eigentliche Herausforderung kommt dann erst danach mit dem Studium. Aber ich bin auch stolz auf meinen Weg bis jetzt. Irgendwie zufrieden." „Ja, das sehe ich ähnlich. Für mich war so manche Konfrontation mit Patientinnen und Patienten nicht leicht. Aber ich glaube wirklich, dass ich schon viel gelernt habe. Nicht nur Fachwissen, sondern auch etwas über mich. Ich bin auf jeden Fall gespannt, wie es im zweiten Lehrjahr weitergeht!"

Die Pflegepädagogin, Frau Scherer, betritt den Klassenraum und bittet die Auszubildenden, zwei Arbeitsblätter hervorzuholen, die sie schon zu Beginn der Ausbildung verteilt hatte: die Gefäßsysteme. Heute geht's an die Wiederholung. Die Abbildungen helfen dabei, die erste Aufgabe zu bearbeiten …

AUFGABE 1 Das Kreislauf- und Gefäßsystem

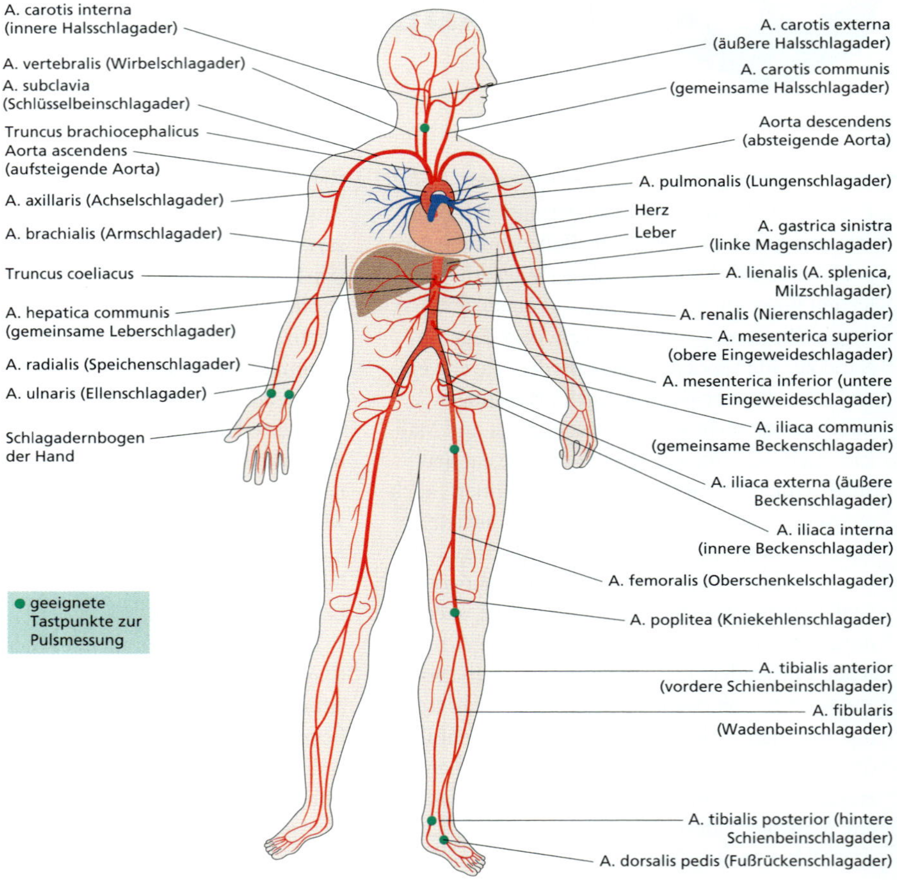

[L190]

Arterien – Aortenbogen – portae – Herzhälfte – iliaca externa – venöse – tiefe – Pfortadersystem – cava inferior – poplitea – großer Kreislauf – iliaca communis – Aorta – femoralis – Hohlvene – A. carotis communis

Der Körperkreislauf, auch ________________ (1) genannt, ist Teil des Gefäßsystems. Er zieht sich von der linken ________________ (2) aus durch den ganzen Körper. Der Körperkreislauf führt also von der linken Herzkammer über die ________________ (3) zu den Kapillaren des Körpers und über das ________________ (4) System wieder zurück zur V. cava superior und inferior – obere und untere ________________ (5) – und in den rechten Vorhof des Herzens.

Am ________________ (6) entspringen mehrere große Arterien, die sich dann in ihrem Gefäßstamm wieder aufteilen. Hieraus hervor gehen unter anderem die ________________ (7) dextra und sinistra, die als geeignete Tastpunkte zur Pulsmessung bekannt sind.

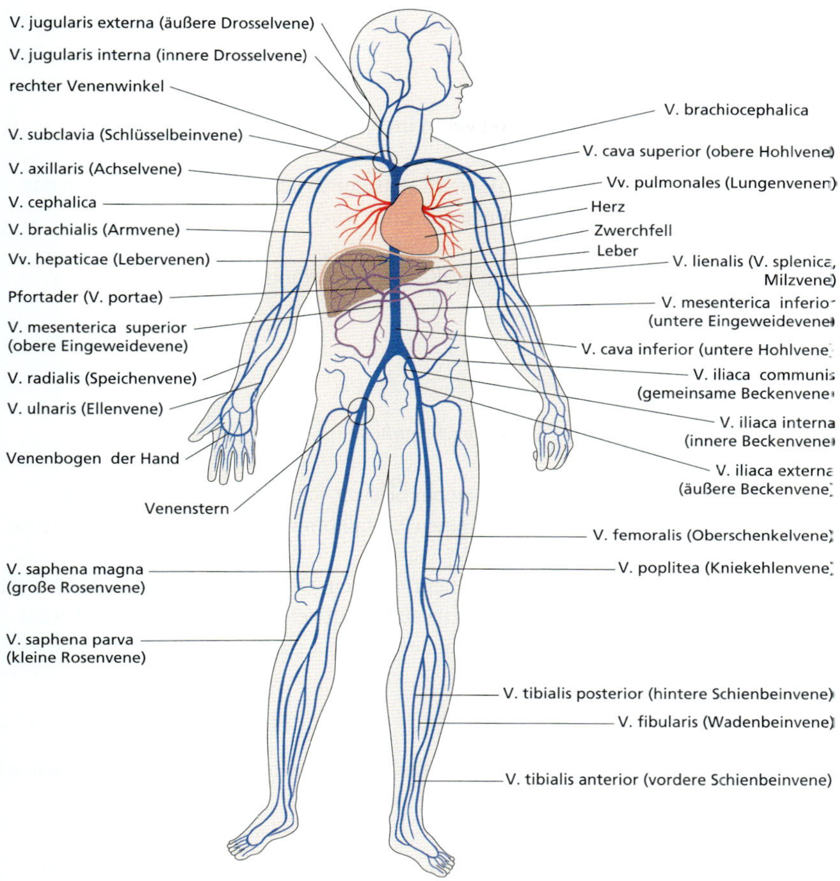

[L190]

Als venöser „Seitenast" des Körperkreislaufs wird das ____________________ (8) bezeichnet. Das venöse Blut der Bauchorgane fließt hierbei nicht direkt zurück zum rechten Herzen, sondern vereinigt sich zuvor in der Pfortader, der V. ____________________ (9). Diese führt das nährstoffreiche Blut zur Leber, wo es sich mit dem sauerstoffreichen Blut der Leberarterie vermischt. Nach vielen biochemischen Prozessen in dem kapillaren Netzwerk der Leber gelangt es über die untere Hohlvene – V. ____________________ (10) – in den rechten Vorhof des Herzens.

Der Verlauf der Venen im Körper entspricht zu einem Großteil dem der ____________________ (11). Alle Venen fließen zur V. cava superior oder inferior. Am Bein fließt das venöse Blut hauptsächlich über das ____________________ (12) Venensystem und sammelt sich in der Kniekehlenvene, der V. ____________________ (13). Über die Oberschenkelvene – V. ____________________ (14) – durchströmt das Blut den Oberschenkel, um über die äußere Beckenvene – V. ____________________ (15) – in die gemeinsame Beckenvene, die V. ____________________ (16), zu gelangen.

AUFGABE 2 Richtig oder falsch?

Richtig – Richtig – Falsch

1. Es gibt mehr Venen als Arterien im Körper.
   → ____________________
2. Bei der Blutdruckmessung wird stets der Druck gemessen, der durch das Blut auf die größeren Venen ausgeübt wird.
   → ____________________
3. Je visköser das Blut, desto größer ist der Strömungswiderstand.
   → ____________________

AUFGABE 3 Achtung bei akuten Beinschmerzen!

Arterienverschluss – tiefe Venenthrombose

- Akute Beinschmerzen bei einem blassen, kalten Bein ohne einen tastbaren Fußpuls können auf einen Notfall hinweisen! Achtung, Verdacht auf ____________________ (1)!
- Akute Beinschmerzen bei einem warmen, eher bläulichen Bein, das möglicherweise auch eine Schwellung aufweist, können auf einen Notfall hinweisen! Achtung, Verdacht auf ____________________ (2)!

AUFGABE 4 Vorsicht bei der Pflege von Menschen mit Gefäßerkrankungen!

akuten Beinarterienverschluss – pAVK (periphere arterielle Verschlusskrankheit) – unbehandelter pAVK Stadium III und IV

- Keine Beinhochlagerung bei ____________________ (1)! Gefahr der zusätzlichen arteriellen Stauung!
- Keine Zeit verlieren bei Verdacht auf ____________________ (2)! Gefahr der irreparablen Gewebeschädigung und infolgedessen der Amputation!
- Keine Bewegungsübungen und Gehen bei ____________________ (3)! Gefahr durch einen bereits in Ruhe schon nicht gedeckten Sauerstoffbedarf!

Konservative Maßnahmen bei Venenerkrankungen

AUFGABE 5

Schwerkraft – Kompressionstherapie – Hochlagerung – Muskelpumpe

Die wichtigsten konservativen Maßnahmen bei Venenerkrankungen sind, neben der Ausschaltung von Risikofaktoren, Bewegung, Lagerung und ________________ (1).

Die „S-L-Faustregel" für venenkranke Menschen besagt, dass diese möglichst selten stehen und sitzen sollten, da hierbei die ________________ (2) nicht aktiv ist und sich das venöse Blut fußabwärts staut. Fördernd für den venösen Rückfluss sind häufiges Laufen und Liegen, da beim Laufen die Muskelpumpe aktiviert wird und im Liegen die ________________ (3) dagegen spielt.

Die ________________ (4) der Beine hilft dabei, den venösen Rückfluss zum Herzen zu fördern sowie Füße und Unterschenkel zu entstauen.

Die Kompressionstherapie. Achtung, nicht alle Begriffe aus dem Schüttelkasten finden im Text Verwendung!

AUFGABE 6

Arterienerkrankungen – Phlebologischer Kompressionsverband (PKV) – Arbeitsdruck – Beine – Medizinische adaptive Kompressionssysteme (MAK) – Arme – Medizinische Kompressionsstrümpfe (MKS) – Venenerkrankungen – Ruhedruck – Mullbinden – Lymphödeme – Bauch

1. Was sind die Hauptindikationen der Kompressionstherapie?
   - ________________
   - ________________
2. An welchen Körperteilen wird die Kompressionstherapie angewendet?
   - ________________
   - ________________
3. Was wird für eine Kompressionstherapie eingesetzt?
   - ________________
   - ________________
   - ________________
4. Langzugbinden haben im gedehnten Zustand eine starke Tendenz, sich wieder zusammenzuziehen. Sie haben einen hohen ________________.
5. Weniger dehnbare Kurzzugbinden können bei Bewegung gegen die kontrahierte Muskulatur nur wenig nachgeben. Sie haben einen hohen ________________.

Lernsituation

Während die Klasse die Aufgaben gemeinsam durchgeht, meldet sich Emma zu Wort: „Was mich in meinem Praxiseinsatz etwas verunsichert hat, war, wie penibel meine Praxisanleiterin darauf achtete, wie ich und auch andere Schülerinnen und Schüler die Kompressionsverbände anlegen. Das fand ich manchmal etwas übertrieben. Ich meine, es geht doch nur darum, die Binden um die Beine zu wickeln, während um dich herum 1.000 wichtigere Dinge vor sich gehen." Frau Scherer sieht ihre Schülerin etwas überrascht an: „Nur Binden um die Beine wickeln? Nun, ich glaube auf diese Thematik müssen wir noch einmal etwas intensiver eingehen. Was sagen denn Ihre Mitschülerinnen und Mitschüler hierzu?"

AUFGABE 7 Anlegen eines Kompressionsverbands – korrekt oder doch nicht?

Prinzipien – Druckstellen – venöse Rückfluss – Ausführung – Durchblutung – entstauten – Technik

Das korrekte Wickeln von Beinen ist anspruchsvoll und muss zunächst erlernt werden. Ungeübte Pflegende sollten diese wichtige Aufgabe anfangs nicht allein verrichten.

Nicht die Überlegenheit einer speziellen ____________ (1) (z. B. nach Pütter) ist ausschlaggebend, sondern die korrekte ____________ (2) der ausgewählten Methode.

Für eine korrekte Wickeltechnik müssen allgemeine ____________ (3) unbedingt eingehalten werden, u. a. den Kompressionsverband nur am ____________ (4) Bein anwickeln.

Falsche Wickeltechniken können unter Umständen dazu führen, dass sich der ____________ (5) verschlechtert. Ebenso kann ein unsachgemäßes Anbringen der Binden die arterielle ____________ (6) behindern sowie ____________ (7) und Nervenverletzungen verursachen.

Lernsituation

Neben einigen anderen Auszubildenden meldet sich auch Jonas zu Wort: „Ich glaube, was aus Emmas Erfahrung hervorgeht, und was auch ich aus der Praxis in der Altenpflege mitgenommen habe, ist, dass man plötzlich Zeuge von so vielen krassen Ereignissen wird. Dadurch besteht die Gefahr, kleinere pflegerische Tätigkeiten als ‚nicht so wichtig' abzutun. Verstehen Sie, wie ich das meine? Ich habe zum Beispiel miterlebt, wie eine Bewohnerin reanimiert wurde, während ich dabei war, bei einem anderen Bewohner den Blutzuckerspiegel zu messen. Meine Tätigkeit kam mir im Gegensatz zu denen, die reanimierten, total unwichtig vor. Dabei hängt ja eigentlich alles zusammen. Der Bewohner z. B., bei dem ich den Blutzuckerspiegel messen wollte, leidet an Diabetes mellitus Typ II und starker Arteriosklerose. Vor Kurzem erlitt er einen Schlaganfall. Ich denke, jede noch so kleine Tätigkeit in der Pflege ist wichtig, da alles irgendwo Auswirkungen hat." Frau Scherer nickt lächelnd. Sie ist stolz darauf, was die Pflegeauszubildenden in einem Jahr für Fortschritte gemacht haben.

AUFGABE 8

Ein besseres Verständnis für die Arteriosklerose. Achtung, sechs Begriffe haben sich eingeschlichen, die hier nichts zu suchen haben!

Arterienwand – Arterienverkalkung – akute – Stenosen – Durchtrennung – Wohlstandsgesellschaft – Arterienausweitung – durch Armut geprägten Gesellschaft –Arterienumgebung – chronische – Nikotinabusus – Sport

- Arteriosklerose wird umgangssprachlich auch ________________ (1) genannt.
- Arteriosklerose ist eine der häufigsten Gefäßerkrankungen in einer ________________ (2).
- Arteriosklerose ist eine Sammelbezeichnung für diverse ________________ (3) Arterienerkrankungen, bei denen eine Verhärtung und Verdickung der ________________ (4) entsteht.
- Arteriosklerose wird u. a. begünstigt durch vermeidbare Risikofaktoren wie ________________ (5), Diabetes mellitus, Übergewicht, Bewegungsmangel, Hypertonie und Fettstoffwechselstörungen.
- Arteriosklerose kann gefährliche Folgen mit sich bringen. Hierzu zählen unter anderem Schlaganfall, koronare Herzkrankheit, vaskuläre Demenz, pAVK, arteriosklerotische Aneurysmen, akute arterielle Verschlüsse und ________________ (6) der Eingeweide- und Nierenarterien.

AUFGABE 9

Richtig oder falsch?

1. Thrombolyse ist die medikamentöse Wiederauflösung arterieller oder venöser Thromben.
   → ________________ (1)
2. Low-Dose-Heparinisierung dient der Thromboseprophylaxe.
   → ________________ (2)
3. High-Dose-Heparinisierung dient der Therapie thromboembolischer Erkrankungen.
   → ________________ (3)

AUFGABE 10 Gemeinsam geht die Klasse von Emma, Malika und Jonas alles noch einmal durch. Ohne Probleme und ohne Vorgaben!

1. Der Fachbegriff für Arterienerkrankungen, die mit einer Verhärtung und Verdickung der Arterienwände einhergehen, ist ____________________.
2. Das venöse Blut der Bauchorgane fließt nicht direkt zum rechten Herzen, sondern passiert das ____________________.
3. Bei Venenerkrankungen sollte man möglichst wenig ____________________ und ____________________.
4. Bei einer tiefen Venenthrombose ist das Bein möglicherweise geschwollen, bläulich und ____________________.
5. Keine Beinhochlagerung bei ____________________.
6. Zur Thromboseprophylaxe wird in vielen Fällen, insbesondere nach Operationen, eine ____________________ von Arzt oder Ärztin verordnet.
7. Falsche Wickeltechniken können, gerade bei Faltenbildung, zu schmerzhaften ____________________ führen.
8. Obere und untere Hohlvene = V. ____________________
9. Gemeinsame Beckenvene = V. ____________________
10. Gemeinsame Halsschlagader = A. ____________________

16 PFLEGE BEI LUNGENERKRANKUNGEN

Lernsituation

Es ist so weit, der letzte Schultag vor den Ferien hat begonnen und somit auch der letzte Tag im ersten Ausbildungsjahr. Die Pflegepädagogin Frau Scherer hat für heute einen entspannten Ausklang geplant. Sie möchte die Auszubildenden dazu anregen, im Plenum einen reflektierenden Blick auf ihr erstes Jahr im Pflegeberuf zu werfen. Hierzu hat sie verschiedene Fragen auf Karteikarten geschrieben, die nun nacheinander besprochen werden sollen. Schlagworte aus dem Plenum notiert Frau Scherer auf einem White Board. Eine der Fragen lautet: „Haben Sie medizinische Notfälle erlebt, die Sie längere Zeit beschäftigten und über die Sie heute sprechen möchten?" Die Lehrerin ergänzt bei dieser Frage, dass es selbstverständlich jedem selbst überlassen ist, Erfahrungen mit der Klasse zu teilen oder nicht. Wichtig hierbei soll in erster Linie die Möglichkeit sein, gemeinsam Lösungswege zu finden, schwere Pflegesituationen so gut wie möglich zu verarbeiten.

Die Schülerinnen und Schüler machen einen sehr interessierten Eindruck und schon nach kurzer Zeit heben sich einige Hände. Dorina Bauer kommt als erstes an die Reihe: „Also, ich hatte meine ersten Einsätze auf der ‚Inneren' und habe dort tatsächlich schon sehr viele medizinische Notfälle miterlebt. Auch zwei Reanimationen, bei einer war ich sogar mit im Zimmer. Aber ich muss sagen, am schwierigsten war für mich, wenn Patientinnen und Patienten Luftnot hatten. Sogar wenn die Situation für die erfahrenen Pflegefachpersonen nicht allzu dramatisch war, habe ich gemerkt, wie ich schon bei den kleinsten Anzeichen für Dyspnoe innerlich Panik verspürte. Ich habe mich da immer so hilflos gefühlt. Ich denke, dass kommt aber auch daher, dass ich ziemlich am Anfang der Ausbildung schon Erfahrungen mit einer COPD-Patientin machte, die mir so wahnsinnig leidtat. Sobald sie auch nur ganz kurz von ihrem Sauerstoffgerät getrennt war, hatte sie diese furchtbare Angst in den Augen. Ich weiß auch nicht, dieser Anblick hat sich irgendwie stark bei mir eingeprägt. Wie auch immer, jede Erkrankung, die zu starker Luftnot führt, macht mir Angst. Rauchen werde ich definitiv nie! Vielleicht habt ihr ein paar Tipps, wie man in solchen Situationen besser handeln könnte?" Dorinas Mitauszubildende sehen sie verständnisvoll an. Auch Jonas nickt. Er kennt diese Angst, seit er ein kleiner Junge ist.

AUFGABE 1 Erkrankungen des Atmungssystems – ordnen Sie die Begriffe zu.

Pleuraerguss – Asthma bronchiale – Pharyngitis – Lungenkarzinom – Angina tonsillares – Rippenfraktur – Lungenödem – Pneumonie – Bronchitis – Lungenemphysem – Pneumothorax – Lungenembolie – Cor pulmonale – Rhinitis – COPD

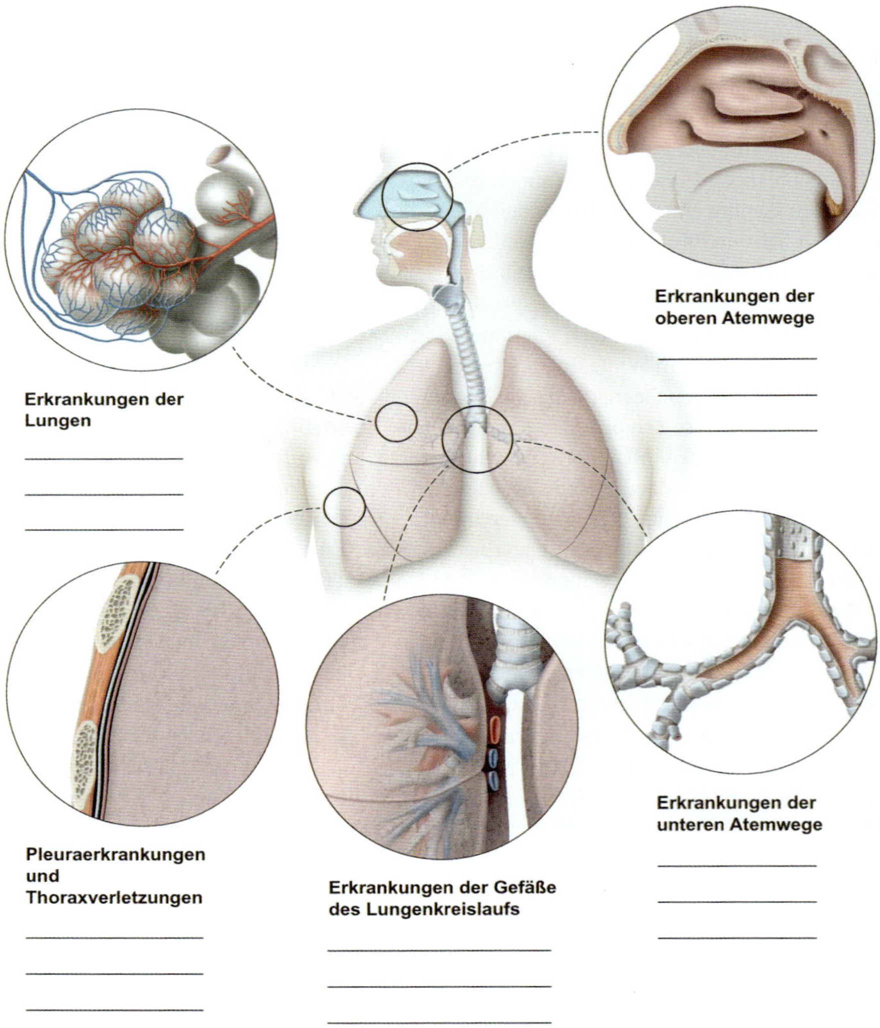

[L275]

AUFGABE 2

Nun gilt es, die Begriffe aus dem Schüttelkasten richtig zuzuordnen.

paariges – Lunge – Lungenspitze – drei – Brustkorb – zwei – Herz – Lungenbasis

1. Pulmo ist der lateinische Fachbegriff für die __________________.
2. Die Lunge ist ein __________________ Organ im Thorax (__________________).
3. Die rechte Lunge besteht aus __________________ Lungenlappen.
4. Die linke Lunge besteht aus __________________ Lungenlappen.
5. Liegt zwischen linker und rechter Lunge: __________________.
6. Den oberen Teil der Lunge nennt man __________________.
7. Der untere Teil der Lunge liegt auf dem Zwerchfell auf und wird als __________________ bezeichnet.

AUFGABE 3

Ursachen einer Dyspnoe

Sitzen – Orthopnoe – Herzinsuffizienz – Dyspnoe – Hyperventilationssyndrom – Pneumonie – Liegen – Fremdkörperaspiration

Sehr viele Erkrankungen der unteren Atemwege und der Lungen gehen einher mit einer erschwerten Atmung, also einer __________________ (1). Im schlimmsten Fall kommt es zu der schwersten Form von Luftnot, die sich schon im Ruhezustand zeigt, der __________________ (2). Hierbei können die Betroffenen nicht mehr im __________________ (3), sondern nur noch im __________________ (4) atmen.

Für eine Dyspnoe können viele verschiedene Ursachen vorliegen. Bei Kindern dominieren als Ursachen u. a. Pneumonie, Asthma, Bronchitis oder auch eine __________________ (5).

Bei Erwachsenen kommen als Hauptursachen neben Erkrankungen der Lungen und der Atemwege noch Erkrankungen des Herzkreislaufsystems hinzu. Also insbesondere Atemwegsinfekte wie __________________ (6), chronisch-obstruktive Lungenerkrankung (COPD), Asthma und __________________ (7).

Gerade bei jüngeren Erwachsenen tritt neben den oben genannten Erkrankungen häufig eine Form von Atemnot auf, die zwar harmlos ist, doch im Akutfall schnell zu großer Panik führen kann. Hierbei liegt, beispielweise infolge großer Aufregung, eine gesteigerte Atmung vor, die zu einer respiratorischen Alkalose führt. Es kommt zur Atemnot, obwohl der Körper mit genügend Sauerstoff versorgt ist. Der Fachbegriff hierfür lautet __________________ (8).

AUFGABE 4 Notfall Dyspnoe – was tun?

hochlagern – verabreichen – angeordnet – öffnen – kontrollieren – rufen – lockern – beruhigen

- Hilfe ________________ (1)
- Betroffene ________________ (2) und nicht allein lassen
- Oberkörper ________________ (3) oder Betroffene hinsetzen lassen
- Fenster ________________ (4)
- Beengende Kleidung ________________ (5)
- Ggf. Bedarfsmedikation ________________ (6)
- Vitalzeichen und Sauerstoffsättigung engmaschig ________________ (7)
- Sauerstoffgabe, wenn von Arzt oder Ärztin ________________

AUFGABE 5 10 Fakten zur COPD (chronisch-obstruktive Lungenerkrankung)

Bronchitis – Atemnot – Zyanose – Atemwegsentzündung – Husten – Lungenemphysem – Rauchen – Auswurf – Belastungsdyspnoe – Reversibilität – Atemtherapien – Verengung – Obstruktion

1. ________________ = Fachbegriff in der Medizin für Verengung oder Verschluss von Gefäßen, Kanälen oder Hohlorganen.
2. Es gibt drei Leitsymptome (AHA-Symptome): ________________, ________________ und ________________.
3. Hauptursache: ________________.
4. Zunächst chronische ________________ mit starker Schleimproduktion und ________________ der Atemwege.
5. Im Verlauf ________________ der Verengungen immer geringer.
6. Zudem Entstehung von entzündungsbedingtem Enzymungleichgewicht mit Zerstörung von Lungengewebe: Bildung von ________________.
7. Klinischer Vorbote = chronische ________________ mit morgendlichem Sputum.
8. Im späteren Stadium zunehmend ________________.
9. Im Spätstadium oft ________________.
10. Wichtiger Therapiepunkt neben der medikamentösen Therapie: ________________.

AUFGABE 6 Atemtherapien bei chronisch-obstruktiver Lungenerkrankung. Achtung, drei Begriffe sind in diesem Text fehl am Platz!

verfestigen – Schneidersitz – Einatmung – Langzeit-Sauerstofftherapie – Kontaktatmung – Sekretmanagement – Kutschersitz – Ausatmung – verflüssigen – CPAP-Atmung – Schmerzmanagement

Durch Atemtherapien soll bei chronisch-obstruktiven Lungenerkrankungen besonders die ________________ (1) verbessert werden.

COPD-Patientinnen und -Patienten produzieren vermehrt Sekret. Die Atemtherapie hilft dabei, dieses zu ________________ (2), wodurch es leichter zu entfernen ist.
Atemtherapien können mit und ohne Atemtherapiegeräte durchgeführt werden. Ein Beispiel für die Therapie ohne Geräte ist die ________________ (3). Ein Beispiel für eine Therapie mit Gerät ist die ________________ (4).

Auch atemunterstützende und -erleichternde Positionierungen zählen zu den Atemtherapien. Ein Beispiel hierfür ist der ________________ (5).

Zum ________________ (6) zählen unter anderem eine ausreichende Flüssigkeitszufuhr und Abklopfen/Vibration.

In späteren Stadien ist für sehr viele COPD-Patientinnen und -Patienten eine Sauerstoffgabe sowie eine ________________ (7) nötig.

Lernsituation

Jonas' besonderes Verständnis für Dorinas Situation liegt daran, dass er eine zwei Jahre jüngere Schwester hat, die seit frühester Kindheit an Asthma bronchiale leidet. Mehr als einmal musste er, schon als kleiner Junge, miterleben, wie seine Schwester Sina plötzlich zu ersticken drohte. Zu solchen Umständen kam es ein paar Mal, bis die Familie den Umgang mit der Erkrankung besser im Griff hatte. So konnte früh genug abgewogen werden, wann eine Inhalation nötig ist. Und auch die kleine Sina lernte, hiermit umzugehen. Aber an diese furchtbare Panik und Todesangst seiner Schwester kann Jonas sich noch heute erinnern. Das Gefühl von damals wird er niemals vergessen.

Richtig oder falsch? — AUFGABE 7

Asthma bronchiale ist die häufigste chronische pneumologische Erkrankung bei Kindern.

→ ________________

Erstmaßnahmen bei akutem Asthmaanfall – mit ein wenig Hilfe geht das bestimmt auch ohne Vorgabe! — AUFGABE 8

1. R________________ bewahren!
2. Betroffene b________________ und nicht a________________ lassen!
3. Bedarfsmedikation verabreichen (Dosier________________ mit β_2-Sympathomimetikum)!
4. Dosierte L________________ anwenden (lassen)!
5. In a________________ Position bringen!
6. Ggf. und wenn angeordnet S________________!

AUFGABE 9 Beispiele verschiedener Kriterien der Pneumonie (Lungenentzündung)

sekundäre – ambulant erworbene – akute – infektiöse – primäre – nosokomiale – nichtinfektiöse

1. Plötzlicher Krankheitsbeginn gefolgt von Zustandsverschlechterung und einem Krankheitshöhepunkt = ________________ Pneumonie
2. Durch Bakterien, Pilze und Viren ausgelöst = ________________ Pneumonie
3. Patient/-in mit Vorerkrankung = ________________ Pneumonie
4. Auch als CEP bekannt = ________________ Pneumonie
5. Durch Aspiration oder physikalisch-chemische Reize ausgelöst = ________________ Pneumonie
6. Zu Hause erworben = ________________ Pneumonie
7. In medizinischer Einrichtung erworben = ________________ Pneumonie
8. Patient/-in ohne Vorerkrankungen = ________________ Pneumonie

AUFGABE 10 Wiederholen ohne Vorgabe? Kein Problem!

1. Richtig oder falsch? COPD ist eine häufige Ursache für Dyspnoe bei Kindern. → ________________
2. Bei einer Hyperventilation liegt eine ausreichende Sauerstoffversorgung vor. Wichtig in dieser Situation ist, dass die ________________konzentration im Blut wieder steigt.
3. Richtig oder falsch? Asthma bronchiale ist im Kindesalter immer eine akute Erkrankung. → ________________
4. Der Fachbegriff für Lunge ist ________________.
5. Die schwerste Form der Luftnot ist die ________________.
6. Bei starker Dyspnoe engmaschig Vitalzeichen und ________________ überwachen.
7. Der ________________ ist eine wichtige atemerleichternde Position, da hierbei die Atemhilfsmuskulatur effektiver arbeiten und die Atmung unterstützen kann.
8. Vorbote einer COPD ist in vielen Fällen das morgendliche ________________.

17 PFLEGE BEI ERKRANKUNGEN DES MAGEN-DARM-TRAKTS

Lernsituation

„Passen Sie doch bitte auf! Ich habe Schmerzen!" Herr Buck wirft Jonas einen strengen Blick zu. Dann wendet er sich ab und schüttelt verständnislos den Kopf. Auch wenn solche Momente unangenehm sein können, für Jonas Altmann sind sie mittlerweile keine Überraschung mehr bei diesem 62-jährigen Patienten. Der Pflegeschüler bemüht sich, freundlich und professionell zu reagieren und rückt, wie gewünscht, das Kissen in Herrn Bucks Rücken zurecht. Dann fährt er das Pflegebett von der Arbeitshöhe wieder herunter und fragt, ob Herr Buck noch etwas benötigt. „Ich melde mich dann!", ist die eher forsche Antwort hierauf, welche ohne einen Blickkontakt erfolgt. „Ok, also dann bis später, Herr Buck!" Mit diesen Worten verlässt der Pflegeschüler das Patientenzimmer, schließt die Tür hinter sich und atmet auf dem Stationsflur erstmal tief ein und aus! „Puh, der Tag ist mal wieder nicht ohne!", denkt er sich. Mittlerweile hat das zweite Ausbildungsjahr begonnen. Nach einem ersten kurzen Schulblock ging es auch schon direkt zum nächsten Praxiseinsatz. Jonas absolviert diesen aktuell auf der Viszeralchirurgie. Es ist wahnsinnig interessant, aber auch ein komplett anderes Arbeiten als in der stationären Altenpflegeeinrichtung zuvor. Diese Umstellung geht nicht spurlos an dem jungen Mann vorbei. Er möchte nach wie vor sein Bestes in der Ausbildung geben, was bei der Umstellung auf die Pflegetätigkeit in der Chirurgie oft ganz schön anstrengend sein kann. Wenn dann auch noch Patienten wie Herr Buck hinzukommen, macht das das Ganze natürlich nicht einfacher. Jonas ist zwar manchmal etwas genervt von dem unfreundlichen Ton, aber er nimmt es dem Mann nicht übel. Der Pflegeschüler hat den gesamten Krankheitsverlauf des Patienten hier auf Station mitbekommen – und das war kein leichter. Herr Buck litt kurz vor der Einweisung ins Krankenhaus an auffälliger Obstipation, obwohl er hiermit noch nie große Probleme hatte. Teilweise trat diese auch im Wechsel mit Diarrhö auf. Als dann auch noch Blutauflagerungen beim Stuhlgang zu sehen waren, wandte sich Herr Buck an seinen Hausarzt. Es folgte eine Koloskopie mit einem erschütternden Ergebnis: Die Diagnostik deutete auf ein Kolonkarzinom. Hier auf der chirurgischen Station folgte dann eine Hemikolektomie rechts. Es wurde also der Tumor, der sich im rechten Dickdarm befand, samt Darmanteil entfernt und der Darmdurchgang durch das Aneinandernähen der Darmenden wiederhergestellt. Das bedeutet, der Dünndarm wurde mit dem querlaufenden Dickdarm vernäht. Ein künstlicher Darmausgang war somit nicht erforderlich und die Kontinenz wiederhergestellt. Zum Glück, das hatte Jonas in seiner Zeit hier auf Station auch schon anders erleben müssen. Der verantwortliche Chirurg nahm sich nach der OP etwas Zeit, um Jonas alles genau zu erklären. Das fand Jonas wahnsinnig interessant! Vielleicht wäre die Arbeit auf der Chirurgie doch eine mögliche Zukunftsoption? Wer weiß, es ist ja noch Zeit! Auf jeden Fall möchte der Auszubildende nicht verlernen, die Schicksale hinter den zugegeben interessanten Fällen im Fokus zu behalten. „Jonas! Jooonas! Aufwachen!" Esra, Pflegefachfrau und heute mit Jonas im Dienst, muss lachen, obwohl sie gerade ziemlich im Stress ist: „Jonas, Frau Graf klingelt die ganze Zeit und fragt nach dir! Du wolltest ihr wohl irgendetwas holen? Ich habe jetzt vergessen, was es war! Wenn was ist, ich bin eben im OP!" Jonas schreckt auf: „Frau Graf, verdammt, die Hämorrhoidensalbe!" Und weiter geht's!

AUFGABE 1 Wichtige Erkrankungen des Magen-Darm-Trakts. Ordnen Sie zu.

chronische Gastritis – Appendizitis – Bauchwandhernien – Magenkarzinom – Ileus – akutes Abdomen – Hämorrhoiden – Gastroenteritis – Peritonitis – gastroduodenale Ulkuserkrankung – Karzinom – Bauchtrauma

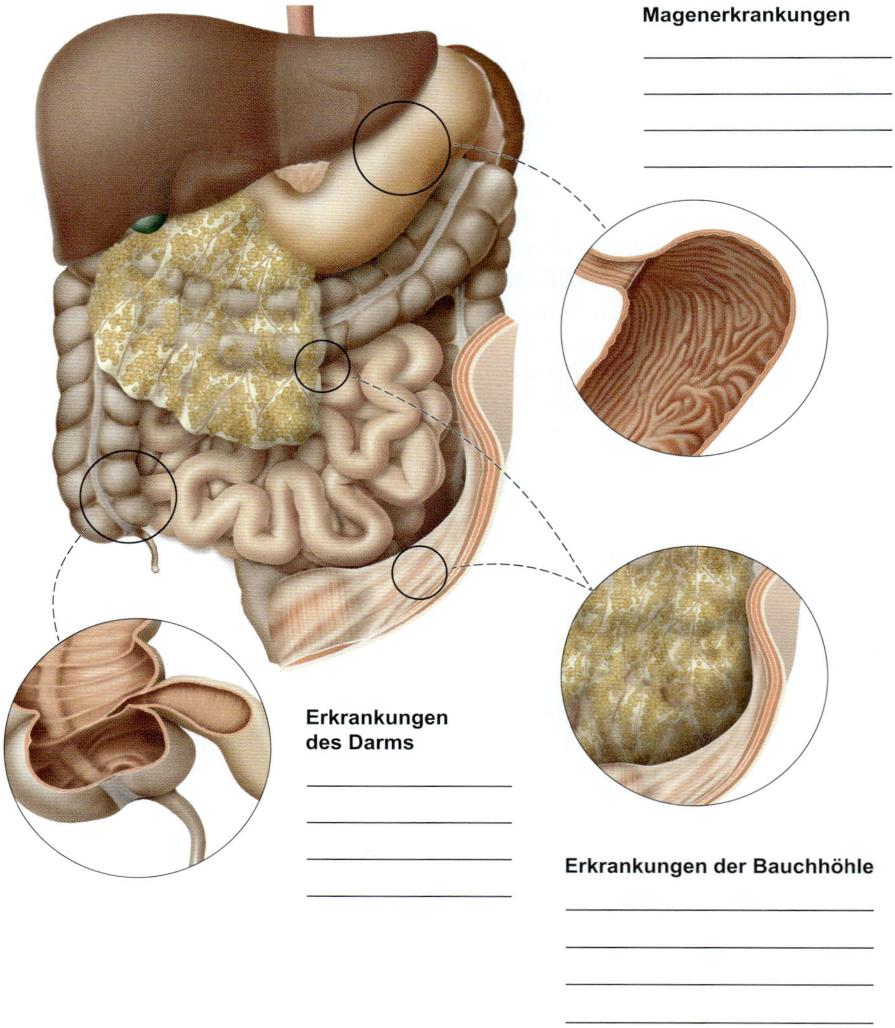

[L275]

AUFGABE 2

Sortieren Sie die Ursachen für akute und chronische Obstipation.

Diuretika – Flüssigkeitsmangel – Bewegungsmangel – Peristaltikstörungen (nach OP oder bei Koliken) – Parkinson-Syndrom – Erkrankungen der Analregion – Fiebererkrankungen – Bettlägerigkeit – Kolonkarzinom – Kolonpolypen – ballaststoffarme Kost – Diabetes mellitus – Opioide

Ursachen einer akuten Obstipation:

Ursachen einer chronischen Obstipation:

AUFGABE 3

Die Stufentherapie der Obstipation. Ordnen Sie zu.

Laxanzien (v. a. Macrogol) – Bewegung – Faserstoffe, beispielsweise Lein-, Flohsamen – ausreichend Flüssigkeit – ballaststoffreiche Kost – weitere Maßnahmen je nach Einzelfall

AUFGABE 4 Laxanzien

osmotisch wirksame Laxanzien – schleimhautreizende Laxanzien – rektale Entleerungshilfen – Quellmittel – Laxanzien

1. ____________________, auch bekannt als Abführmittel, sind Arzneimittel, die den Nahrungstransport im Darm beschleunigen und somit zur Darmentleerung dienen.
2. ____________________ sind pflanzliche Substanzen, die die Darmwand dehnen und reflektorisch die Darmperistaltik anregen.
3. ____________________ enthalten Substanzen, die schwer resorbierbar sind und Wasser im Darm zurückhalten. Hierdurch wird der Stuhl weich gehalten und die Peristaltik angeregt.
4. ____________________ hemmen die Resorption von Natrium und Flüssigkeit durch die Darmschleimhaut. Sie sollen äußerst bewusst eingesetzt werden, da bei Dauereinnahme Nebenwirkungen wie eine Verstärkung der Obstipation entstehen können.
5. ____________________ beinhalten Zäpfchen und Klysmen.

AUFGABE 5 Das kolorektale Karzinom – richtig oder falsch?

Falsch – Richtig – Falsch – Richtig – Richtig

1. Wenig Ballaststoffe und viel rotes Fleisch und Wurst können bei der Entstehung eines kolorektalen Karzinoms eine wesentliche Rolle spielen.
   → ____________________
2. Polypen gelten als Karzinomvorstufe.
   → ____________________
3. Bei Verdacht auf ein kolorektales Karzinom erfolgt als erste Diagnostik ein MRT (Magnetresonanztomografie).
   → ____________________
4. Nach einer operativen Entfernung ist zunächst immer ein künstlicher Darmausgang nötig.
   → ____________________
5. Bei einem metastasierenden kolorektalen Karzinom besteht durch eine Chemotherapie oder eine Immuntherapie die Möglichkeit, mit kurativer Zielsetzung operiert zu werden.
   → ____________________

Postoperative Pflege bei Kolonresektion

AUFGABE 6

Abdomen – Ausscheidung – Verbände – Darmatonie – Blasenentleerungsstörungen – Mobilisation – Blähungen – Blasenkatheter – Darmtätigkeit

Die Patientenbeobachtung und die Dokumentation richten sich insbesondere auf Vitalzeichen, Allgemeinzustand, Schmerzen, Flüssigkeitsbilanzierung, Sonden, Drainagen und natürlich die __________________ (1).
Die Positionierung im Bett sollte einen leicht erhöhten Oberkörper aufweisen. Etwa 6–8 Stunden nach der OP wird mit der __________________ (2) begonnen.

Nach Operationen im Bereich des Kolons ist für ca. 1–2 Tage ein __________________ (3) notwendig. Nach Rektumoperationen treten jedoch häufiger __________________ (4) auf, wodurch sich auch die Verweildauer verlängert. Pflegende achten in jedem Fall auf die Katheterpflege und die Ausscheidung.

Pflegende achten auf die Darmtätigkeit, wobei eine __________________ (5) über 2–3 Tage normal ist. Erste Darmtätigkeiten zeigen sich durch Darmgeräusche und __________________ (6). Der erste Stuhlgang erfolgt häufig erst nach einer Woche. Pflegende achten auch hier auf die Ausscheidung. Bei einem Ausbleiben der Darmgeräusche, einem aufgeblähten __________________ (7), Aufstoßen oder sogar Erbrechen gilt es, sofort Arzt oder Ärztin zu informieren.

Je nach Operation erfolgt ein hierauf abgestimmter Kostaufbau. Voraussetzung: __________________ (8).

__________________ (9) werden regelmäßig und bei Bedarf gewechselt (z. B. wenn Blutung durchgeht).

AUFGABE 7 Pflegefachpersonen klären über Stuhlveränderungen auf!

wässriger, elektrolytreicher und aggressiver Stuhl – weicher Stuhl durch geringere Flüssigkeitsresorption und höhere Entleerungsfrequenz – keine Folgen

Je nachdem welcher Darmabschnitt entfernt wurde, verändern sich auch die Stuhlgewohnheiten:

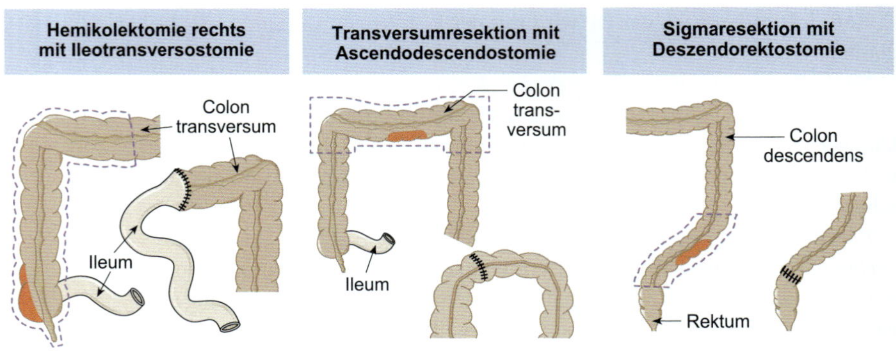

(1)

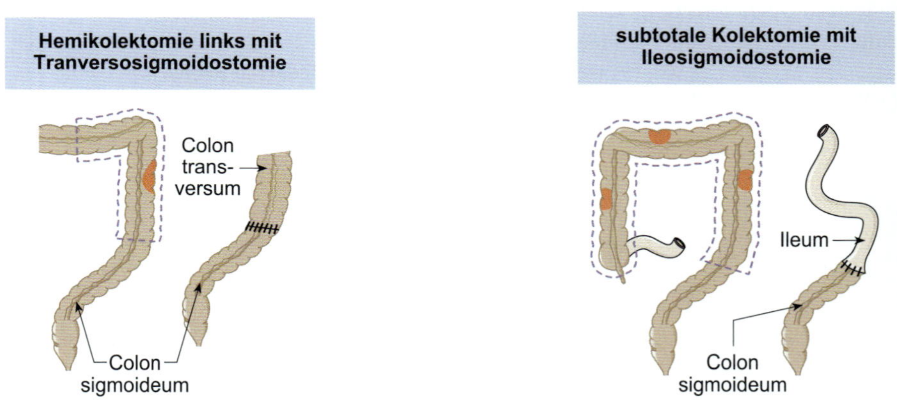

(2)

(3)

[L141]

Jonas Altmann und Frau Graf im Gespräch

AUFGABE 8

Stuhldrang – Hämorrhoidektomie – Stuhlinkontinenz – Schwangerschaft – Blutungen – Analreinigung – Obstipation – Pressen

Jonas Altmann: „Frau Graf, entschuldigen Sie bitte, dass Sie warten mussten. Haben Sie starke Schmerzen?"

Frau Graf: „Kein Problem. Nein, es geht schon noch. Aber ich merke, wie es jetzt unangenehmer wird. Und das brauche ich jetzt wirklich nicht noch zusätzlich! Alt werden ist nichts für Feiglinge! Obwohl, Hämorrhoiden hatte ich auch schon als junge Frau. Der Auslöser war damals die ____________________ (1)."

Jonas Altmann: „Mit dem Alter muss das auch nicht zwingend was zu tun haben. Da spielen auch andere Faktoren wie familiäre Disposition, viel Sitzen und ____________________ (2) eine Rolle."

Frau Graf: „Ja, das stimmt. Meine arme Schwester hatte Hämorrhoiden im Stadium III und musste sich die operativ entfernen lassen. ____________________ (3) heißt das, richtig? Das hörte sich zunächst nicht so wild an, aber die hatte danach erstmal mit einigem zu kämpfen. Zum einen starke ____________________ (4), aber viel schlimmer war wohl die ____________________ (5). Das hat zum Glück nach kurzer Zeit wieder aufgehört. Hat die mir leidgetan! Dagegen ist das bei mir ja eine Kleinigkeit!"

Jonas Altmann: „Das hört sich nicht schön an! Aber nehmen Sie das Ganze nicht auf die leichte Schulter. Ich habe bei meinem letzten Einsatz in der Altenpflege viele Menschen erlebt, die sich deswegen immer wieder mit unangenehmen Schmerzen herumschlagen mussten. Von daher kenne ich mich auch noch mit Präventionsmaßnahmen aus: Wichtig ist immer eine sehr sorgfältige ____________________ (6). Perfekt wäre eigentlich eine Bidetbenutzung nach jedem Toilettengang. Schade, dass das in Deutschland nicht so gängig ist. Und dann bitte nie den ____________________ (7) unterdrücken. Auch zu starkes ____________________ (8) ist nicht förderlich. Und natürlich, wie schon erwähnt, Obstipation vorbeugen, viel bewegen und nicht so lange sitzen. Also alles, was eh ein gesundes Leben ausmacht! So, jetzt aber hier erstmal Ihre Salbe. Machen Sie das allein oder soll ich Ihnen helfen?"

Frau Graf: „Das klappt allein, danke! Wissen Sie was? Ich finde das ganz toll, dass man mit Ihnen so offen über solche Themen reden kann! Das ist so wichtig! Es gibt so viele Tabuthemen in unserer Gesellschaft und so viel falsches Schamgefühl! Vielen Dank hierfür!"

Jonas Altmann: „Da gibt es nichts zu danken! Erstens ist das ja mein Beruf und zweitens geht es um unsere Gesundheit. Da sind Tabuthemen fehl am Platz!"

Richtig oder falsch?

AUFGABE 9

Die korrekte Definition für Appendizitis lautet Blinddarmentzündung.

→ ____________________

AUFGABE 10 Ab ans Wiederhohlen!

1. Eine b________________reiche Ernährung ist wichtig, um Erkrankungen wie dem K________________karzinom vorzubeugen.
2. Als Karzinomvorboten im Darm gelten P________________.
3. Eine medikamentöse Behandlung von Obstipation geschieht mithilfe von L________________.
4. Starkes P ________________ beim Toilettengang oder auch bei einer Geburt fördert die Entstehung von H________________.
5. Bei O________________gabe muss immer parallel eine O________________prophylaxe erfolgen (z. B. Macrogol).
6. Wird ein Teil des Dickdarm entfernt, kann es je nach betroffenem Darmabschnitt zu einer geringeren F________________ des Stuhls kommen und somit zu w________________ Stuhlgang.
7. Ein akutes Abdomen gehört zu den Erkrankungen der B________________.
8. Floh- und Leinsamen quellen im Darm auf, d________________ dadurch die Darmwand und regen die D________________ an.

18 PFLEGE BEI ERKRANKUNGEN DER LEBER, GALLENWEGE, PANKREAS UND MILZ

Lernsituation

Malika Shankar startet ihre Praxiseinsätze des zweiten Ausbildungsjahres auf der internistischen Station. Es ist anders als in der ihr nun schon gut bekannten Chirurgie. Aber Malika gefällt es sehr. Von ihrem selbstsicheren Auftreten hat sie nichts verloren. Doch sie merkt, dass nun schon einiges an Wissen bei ihr vorausgesetzt wird. Der Status der Anfängerin scheint so gut wie verschwunden und Malika muss in vielen Pflegesituationen beweisen, was sie bisher gelernt hat. Auch das ist ganz nach ihrem Geschmack! Dabei sind es nicht nur ihre Kolleginnen und Kollegen, die sie prüfen. Gerade die Interaktion mit den Patientinnen und Patienten bringt die Pflegeschülerin mitunter ganz schön zum Schwitzen!

AUFGABE 1

Leber, Pankreas, Gallenblase und Gallenwege – ordnen Sie die Bezeichnungen zu.

Magen – Ductus cysticus – rechter Leberlappen – Gallenblase – Zwölffingerdarm (Duodenum) – Milz – linker Leberlappen – Bauchspeicheldrüse (Pankreas) – Ductus choledochus

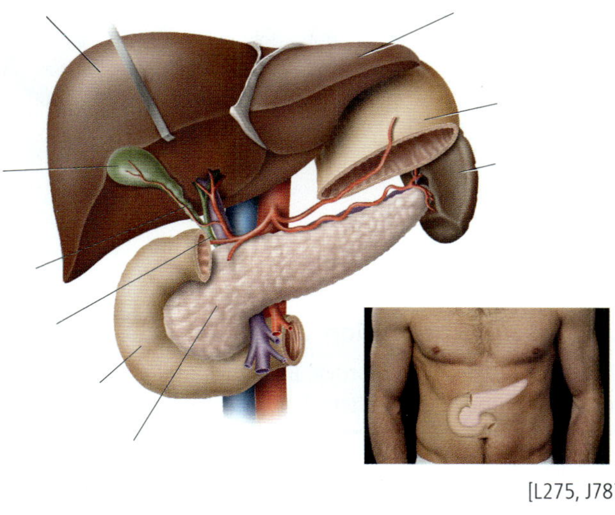

[L275, J787]

AUFGABE 2 Leber, Pankreas, Gallenblase und Gallenwege – ordnen Sie die Erkrankungen zu.

Entzündung der Gallenwege – Hepatitis – Pankreaskarzinom – akute/chronische Pankreatitis – Leberzirrhose – Gallensteine – Leberzellkarzinom

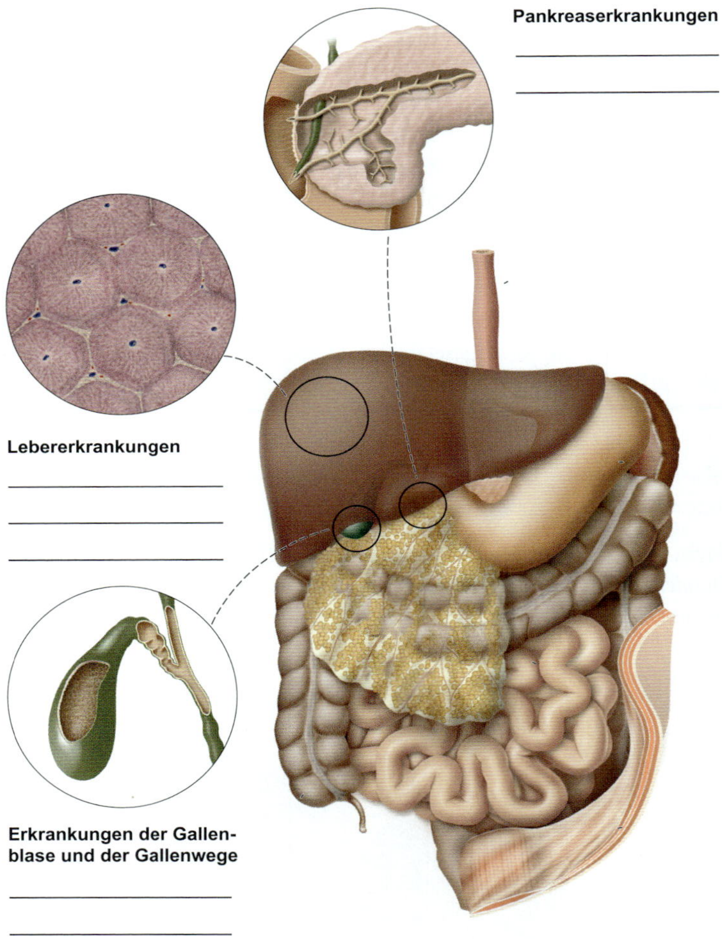

[L275]

Lernsituation

Malika befindet sich in einem Patientenzimmer, in dem vier Patientinnen stationär aufgenommen wurden. Eigentlich wollte sie nur schnell dabei helfen, den Fernseher anzuschalten …

Hauptbeschwerden bei Leber-, Gallenweg- und Pankreas-erkrankungen

AUFGABE 3

Aszitesdrainage – Bauchhöhle – Leberzirrhose – Aszites – Ikterus – intrahepatischen – Sklerenikterus – bösartige Tumoren – Punktion – Gallensteine – posthepatischen – Lebererkrankungen – prähepatischen

Frau Müller (Patientin im ersten Bett): „Fräulein Malika, jetzt schauen Sie sich doch mal bitte meinen Blähbauch an! Das muss doch an dem Essen hier liegen! Ich sehe ja schon aus wie mein Schwager, der hatte aber keine Luft im Bauch, sondern Wasser. Wie nennt man das nochmal?"

Malika Shankar: „Ich nehme an, sie meinen ____________________ (1)?"

Frau Müller: „Ja genau! Zuerst wurde bei ihm ein paarmal eine ____________________ (2) durchgeführt und dann wurde ihm so ein Schlauch durch die Bauchdecke gelegt."

Malika Shankar: „Das war dann wahrscheinlich eine ____________________ (3). Das habe ich hier auch schon gesehen. Aszites ist eine Ansammlung von Flüssigkeit in der ____________________ (4). Meistens kommt es hierzu durch ____________________ (5), es gibt aber auch andere Gründe wie ____________________ (6).

Frau Müller: „Ja, das mag schon sein. Die traurige Wahrheit ist aber, dass er Alkoholiker ist."

Frau Köppes (Patientin im zweiten Bett): „Da sagen Sie was! Traurig solche Schicksale! Ich habe heute morgen unten in der Cafeteria einen Mann gesehen im Bademantel, also anscheinend auch ein Patient. Der hatte eine ganz gelbe Haut! Das heißt doch auch, dass eine ____________________ (7) vorliegt, oder?"

Malika Shankar: „Oh, da darf man nicht vorschnell urteilen! Es gibt verschiedene ____________________formen (8). Besteht zum Beispiel ein erhöhter Abbau roter Blutkörperchen, dann nennt man das einen nichthepatischen oder auch ____________________ (9) Ikterus. Wenn die Leberzellen selbst verändert werden, z. B. durch Entzündungen oder eben eine Leberzirrhose, dann nennt man das einen ____________________ (10) Ikterus. Und wenn eine Verlegung der Gallenwege vorliegt, zum Beispiel durch ____________________ (11), dann nennt man das einen ____________________ (12) Ikterus. Die Gelbfärbung der Bindehaut wiederum ist der ____________________ (13).

Alle vier Damen sehen Malika mit großen Augen fragend an. Die Schülerin bemerkt, dass sie wohl mit ihrem Vortrag etwas übertrieben hat. Dennoch ist sie stolz auf sich und positiv überrascht, was schon alles an Wissen hängengeblieben ist!

AUFGABE 4 Erkrankungen der Gallenblase und Gallenwege

Urin – Cholelithiasis – 6-F-Regel – Gallenkolik – Cholezystektomie – stumme Steine – Sonografie

Nun steigt auch die Patientin aus dem dritten Bett, Frau Poulos, mit ein. Frau Poulos: „Weil Sie gerade Verlegung der Gallenwege sagten. Also, ich hatte Gallensteine! Wie heißt da noch der Fachbegriff?"
Malika ahnt, dass sich die Unterhaltung in diesem Zimmer ziehen könnte, dabei hat sie noch so viel zu tun! Aber sie möchte auch nicht unfreundlich erscheinen. Sie antwortet: „ ________________ (1) lautet der Fachbegriff. Und, hatten sie Symptome oder waren es ________________ (2)?"

Frau Poulos: „Ich hatte eine ________________ (3) und die schlimmsten Schmerzen meines Lebens! Furchtbare Krämpfe im oberen und mittleren Bauchbereich! Ich erinnere mich, dass mir auch der Rücken so wehgetan hat! Irgendwann habe ich es nicht mehr ausgehalten und mein Mann hat mich in die Notaufnahme gebracht. Da habe ich dann endlich etwas Krampflösendes und ein Schmerzmittel bekommen und es wurde eine ________________ (4) gemacht. Blut und ________________ (5) haben sie auch untersucht und ich dufte erstmal nichts essen. Mir wurde später dann geraten, die Gallenblase entfernen zu lassen. Als sich die nächsten Schmerzen in dem Bereich anbahnten, habe ich es auch machen lassen, also eine ________________ (6). Aber was der Arzt da zu mir gesagt hat, fand ich nicht besonders schmeichelhaft! Das ist mir in Erinnerung geblieben. Wie ging das nochmal, weiblich, fett und über 40?! Frechheit!"

Malika muss schmunzeln: „Sie meinen die ________________ (7) der Risikofaktoren. Female für weiblich, fat für adipös, forty, da es oft Frauen über 40 betrifft, fair für hellhäutig, fertile bedeutet mit Kindern und family als Bezug für die familiäre Veranlagung."

AUFGABE 5 Gallenkolik – so können Pflegefachpersonen helfen.

Temperatur – Bauchdeckenentspannung – Allgemeinbefinden – Bauchwickel – Knierolle

Malika will sich verabschieden: „So, jetzt muss ich aber geh…"

Doch Frau Poulos, sichtlich in Gedanken versunken, führt das Gespräch fort: „Aber abgesehen davon muss ich sagen, dass die Pflege damals erstklassig war! Die Schwestern und – Entschuldigung, Schwestern sagt man nicht mehr, richtig? Also, die Pflegerinnen und Pfleger waren allesamt so einfühlsam und hilfsbereit. Ich hatte das Gefühl, das allein hat schon geholfen, dass die Schmerzen besser wurden. Ich weiß noch, dass sie mich, nachdem ich die Medikamente bekommen hatte, immer wieder nach meinem ________________ (1) fragten. Dann haben sie auch Puls, Blutdruck und ________________ (2) immer wieder überprüft. Und besonders toll fand ich, dass sie mir eine ________________ (3) gegeben haben zur ________________ (4). Das hat wirklich geholfen! Sie haben nämlich auch immer meine Bauchdecke kontrolliert, ob sie hart ist oder noch schmerzt. Und weil es etwas gedauert hat, bis die krampflösenden Medikamente ganz wirkten, hat mir ein Pfleger einen warmen ______________ (5) aufgelegt! Also da war ich begeistert! Das verstehe ich unter Pflege! So hat mich schon meine Mutter gepflegt, wenn ich als Kind Bauchschmerzen hatte! Da habe ich mich sofort gut aufgehoben gefühlt! Hätte nicht gedacht, dass solche Maßnahmen in Kliniken auch angewendet werden!"

Malika Shankar: „Das sehe ich auch so, Frau Poulos. Ich freue mich auch schon sehr darauf die vielen Facetten der Pflege erlernen zu dürfen! So, jetzt muss ich aber weiter! Wenn etwas ist, melden Sie sich bitte! Bis später!"

Die Auszubildende verlässt das Zimmer.

Akute Pankreatitis – Vorsicht, nicht alle Begriffe passen hier!

AUFGABE 6

Bauchspeicheldrüsenentzündung – Entzündung – invasiv – Kreislaufversagen – Fieber – Durchfall – Mobilisation – Gallensteine – Druckanstieg – Infusionstherapie – Gallenblasenentzündung – Dünndarm – Dickdarm – fettiges Essen – Gallenstau – konservativ

Auf dem Stationsflur kommen Malika die beiden Pflegefachfrauen Anastasia Yvanov und Camilla Sträuber entgegen. Sie schieben ein Pflegebett in ein freies Zimmer. In dem Bett liegt der 38-jährige Markus Lother. Herr Lother kam vor fünf Tagen mit sehr starken und anhaltenden Schmerzen im Oberbauch und ______________ (1) nachts in die Notaufnahme. Die Diagnostik bestätigte schnell eine akute Pankreatitis, also eine akute ______________ (2). Anastasia erblickt Malika und winkt sie zu sich: „Magst du mitkommen? Wir nehmen gerade Herrn Lother von der Intensivstation auf."

Malika folgt dem Angebot und befindet sich eine Zeit lang mit ihren Kolleginnen und dem neuen Patienten im Patientenzimmer.

Camilla Sträuber: „Herr Lother, es freut uns sehr, dass es Ihnen wieder besser geht! Wie Sie ja bestimmt mittlerweile wissen, bleiben Patientinnen und Patienten mit akuter Pankreatitis in der Regel immer einige Tage auf der Intensivstation, da sich erst nach ca. drei Tagen herausstellt, wie gefährlich die Situation ist. Mitunter kommt es zu lebensbedrohlichen Situationen, wie ______________ (3) mit anschließendem akuten Nieren- und Lungenversagen. In der Übergabe wurde uns schon mitgeteilt, dass die Ursache hierfür bei Ihnen ______________ (4) waren. Zum Glück konnte die Therapie bei Ihnen vorerst ______________ (5) durchgeführt werden. Das heißt hauptsächlich durch Schmerzmittel und ______________ (6). Aber unsere Oberärztin hat mit Ihnen ja auch schon über eine Cholezystektomie, also eine Entfernung der Gallenblase, aufgrund Ihrer Beschwerden mit den Gallensteinen gesprochen. Die Ärztin wird heute im Laufe des Vormittags aber nochmal bei Ihnen vorbeischauen und in Ruhe mit Ihnen reden."

Markus Lother: „Ok, danke! Ich bin nur froh, dass diese furchtbaren Schmerzen vorbei sind!"

Anastasia Ivanov: „Wir werden uns jetzt hier erstmal weiterhin um Ihre Infusionen kümmern und nach ärztlicher Anordnung auch weiterhin zunehmend um die ______________ (7). Malika, hast du noch Fragen?"

Malika Shankar: „Also, ‚itis' weist ja auf eine ______________ (8) hin. Aber wie genau hängt denn jetzt das Ganze mit den Gallensteinen zusammen?"

Anastasia Ivanov: „Hast du das anatomische Bild vor Augen? Die Gallensteine führen zu einem ________________ (9). Hierdurch kommt es wiederum zu einem ________________ (10) und zu Verletzungen des Pankreasgangs. Die Folge ist eine sogenannte Selbstandauung. Das bedeutet, die Verdauungsenzyme des Pankreas werden bereits im Pankreas und nicht erst im ________________ (11) aktiviert.

AUFGABE 7 Chronische Pankreatitis – richtig oder falsch?

falsch – richtig – falsch

Eine Stunde später betritt Malika erneut Herrn Lothers Zimmer, um sich nach seinem Befinden zu erkundigen.

Markus Lother: „Alles gut so weit, danke der Nachfrage! Stimmt es eigentlich, dass gerade bei der chronischen Pankreatitis Alkoholkonsum eine große Rolle spielt? Danach wurde ich nämlich mehrmals gefragt."

Malika Shankar: „Ich bin mir sehr sicher, dass das ________________ (1) ist."

Markus Lother: „Ich habe auch gehört, dass sogar Kinder hieran erkranken können. Kann es sein, dass es hierzu auch durch passive Toxine kommt, wie z. B. Passivrauchen?"

Malika Shankar: „Das ist ________________ (2). Aber bei der chronischen Pankreatitis sind die Schmerzen mit Sicherheit auch so schlimm und kolikartig wie bei der akuten!"

Camilla Sträuber, die gerade ins Zimmer gekommen ist, antwortet: „Das ist ________________ (3)."

Lernsituation

Dass Gallensteine tatsächlich so viele schwerwiegende Komplikationen auslösen können, überrascht Malika. Nach Dienstende setzt sie sich zu Hause mit dem Thema noch einmal genauer auseinander. Unter anderem mit möglichen Komplikationen, die je nach Lokalisation der Gallensteine entstehen können.

Gallensteine und deren Komplikationen – ordnen Sie zu.

AUFGABE 8

Stein im Ductus cysticus → u. a. Gallenblasenempyem – Stein vor der Papille → u. a. akute Pankreatitis – steingefüllte Gallenblase → u. a. akute Cholezystitis – Stein im Ductus choledochus → u. a. Verschlussikterus – Gallensteinperforation in u. a. Bauchhöhle → Peritonitis

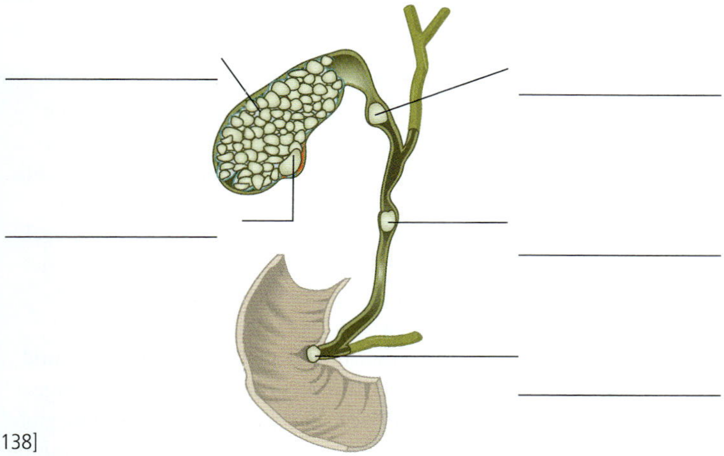

[L138]

Kurze Frage, kurze Antwort …

AUFGABE 9

Splenomegalie ist eine Vergrößerung der ______________.

Malika lässt den Tag noch einmal Revue passieren und fühlt sich für ihren nächsten Frühdienst gut vorbereitet!

AUFGABE 10

1. Die Gelbfärbung der Bindehaut nennt man ______________.
2. Zu den wichtigsten Pankreaserkrankungen gehören die chronische und akute ______________.
3. Bei Aszites muss oft eine ______________ durchgeführt werden.
4. Warme ______________ wirken krampflösend und sind vielseitig einsetzbar.
5. Es gibt verschiedene Formen eines ______________. Einer entsteht durch den erhöhten Abbau roter Blutkörperchen.
6. Durch einen Gallenstau werden die ______________ schon im Pankreas aktiv.
7. Ist die Gallenblase mit Gallensteinen gefüllt, kommt es zu einer akuten ______________.
8. Symptomfrei bleiben ______________ Steine.

19 PFLEGE BEI ERKRANKUNGEN DER NIEREN UND HARNWEGE

Lernsituation

Die Pflegefachfrau Anastasia Ivanov ist auf dem Weg in das Patientenzimmer von Herrn Ralf Blümer. In ihrer Hand trägt sie eine Nierenschale mit steril verpackten Materialien. Kurz bevor sie das Zimmer betritt, kommt ihr Malika entgegen: „Malika, hast du gerade etwas zu tun?" Die Pflegeschülerin schüttelt den Kopf: „Nein, ich habe gerade Frau Höffners Urinbeutel geleert und alles so dokumentiert, wie ihr es mir gezeigt habt." „Super", erwidert Anastasia. „Magst du jetzt mitkommen zu Herrn Blümer? Bei ihm wurde gestern ein suprapubischer Blasenkatheter gelegt. Ich möchte den Verband wechseln." Malika kommt gerne mit. Tatsächlich kennt sie den suprapubischen Blasenkatheter bisher nur von Bildern in ihren Pflegebüchern. Malika: „Ich muss zugeben, dass ich vor Beginn meiner Ausbildung dachte, dass das ganze Thema rund um Katheter und Ausscheidung eher nicht so wichtig ist. Da bin ich jetzt aber viel schlauer! Wenn meine Freunde hören, dass ich Urinbeutel leere, dann denken die nur, dass das eklig ist. Aber wie wichtig allein hierbei die richtige Beobachtung ist, dass wissen dann halt nur Pflegefachpersonen. Jede Tätigkeit hat Sinn, egal, wie sie nach außen wirkt!" „Das stimmt!", erwidert Anastasia. „Und genau das ist auch das Besondere, was das Fachwissen in der Pflege ausmacht. Gerade die Pflege in der Nephrologie und der Urologie sind wahnsinnig spannende Teilgebiete! Für Pflegefachpersonen mit Erfahrung gibt es sogar eine berufsbegleitende Fachweiterbildung in der Nephrologie. Das würde mich tatsächlich sehr reizen. Wer weiß, vielleicht machen wir die ja mal zusammen! Aber jetzt starten wir erstmal klein mit dem Verbandswechsel." Anastasia zwinkert Malika zu und die beiden Frauen betreten das Patientenzimmer.

Wichtige Erkrankungen des Harnsystems – ordnen Sie zu!

AUFGABE 1

Blasen-tumoren
Harnwegsinfektion
vesikoureterorenaler Reflux
nephrotisches Syndrom
akute und chronische Zystenniere
Glomerulonephritis
Urolithiasis
Harninkontinenz
Nephroblastom
Nierenversagen
akute und chronische Pyelonephritis
Nierenzell-karzinom

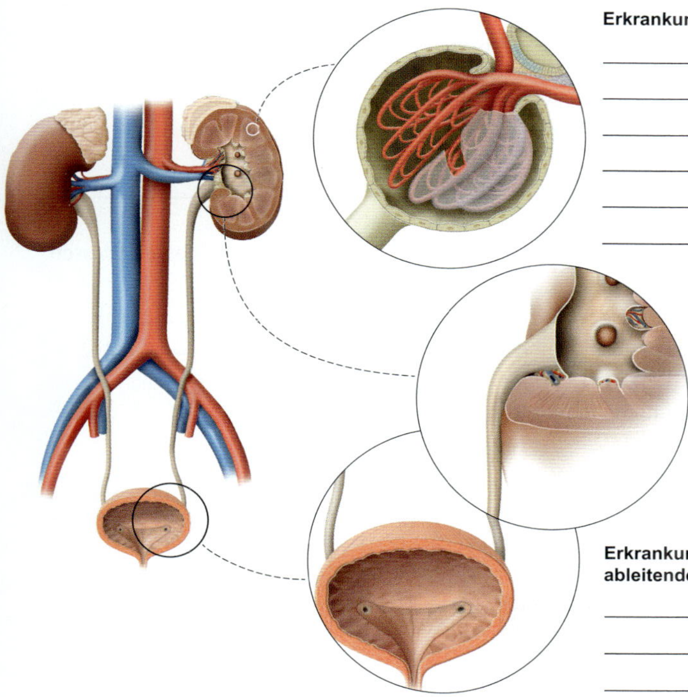

Erkrankungen der Niere

____

____

____

____

____

____

Erkrankungen der ableitenden Harnwege

____

____

____

____

____

____

[L275]

AUFGABE 2 Fachbegriffe

Pyelonephritis | Pollakisurie | Urethrozystoskopie | Nephrologie | Algurie | Zystitis | Urethritis | Urologie | Restharn | Harnverhalt

- Teilgebiet der inneren Medizin, das sich mit konservativ zu behandelnden Nierenerkrankungen, eingeschränkter Nierenfunktion und der Nierenersatztherapie beschäftigt: ____________________ (1)
- Fachgebiet, das vor allem operativ orientiert ist und sich insbesondere mit Erkrankungen der ableitenden Harnwege und der männlichen Geschlechtsorgane beschäftigt: ____________________ (2)
- Schmerzhaftes Wasserlassen: ____________________ (3)
- Häufiger Harndrang mit jeweils nur geringer Urinmenge: ____________________ (4)
- Urin, der nach der Miktion in der Blase verbleibt: ____________________ (5)
- Trotz voller und meist schmerzhafter Blase kann kein Wasser gelassen werden: ____________________ (6)
- Endoskopie der Harnröhre und Blase: ____________________ (7)
- Nieren- und Nierenbeckenentzündung: ____________________ (8)
- Infektion der Harnblase: ____________________ (9)
- Harnröhrenentzündung: ____________________ (10)

AUFGABE 3 Katheterformen – ordnen Sie Begriffe und Bilder den Beschreibungen zu.

A)

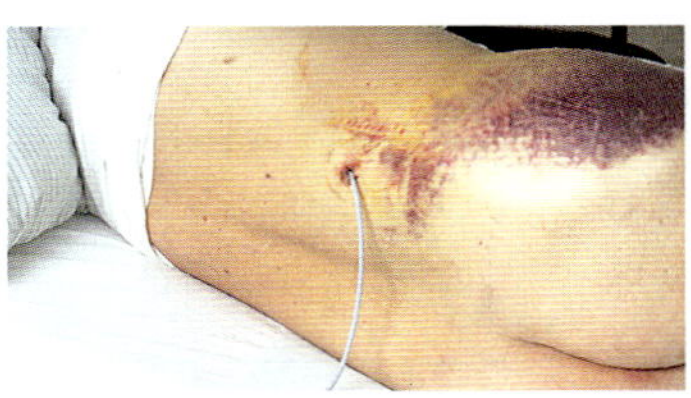

[K183]

B)

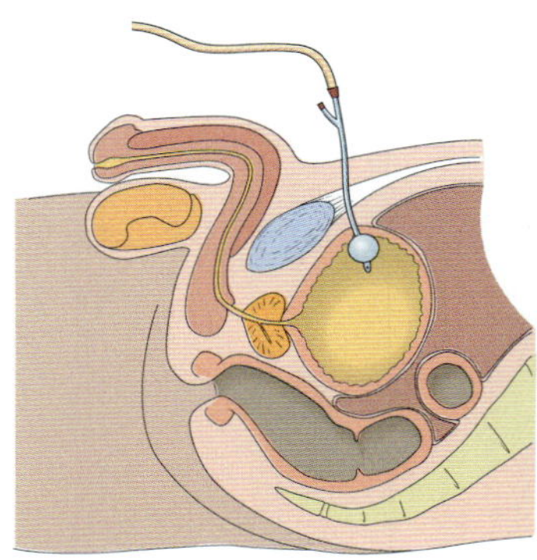

[L190]

C)

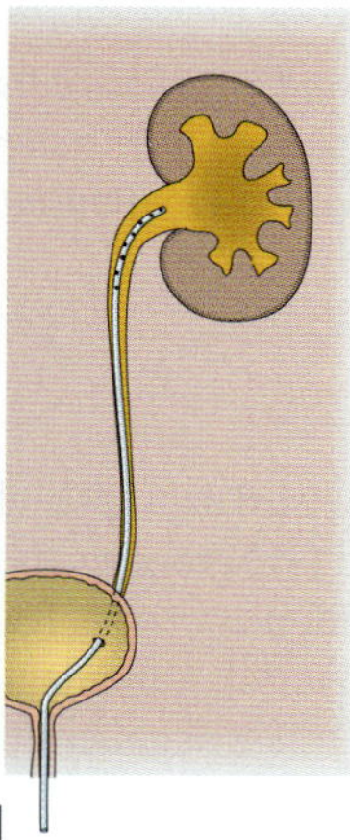

[L190]

D)

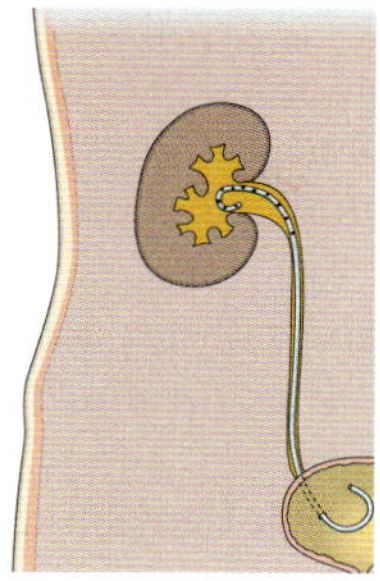

[L190]

E)

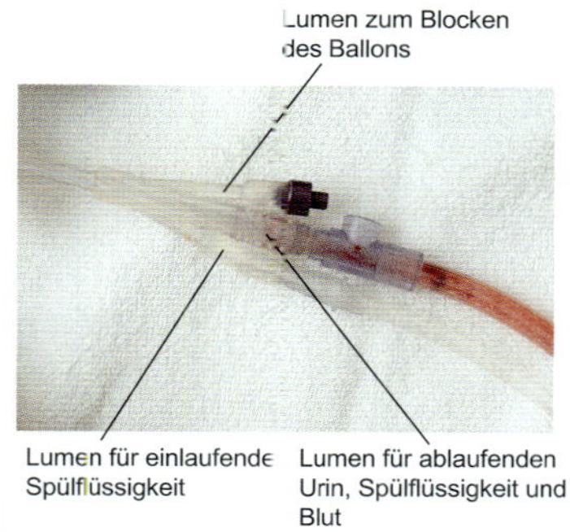

[K115]

suprapubischer Blasenkatheter – äußerer Uretherkatheter – transurethraler Spülkatheter – innerer Ureterkatheter – Nephrostomiekatheter

1. Dieser Katheter liegt mit seiner Spitze im Nierenbecken. Hauptindikation ist eine temporäre oder dauerhafte Harnableitung zur Entlastung der Niere bei Harnabflussstörungen:
   ____________________, Abb. ____________________
2. Über diesen Katheter erfolgt eine kontinuierliche Blasenspülung. Hauptindikation hierfür ist die Reinigung der Harnblase von u. a. Eiter oder Blut und das Verhindern einer Blasentamponade durch Blutkoagel:
   ____________________, Abb. ____________________
3. Dieser Katheter ist ein Blasendauerkatheter, der durch die Bauchdecke in die gefüllte Blase eingeführt wird. Indikationen sind neben der transurethralen Harnableitung Harnröhrenverletzungen und -verengungen:
   ____________________, Abb. ____________________
4. Bei diesem Katheter handelt es sich um eine Hohlsonde, die intraoperativ oder durch eine Zystoskopie in den Harnleiter eingebracht wird. Der Urin wird aus der Niere über den Katheter in die Harnblase geleitet. Therapeutische Indikation ist das Schienen der Harnleiter (z. B. postoperativ oder bei Tumoren):
   ____________________, Abb. ____________________
5. Bei diesem Katheter handelt es sich um eine Hohlsonde, welche intraoperativ oder durch eine Zystokopie in den Harnleiter eingebracht wird. Der Urin wird durch die Harnröhre nach außen in ein Urinauffangsystem geleitet. Therapeutische Indikation ist das Schienen der Harnleiter (z. B. postoperativ oder bei Tumoren):
   ____________________, Abb. ____________________

AUFGABE 4 Suprapubische Blasenkatheter

Intimbereich – Punktionsstelle – Blasentumoren – suprapubische Blasendrainage – Schlitzkompresse – ärztliche Tätigkeiten – Harnwegsinfektionen – sterilen – Blasen- und Kontinenztraining – transurethralen – desinfiziert – Bauchdecke

Der suprapubische Blasenkatheter, auch ________________ (1) genannt, ist ein Blasendauerkatheter, der durch die ________________ (2) in die Blase gelegt wird.

Ist eine länger andauernde Harnableitung geplant, so wird der suprapubische Blasenkatheter gegenüber dem ________________ (3) bevorzugt, da er weniger Komplikationen mit sich bringt. Insbesondere kommt es weniger häufig zu mechanischen Verletzungen und ________________ (4). Außerdem bleibt der ________________ (5) der Patientinnen und Patienten unberührt, was viele Betroffene als angenehm empfinden. Und auch ein ________________ (6) ist mit dem suprapubischen Katheter möglich.

Kontraindikationen sind u. a. ________________ (7), Blutgerinnungsstörungen und eine unzureichend gefüllte Blase.

Das Legen, Entfernen und der Wechsel sind ________________ (8).

Pflegefachpersonen sind nach dem Legen zuständig für einen zunächst täglichen ________________ (9) Verbandswechsel. Später erfolgt dieser alle zwei bis drei Tage. Hierfür werden die ________________ (10) und die umliegende Haut ________________ (11) und eine ________________ (12) um den Katheterschlauch gelegt. Es folgt das Abdecken mit einer Kompresse und das Fixieren mittels Fixierpflaster.

AUFGABE 5 Vorsicht! Wichtige Punkte, die es bei der Pflege von nephrologischen und urologischen Erkrankungen zu beachten gilt!

Keime – Ureterkatheter – Infektionsgefahr – Hygienemaßnahmen – Shuntfunktionsfähigkeit

- Vorsicht, ________________ (1)! Das Legen sowie jede Manipulation an einem transurethralen Katheter kann dazu führen, dass ________________ (2) von außen in die Blase eingebracht werden. Das präzise Einhalten von ________________ (3) ist daher oberstes Gebot!
- Vorsicht, niemals äußere ________________ (4) abklemmen! Hierdurch kann es zu einem Harnaufstau im Nierenbecken kommen!
- Vorsicht, für Dialysepatientinnen und -patienten ist die ________________ (5) lebenswichtig! Daher achten Pflegende immer darauf, den betreffenden Arm zu schonen und die Betroffenen, wenn nötig, über einen richtigen Umgang aufzuklären!

AUFGABE 6

Schon gewusst? Achtung, 5 Begriffe finden hier keine Verwendung!

Nykturie – Restharn – nicht – Blasenkarzinome – Harnverhalt – Doppelnieren – suprapubischen – Polyurie – transurethralen – Nieren – Harnleiter – immer

- Bei ____________________ (1) ist das Risiko für einen Harnwegsinfekt deutlich erhöht.
- ____________________ (2) ist der Fachbegriff für vermehrtes nächtliches Wasserlassen.
- Die Gefahr der Keimeinbringung ist bei ____________________ (3) Blasenkathetern größer als bei ____________________ (4) Blasenkathetern.
- ____________________ (5) kommen bei Männern deutlich öfter vor als bei Frauen.
- Durch die hohen Leistungsreserven der ____________________ (6) sind Menschen mit langsam fortschreitender Schädigung dieser Organe lange beschwerdefrei.
- Diuretika steigern ____________________ (7) die Ausscheidung harnpflichtiger Substanzen, also überflüssiger und schädlicher Substanzen, welche die Niere bei der renalen Ausscheidung eliminiert.

Lernsituation

Malika durfte unter Anastasias Anleitung den sterilen Verbandswechsel bei Herrn Blümer durchführen. Nach getaner Arbeit verlässt die Pflegeschülerin gemeinsam mit ihrer Kollegin zufrieden das Patientenzimmer. Wieder eine neue Erfahrung gemacht! Solche Tage liebt Malika! Gleichzeitig macht sie plötzlich einen sehr ernsten und nachdenklichen Eindruck. Anastasia fällt ihre Mimik sofort auf: „Was ist los? Du hast das super gemacht!“ Malika blickt auf: „Das ist es nicht. Ich fand es auch super. Eigentlich finde ich alles super, was wir in der Pflege machen! Ok, natürlich nicht alles. Ich glaube, jeder hat seine Abneigungen. Aber generell finde ich unsere Tätigkeit und das dazu gehörige Wissensspektrum so umfangreich und wichtig! Und dann komme ich nach Hause und erlebe in meiner Freizeit so viele blöde Vorurteile. Wäre ich Influencerin, wären hundertpro alle interessiert. Aber wenn ich Katheter leere, finden das alle nur eklig und sehen nicht, was alles dahintersteckt. Das macht mich wütend! So wütend! Ich wünsche mir so sehr, dass das Image unseres Berufes endlich das Ansehen bekommt, das es verdient.“

Anastasia sieht zu Boden, während sie noch das Desinfektionsmittel in Händen verreibt. Dann antwortet sie leise: „Ja, ich weiß genau, was du meinst.“

Die beiden Frauen gehen den Flur entlang, bis auch schon die nächste Patientenklingel ertönt.

AUFGABE 7 5 Fakten zum Harnwegsinfekt – richtig oder falsch?

Falsch – Falsch – Richtig – Richtig – Richtig

1. Harnwegsinfektionen lassen sich in sechs, teils überlappende, Kategorien einteilen.
   → ____________________
2. Harnwegsinfektionen sind meisten viral, selten bakteriell verursachte Entzündungen der ableitenden Harnwege.
   → ____________________
3. Harnwegsinfektionen gehören bei Mädchen und Frauen zu den häufigsten Infektionen überhaupt.
   → ____________________
4. Hauptsymptom ist eine verminderte Harnausscheidung (Oligurie).
   → ____________________
5. Eine akute Zystitis, also eine akute Harnblasenentzündung, geht meistens einher mit einer akuten Urethritis, also einer akuten Harnröhrenentzündung.
   → ____________________

AUFGABE 8 Rezidivprophylaxe bei Harnwegsinfektionen – Pflegende informieren!

hinten – stören – entleeren – vermeiden – vorne – warme – normale – trinken – danach – säubern

- Täglich ca. 1,5 l ____________________ (1).
- Bei Harndrang immer zügig eine Toilette aufsuchen und Blase komplett ____________________ (2).
- Bei der Intimhygiene Genitalbereich immer von ____________________ (3) nach ____________________ (4) ____________________ (5).
- Keine Produkte für den Intimbereich nutzen, die die ____________________ (6) Bakterienflora ____________________ (7).
- Bei Zusammenhang mit Geschlechtsverkehr: davor und danach Intimbereich waschen, ____________________ (8) zusätzlich Wasserlassen.
- Unterkühlung ____________________ (9), z. B. durch ____________________ (10) Baumwollunterwäsche und Sitzunterlagen.

Erkrankungen der Nieren

AUFGABE 9

Nierenbecken – Fehlbildungen – postrenal – Becken – Pyelonephritis – Nierenversagen – erworbenen – Nierenhypoplasie – renal – Nierenarterienstenose – prärenal – Hufeisenniere

__________ (1) von Nieren und Harnwegen zählen zu den häufigsten Fehlbildungen. Angeborene Nierenfehlbildungen sind u. a. die Verschmelzung beider Nieren am unteren Pol, auch bekannt als __________ (2), oder die Unterentwicklung einer Niere, also die sogenannte __________ (3). Nicht selten kommt es auch zu einer Fehlbildung, wobei eine Niere im __________ (4) lokalisiert ist.

Bei der angeborenen oder __________ (5) __________ (6) liegt eine Verengung der A. renalis vor. Diese Erkrankung kann asymptomatisch bleiben, aber auch zur renovaskulären Hypertonie führen.

Die chronische __________ (7), also die chronische bakterielle Entzündung von __________ (8) und Nierenparenchym, ist überwiegend die Folge einer nicht komplett auskurierten Harnwegsinfektion bei Harnabflussbehinderung.

Das akute __________ (9) beschreibt eine plötzliche und erhebliche Funktionsverschlechterung. Mögliche Ursachen können __________ (10) (z. B. durch einen septischen Schock), __________ (11) (z. B. durch Entzündungen der Niere) oder __________ (12) (z. B. durch Harnröhrenverengung) sein.

Malika hat heute viel gelernt – Sie auch? Dann ran an die Wiederholung!

AUFGABE 10

1. Wenn man nachts ungewöhnlich oft auf die Toilette zum Wasserlassen muss, dann lautet der Fachbegriff hierfür __________.
2. Der häufigste __________ Infekt bei Frauen und Mädchen ist der __________.
3. __________ Blasenkatheter bringen ein deutlich geringeres Infektionsrisiko mit sich als __________ Blasenkatheter.
4. Bei Dialysepatienten darf am __________ u. a. kein Blutdruck gemessen werden.
5. Bleibt nach Miktion in der Blase: __________.
6. Die untere Harnwegsinfektion ist ohne, die obere Harnwegsinfektion mit klinischer Beteiligung der __________.
7. Durch das Aufsteigen von Bakterien durch die Harnröhre bei einer akuten __________ kommt es häufig in diesem Zusammenhang auch zu einer akuten __________.
8. Eine angeborene Fehlbildung ist die Lokalisation einer Niere im __________.

20 PFLEGE BEI ENDOKRINOLOGISCHEN, STOFFWECHSEL- UND ERNÄHRUNGSBEDINGTEN KRANKHEITEN

Lernsituation

Bald ist es geschafft für heute. Malika und die Pflegefachfrau Anastasia Ivanov bereiten sich langsam auf die Übergabe und den wohl verdienten Feierabend vor. Im letzten Patientenzimmer nach ihrem Durchgang liegt Herr Rodrigues. Der 82-jährige Patient muss noch eine Insulininjektion erhalten. „Magst du das machen, Malika?" Die Schülerin nickt: „Ja klar!" Sie betreten das Zimmer und begrüßen Herrn Rodrigues. Der weiß schon, was nun kommt und lächelt freundlich. Malika bereitet alles vor und informiert den Patienten. „Achtung, es wird kurz kühl", sagt sie und desinfiziert die Hautstelle, in die injiziert werden soll. Dann wartet sie, bis alles vollständig abgetrocknet ist. Herr Rodriguez zwinkert zustimmend und überlegt: „Gut, dass Sie das machen. Mir ist aufgefallen, dass hier auf Ihrer Station immer sehr hygienisch gearbeitet wird! Ich muss zugeben, dass ich das selbst bei mir nie gemacht habe. Also, da so etwas drauf gesprüht, bevor ich mich gepikst habe." „Ah, Sie meinen, Sie haben kein Hautdesinfektionsmittel benutzt?" Herr Rodrigues stimmt Malika zu: „Ja genau. Und in den letzten Monaten, bevor ich ins Krankenhaus gekommen bin, hatte meine Tochter einen ambulanten Pflegedienst für mich organisiert, weil es mir so schlecht ging. Die freundlichen Damen und Herren haben das dann auch für mich übernommen. Also, das Insulin spritzen. Aber da weiß ich jetzt gar nicht mehr, ob die auch vorher gesprüht haben. Muss man wahrscheinlich zu Hause nicht, nur im Krankenhaus, oder?" Malika guckt fragend zu Anastasia rüber.

Wichtige Erkrankungen des Hormonsystems – ordnen Sie zu. **AUFGABE 1**

Diabetes mellitus – Diabetes insipidus – Conn-Syndrom – Nebennierenrindeninsuffizienz – euthyreote Struma – Hypophysenvorderlappenunterfunktion – Hyperthyreose (Schilddrüsenüberfunktion) – Schilddrüsenkarzinom – Hypophysenvorderlappenüberfunktion – Hyperparathyroidisimus (Nebenschilddrüsenüberfunktion) – Hypothyreose (Schilddrüsenunterfunktion) – Hypoparathyroidismus (Nebenschilddrüsenunterfunktion)

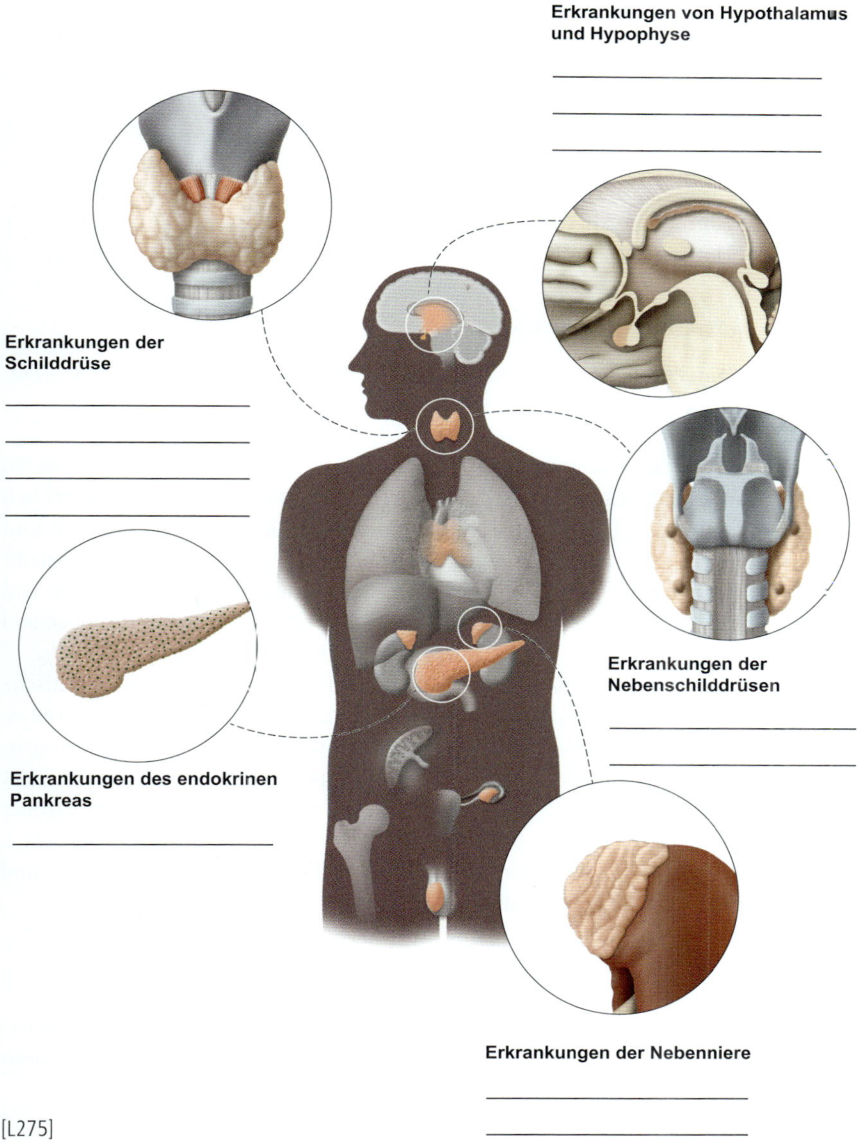

[L275]

AUFGABE 2 Das Hormonsystem

Insulin – Testosteron – Hypothalamus – Hormone – Östrogen – Hormondrüsen

1. Chemisch uneinheitliche Botenstoffe, die der Kommunikation zwischen Zellen und Organen dienen: __________
2. Endokrine Drüsen: __________
3. Oberstes Zentrum des Hormonsystems: __________
4. Hormon, das in der Bauchspeicheldrüse gebildet wird: __________
5. Hormon, das in den Hoden gebildet wird: __________
6. Hormon, das in den Eierstöcken gebildet wird: __________

AUFGABE 3 Aufgaben der Hormone

Schlafverhalten – Entwicklung – endokrine –Empfindungen – Psyche – biologische – Hunger

Das Hormonsystem, oder auch das __________ (1) System, ist ein großes Steuerungssystem des Körpers. Hormone beeinflussen maßgeblich __________ (2) Abläufe im Körper. Auch unser Verhalten und unsere __________ (3) sind abhängig von Hormonen. Dies betrifft nicht nur unser Verdauungssystem, den Stoffwechsel sowie das Ess-, Trink- und __________ (4). Auch Sexualität, Verhalten in Stressreaktionen und unsere __________ (5) werden hierdurch beeinflusst.

Das bedeutet, Hormone spielen eine große Rolle in Bezug auf psychische Vorgänge und unser daraus resultierendes __________ (6). Hormone erfüllen aber noch weitere wichtige Aufgaben. So sind sie u. a. für den Organstoffwechsel und die Energiebalance im Körper zuständig. Sie helfen uns, mit __________ (7) aller Art fertig zu werden, wie z. B. Infektionen oder __________ (8). Sie fördern Wachstum und __________ (9) und sind für die Steuerung von Reproduktionsvorgängen der Eizellen- und Spermienbildung zuständig.

AUFGABE 4 Stoffwechselprozesse – energieliefernd und lebenswichtig

Auf- und Abbauprozesse – Anabolismus – Zellen – Erkrankungen – Körperwärme – Metabolismus – Nährstoffen – genetisch – chemische – Katabolismus – Umweltfaktoren – Energie

Was ist Stoffwechsel?

- Unter Stoffwechsel, auch ____________ (1) genannt, versteht man alle ____________ (2) im Körper. Hierbei geht es unter anderem um die ____________ (3) Umwandlung von Nährstoffen, die mit der Nahrung aufgenommen werden. Diese werden in energiearme Endprodukte umgewandelt, wobei wiederum ____________ (4) freigesetzt wird. Diese benötigt der Körper für lebenswichtige Funktionen wie den Erhalt der ____________ (5).

Warum ist der Stoffwechsel ein ständiger Auf- und Abbauprozess?

- Was beim Stoffwechsel stattfindet, ist ein andauernder Abbau von ____________ (6) zum Aufbau von ____________ (7). Der Abbau, also die Verbrennung und Zerlegung von Nahrungsbestandteilen oder Körperreserven, heißt ____________ (8). Die Synthese, also die Aufbauvorgänge und Schaffung neuer Organstrukturen, heißt ____________ (9).

Was sind Stoffwechselstörungen?

- Stoffwechselstörungen sind ____________ (10), die einzelne oder auch mehrere Stoffwechselvorgänge betreffen. Diese Stoffwechselkrankheiten können angeboren oder ____________ (11) bedingt sein. Sie können aber auch im Laufe des Lebens durch Lebensstil und ____________ (12) entstehen.

AUFGABE 5

Welche Erkrankungen gehören zu den Stoffwechselkrankheiten?

Diabetes mellitus Typ 1
Glaukom
Lungenkarzinom
Mastitis
Psoriasis
Mykose
Neurodermitis
Fettstoffwechselstörung
Meningitis
Gicht
Influenza
Funktionsstörungen der Schilddrüse
Diabetes mellitus Typ 2
Restless-Legs-Syndrom
Mukoviszidose

AUFGABE 6 Welche Erkrankungen gehören zu den ernährungsbedingten Erkrankungen?

Anorexia nervosa – Ulcus cruris – Adipositas – Masern – Dystrophie – Vitaminmangelsyndrome – Demenz – tiefe Venenthrombose – Hypervitaminosen – Spurenelementmangelsyndrome – Bulimia nervosa – Laryngitis

AUFGABE 7 Richtig oder falsch?

Richtig – Falsch – Richtig – Falsch

1. Die Symptome bei einer Schilddrüsenvergrößerung (euthyreote Struma) sind meist nur kosmetisch störend.
   → ____________________
2. Männer sind häufiger von Schilddrüsenüberfunktion (Hyperthyreose) betroffen.
   → ____________________
3. Kinder bis zum 14. Lebensjahr können nur an Diabetes mellitus Typ 1 erkranken.
   → ____________________
4. Männer sind deutlich häufiger von Gicht betroffen als Frauen.
   → ____________________

AUFGABE 8 Therapie bei Diabetes mellitus Typ 2

Metformin – Ernährungsumstellung – Insulintherapie – Pharmaka-Zweifachkombination

1. Stufe: Basistherapie, z. B. ____________________ (1)
2. Stufe: Basistherapie plus ____________________ (2)
3. Stufe: Basistherapie plus ____________________ (3)
4. Stufe: Basistherapie plus ____________________ (4)

Hautdesinfektion und Insulininjektion

AUFGABE 9

Pflicht oder *keine Pflicht?*

1. Diabetiker oder Diabetikerin nimmt die Insulininjektion selbst vor.
   → Hautdesinfektion ____________________!
2. Pflegefachperson übernimmt die Insulininjektion im Krankenhaus oder in der stationären Langzeitpflege.
   → Hautdesinfektion ____________________!
3. Pflegefachperson übernimmt Insulininjektion in der häuslichen Pflege.
   → Hautdesinfektion ____________________!

Wiederholen ohne Vorgabe – kein Problem!

AUFGABE 10

1. „Hypo" steht für ____________________funktion.
2. „Hyper" steht für ____________________funktion.
3. Unsere Psyche und unser Verhalten werden zu einem großen Teil von ____________________ beeinflusst.
4. Gicht ist eine ____________________erkrankung.
5. Beim Stoffwechsel werden N____________________ abgebaut und Z____________________ aufgebaut.
6. Diabetes mellitus ist eine Erkrankung des ____________________.
7. Hormone dienen der Kommunikation zwischen Zellen und ____________________.
8. Der ____________________ ist das oberste Zentrum des Hormonsystems.

21 PFLEGE BEI ONKOLOGISCHEN ERKRANKUNGEN

Lernsituation

Auch Jonas Altmann ist mittlerweile gut im zweiten Ausbildungsjahr angekommen. Einige Zeit ist nun schon vergangen, seit er seinen Praxiseinsatz auf der allgemeinchirurgischen Station begonnen hat. Eine ganz andere Welt für den Pflegeschüler, der bisher nur Erfahrungen in der stationären Langzeitpflege gemacht hat. Was aber nicht bedeutet, dass es ihm nicht gefallen würde. Besonders freut er sich schon auf nächste Woche. Da darf er seinen Einsatz auf der Station für Unfallchirurgie weiterführen.

Heute kommt einer seiner Lehrer aus der Pflegeschule Jonas in der Praxis besuchen. Solche Treffen empfindet er immer als angenehm, da hierbei Raum besteht, um ehrlich seine Meinung zum Einsatz zu äußern. Besonders zu dem Pflegepädagogen Herrn Polat hat Jonas bereits bei seinem ersten Einsatz diesbezüglich Vertrauen gefasst. Daher freut es ihn sehr, dass dieser auch heute für den Praxisbesuch verantwortlich ist. Jonas ist allein in einem Besprechungsraum der Station und wartet auf seinen Lehrer. Kurze Zeit später öffnet sich schon die Tür und Herr Polat tritt ein. Es herrscht sofort eine lockere und angenehme Stimmung. Natürlich erkundigt sich der Pädagoge nach Jonas' Befinden und wie er auf der Station bisher zurechtkommt. Jonas bestätigt, dass er alles sehr interessant findet, kommt aber auch zu einem Punkt, der ihn beschäftigt: „Es ist so, dass hier auf Station sehr viele onkologische Patientinnen und Patienten sind. Ich habe bisher ungewöhnlich viele chirurgische Tumorentfernungen mitbekommen. Und verstehen Sie mich nicht falsch, ich finde die Pflege hierbei sehr interessant. Aber natürlich kommt man auch in Kontakt mit den Menschen, die man pflegt und erfährt die Schicksale, die hinter jeder onkologischen Erkrankung stehen. Ich will ehrlich sein, das ist nicht immer leicht für mich. Im Gegensatz zum Pflegeheim sind die Betroffenen oft auch noch so jung. Bis letzte Woche lag noch eine Mutter in einem Zimmer. Ihr Mann kam immer mit den beiden kleinen Kindern zu Besuch. Und wenn die drei wieder weg waren, hat sie immer bitterlich geweint. Ich musste es mir wirklich verkneifen, dass mir da nicht selbst die Tränen kamen." Herr Polat hört den Worten seines Schülers aufmerksam zu und nickt dabei verständnisvoll. Dann erwidert er: „Herr Altmann, die Onkologie, die wir auch noch gemeinsam dieses Schuljahr durchnehmen werden, ist ein sehr interessantes Fachgebiet für Medizin genau wie für die Pflege. Tatsächlich ist die onkologische Fachweiterbildung diejenige, die mich in meiner Zeit als Pfleger immer am meisten gereizt hat. Und hätte ich mich nicht für das Pflegepädagogikstudium entschieden, wäre dieser Weg höchstwahrscheinlich meine Berufung gewesen. Aber wie Sie schon selbst feststellen mussten, sieht die Praxis oft anders aus als die Theorie. Jeder ‚Fall', den Sie in Ihrer Tätigkeit erleben, hat ein Gesicht und eine Geschichte. In der Pflege werden Sie immer auch in Kontakt mit Angehörigen kommen. Und gerade bei onkologischen Erkrankungen heißt das, auch eine Menge Angst, Ungewissheit und Trauer mitzuerleben. Aber gerade hier zeichnet sich ein enorm wichtiger Aspekt unsere Pflegetätigkeit ab. Empathie und Verständnis können in so schweren Zeiten wahre Wunder bewirken. Glauben Sie mir!" Jonas nickt nachdenklich.

Onkologie Grundlagen

AUFGABE 1

Wachstum – spontan – maligne – Metastasierung – Zellansammlung – Tumorgene – irreversible – Krebs – Kanzerogene – benigne – Tumor – invasiven Tumor

Als ________________ (1) wird zunächst jede lokalisierte Schwellung bezeichnet. Im engeren Sinne handelt es sich um eine Geschwulst, also um eine pathologische ________________ (2). Hierzu kommt es durch ein ungehemmtes ________________ (3) körpereigener Zellen.

Tumoren werden unterschieden in ________________ (4), also gutartige Tumoren, und ________________ (5), also bösartige Tumoren. Bösartige Tumoren sind das, was umgangssprachlich auch als ________________ (6) bezeichnet wird.

Bösartige Tumoren entstehen zunächst durch eine ________________ (7), also unwiderrufliche Umwandlung von normalen in bösartige Zellen. Eine solche Mutation oder Veränderung der Genaktivität kann verschiedene Ursachen haben. Zum einen wird sie hervorgerufen durch Substanzen, die bösartige Tumoren hervorrufen oder begünstigen, wie z. B. UV-Licht oder Chemikalien. Krebserzeugende Stoffe nennt man ________________ (8). Es besteht aber auch ein erbliches Tumorsyndrom. Die Betroffenen besitzen die sogenannten ________________ (9) und haben ein sehr hohes Erkrankungsrisiko.

Die meisten bösartigen Tumoren entstehen jedoch ________________ (10). Dabei werden die Tumorzellen im Verhältnis zu den normalen Zellen immer mehr. Ab einer gewissen Größe durchbricht ein Tumor die normalen Gewebeschranken und dringt in Nachbargewebe ein. Ist dies der Fall, spricht man von einem ________________ (11) und es besteht das Risiko der ________________ (12).

Pflegende in der Onkologie – Konfrontation mit Ausnahmesituationen

AUFGABE 2

Krankheitsverlauf – Supervisionen – Betroffenheit – Selbstpflege – Selbstreflexion – Ausnahmesituationen – Ängste – Krankheit – Ausgleich

Pflegende, die im Bereich der Onkologie arbeiten, sind sehr häufig mit ________________ (1) konfrontiert. Nicht selten werden sie zu wichtigen Ansprechpartnerinnen und -partnern, welche die Betroffenen über einen langen Zeitraum hinweg begleiten. Dies beinhaltet auch Höhen und Tiefen im oft sehr langen ________________ (2). Eine Begleitung, die Spuren hinterlassen kann! Viele Pflegende bemerken eine persönliche ________________ (3) sowie auch aufsteigende ________________ (4).

Daher: Um eine gute Pflege von onkologischen Patientinnen und Patienten gewährleisten zu können, lautet das Stichwort ________________ (5)! Dies lässt sich im Privaten sowie auch im Team umsetzen. Privat gilt es, einen guten ________________ (6) zum Berufsalltag zu schaffen, sei es durch Sport oder andere gesundheitsfördernde Aktivitäten. Im Team ist es wichtig, transparent mit den Emotionen umzugehen. Das bedeutet, es muss Raum zur Aussprache geschaffen werden. Psychische Belastungen der Mitarbeiterinnen und Mitarbeiter gilt es, ernst zu nehmen. Hierzu eignen sich ____________________ (7) oder auch passende Fortbildungen. Und nicht zuletzt muss sich jede Pflegefachperson darüber bewusst sein, dass die eigene Auseinandersetzung mit ____________________ (8), Leben und Tod in diesem Beruf unumgänglich ist. Genauso wie die ____________________ (9) in Bezug auf den täglichen Umgang hiermit.

AUFGABE 3 Krebsassoziierte Fatigue – hierauf müssen Pflegende achten!

Erschöpfung – Schlaf – kognitiv – Screening – Therapie – Balance – symptomatisch – psychisch – Beratung – Müdigkeit – Selbstwertgefühl – emotional

- Die krebsassoziierte Fatigue, also die tumorbedingte ____________________ (1), ist ein sehr häufiges und belastendes Problem von Krebspatientinnen und -patienten.
- Die Ursachen sind im Detail noch unklar, lassen sich aber auf u. a. Tumor und ____________________ (2) zurückführen.
- Die Leitsymptome lassen sich in die drei Bereiche ____________________ (3) (z. B. Schläfrigkeit, Kraftlosigkeit), ____________________ (4) (z. B. Gedächtnisstörungen, Konzentrationsschwierigkeiten) und ____________________ (5) (z. B. Traurigkeit, Interesselosigkeit) einteilen.
- Fatigue ist keine „normale" ____________________ (6).
- ____________________ (7) führt nicht zur Erholung und Behebung des Problems.
- In regelmäßigen Abständen sollte hierzu ein ____________________ (8) erfolgen.
- Die Behandlung erfolgt ____________________ (9).
- Pflegende beraten über die richtige ____________________ (10) zwischen Aktivität und Ruhe.
- Oft kann der Teufelskreis durch ein individuell angepasstes körperliches Training unterbrochen und das ____________________ (11) wieder gesteigert werden.
- Vielen Betroffenen hilft eine professionelle ____________________ (12) dazu, dass dieser Zustand bei Krebserkrankungen sehr häufig vorkommt und nicht sie selbst „das Problem" sind.

Richtig oder falsch?

AUFGABE 4

1. Bösartige Tumoren äußern sich, im Gegensatz zu gutartigen Tumoren, in den meisten Fällen relativ schnell durch Schmerzen an der betroffenen Stelle. Daher können sie in der Regel schnell behandelt werden, ohne dass es zu einer gefährlichen Metastasierung kommt.
   → ____________________
2. Tumorerkrankungen weisen meist sehr lange nicht eindeutige Beschwerden auf. Daher dauert es in vielen Fällen lang, bis es zur Diagnose kommt und mit der Therapie begonnen werden kann.
   → ____________________

5 Fakten zur Metastasierung

AUFGABE 5

Tochtergeschwülste – kavitären – Lymph- oder Blutgefäße – hämatogenen – Tumorzellen – lymphogenen

1. Metastasen sind ____________________ bösartiger Tumoren in primär nicht betroffenen Organen oder Organbezirken.
2. Metastasen entstehen durch die Abtrennung von ____________________ vom Zellverband und deren Eindringen in ____________________.
3. Bei der ____________________ Metastasierung gelangen Tumorzellen in die regionalen Lymphknoten.
4. Bei der ____________________ Metastasierung werden Tumorzellen mit dem Blut abtransportiert und bleiben im nächsten Kapillarnetz hängen.
5. Bei der ____________________ Metastasierung verbreiten sich die Metastasen in seriösen Höhlen, wie z. B. der Bauchhöhle.

Lernsituation

Herr Polat: „Tumorerkrankte Menschen und ihre Angehörigen befinden sich oft ganz plötzlich in dramatischen Lebenskrisen. Neben körperlichen Symptomen spielt die psychische Belastung eine enorm große Rolle. Pflegefachpersonen sind in solchen Situationen häufig wichtige Begleiterinnen und Begleiter." Jonas ist sich unsicher: „Aber welches Verhalten ist in solch einer Situation richtig und welches falsch? Kann ich mir überhaupt anmaßen, in solchen schwerwiegenden Krisen so etwas wie Ratschläge zu geben? Ist das nicht total überheblich? Auf der anderen Seite kommen auch viele Betroffene auf einen zu und man merkt deutlich, dass da Redebedarf besteht. Ich möchte nur nichts falsch machen im Gespräch. Ich kann ja schließlich nicht sagen ‚Hey, Sie müssen positiv denken! Dann wird das schon!' Ich glaube, ich würde ausrasten, wenn ich so krank wäre und dann käme mir jemand so!" Herr Polat versteht und lächelt: „Das würde ich vermutlich auch. Aber es gibt Möglichkeiten, krebserkrankte Menschen individuell so zu begleiten, dass sie sich unterstützt und gut beraten fühlen."

AUFGABE 6 Pflegende in der psychischen Begleitung – was ist zu beachten?

Individualität – Schuldgefühle –Bestätigung – Bewältigung – positiver Emotionen – richtig oder falsch

- Jeder Mensch hat seine eigene Art der ________________ (1) im Umgang mit der Krebserkrankung.
- Bei der Art und Weise, wie Betroffene mit ihrer Situation umgehen, gibt es kein ________________ (2).
- Äußerungen wie „Sie müssen positiv denken!" sind unangebracht, da sie bei den Betroffenen ________________ (3) hervorrufen könnten, die keinesfalls gerechtfertigt sind.
- Motivationen im Umgang mit der Erkrankung können nicht von außen eingefordert werden, sondern können durch das Hervorrufen ________________ (4) erweckt werden.
- Die Betroffenen benötigen in ihren Gefühlen ________________ (5).
- Pflegende bestärken Betroffene darin, eigene Bedürfnisse, Wünsche und ________________ (6) ernst zu nehmen und sich an dem zu orientieren, was für sie wichtig ist.
- Pflegende bestärken Betroffene in ihrer ________________ (7), was den Umgang mit ihrer Erkrankung angeht.

AUFGABE 7 Behandlungsmöglichkeiten

Strahlentherapie – Schmerztherapie – Immuntherapie – Zytostatikatherapie/Chemotherapie – zielgerichtete Therapien – Hormontherapie

1. Hemmt das Zellwachstum wachsender Zellen und führt letztlich zum Zelltod. Eine wiederholte Behandlung in standardisierten Zyklen ist notwendig: ________________.
2. Wird häufig vor oder nach einer Chemotherapie oder Operation eingesetzt. Kommt aber auch als alleinige Behandlung vor: ________________.
3. Beinhalten u. a. die Gabe von immunmodulierenden Substanzen: ________________.
4. Medikamentöse Tumortherapien, die an definierten Strukturen außer- oder innerhalb der Zelle angreifen: ________________.
5. Analgetika- und Co-Analgetika-Gabe, je nach Intensität und Tumorlokalisation: ________________.
6. Nutzt die Hormonabhängigkeit von Tumoren: ________________.

Richtig oder falsch?

AUFGABE 8

1. Neue Zytostatika sind heute nicht mehr schädlich bei Hautkontakt oder Einatmung.
   → ____________________
2. Einzelne Zytostatika können zu Organschäden führen.
   → ____________________

Welcher Begriff wird hier beschrieben?

AUFGABE 9

____________________ sind Substanzen im Blut, im Gewebe oder anderen Körperflüssigkeiten, die unter normalen Umständen nicht oder nur in geringer Menge vorhanden sind. Ihr Nachweis oder Anstieg lässt auf eine bösartige Tumorerkrankung schließen.

Ran an die Wiederholung!

AUFGABE 10

1. Tochtergeschwülste in nicht betroffenen Organen oder Organbezirken: M____________________.
2. Positive Emotionen bewirken eine positive M____________________ im Umgang mit der Erkrankung.
3. Gutartige Geschwülste = b____________________ T____________________
4. Bösartige Geschwülste = m____________________ T____________________
5. Hier hilft kein Schlafen und Ausruhen: krebsassoziierte F____________________.
6. Hier besteht die Gefahr der Metastasierung: i____________________ T____________________
7. Aufforderungen zum Verhalten im Krankheitsverlauf können schnell zu ungerechtfertigten S____________________ führen.
8. Muss in standardisierten Zyklen durchgeführt werden, da die Wirkung nur bei wachsenden Zellen besteht: Z____________________.

22 PFLEGE BEI ORTHOPÄDISCHEN UND TRAUMATOLOGISCHEN ERKRANKUNGEN

Lernsituation

Es ist Montagmorgen und auf der unfallchirurgischen Station ist der Frühdienst schon im vollen Gange. Jonas Altmann ist mitten im Geschehen und findet alles wahnsinnig spannend: Ein Mann hat eine Mittelfußfraktur nach einem Arbeitsunfall, bei einem weiteren, jüngeren Mann wurden Meniskusschäden diagnostiziert, die nun bald operativ behandelt werden müssen, und eine Mountainbikerin wartet mit Luxation des Schultergelenks und Handgelenksfraktur auf weitere Maßnahmen.

Jonas bemerkt eine ganz andere Dynamik, als er sie bisher in seiner Arbeit kennenlernte. Alles scheint Hand in Hand zu laufen, jede Mitarbeiterin und jeder Mitarbeiter weiß genau, was in welcher Situation zu tun ist. Prä-, peri- und postoperative Pflege erfolgen auf höchstem Niveau, sodass der Pflegeschüler am liebsten direkt voll einsteigen würde. Nach jeder Entlassung folgt auch schon wieder eine Neuaufnahme. Unter den Pflegefachpersonen und den Chirurginnen und Chirurgen herrscht manchmal ein etwas rauer Ton, aber das scheint niemanden zu stören. Jeder, so macht es den Anschein, ist mit jedem auf Augenhöhe und weiß die Arbeit seines Gegenübers zu schätzen. Durch die vielen doch auch recht jüngeren Patientinnen und Patienten besteht auch hier ein angenehm lockerer Umgang in der Interaktion. Gespräche werden geführt, aber auf einem ganz anderen Niveau als in der Altenpflege – weder besser noch schlechter. Einfach anders.

Jonas ist begeistert. Dass es ihm so gut gefällt, hätte er nicht gedacht! Er beschließt, sich diese Woche nach Feierabend nochmal ausgiebig mit den pflegerischen Tätigkeiten bei orthopädischen und traumatologischen Erkrankungen auseinanderzusetzen. Er ist froh über die Möglichkeiten einer generalistischen Ausbildung. Hätte er direkt die Altenpflegeausbildung begonnen, wären ihm viele solcher Erfahrungen nicht begegnet.

Wichtige Erkrankungen des Bewegungsapparats – ordnen Sie zu.

AUFGABE 1

Bandverletzungen des Sprunggelenks – Koxarthrose – Klavikulafraktur – Oberarmfraktur – Schädelfraktur – Hüftgelenksdysplasie – Sprunggelenkfraktur – Wirbelkörperfraktur – Schultergelenkluxation – Rotatorenmanschettenruptur – Schenkelhalsfraktur – Bandscheibenvorfall – distale Radiusfraktur – rheumatoide Arthritis der Hand- und Fingergelenke – Meniskus- und Bandverletzungen

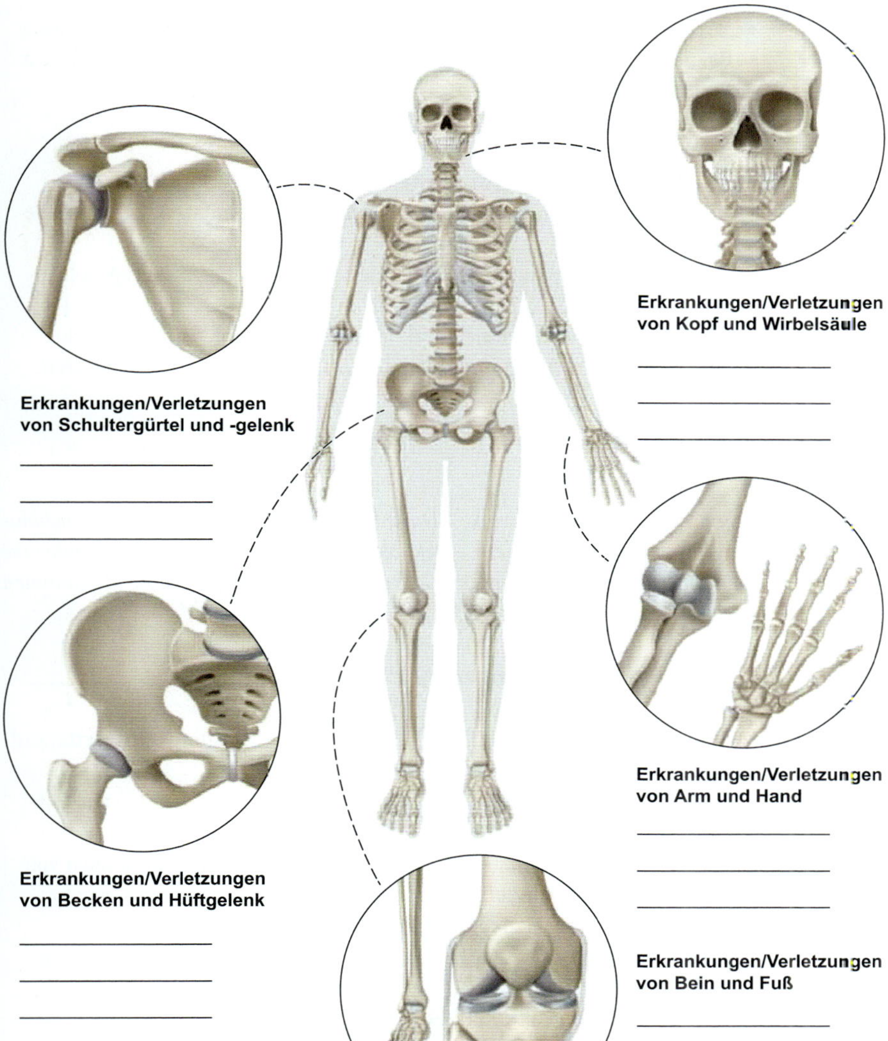

[L275]

AUFGABE 2 Präoperative Pflege bei orthopädischen und traumatologischen Operationen

Thromboembolieprophylaxe – Schockzustand – Schmerzmedikation – abschwellende Maßnahmen – Nichtbelasten – Arzt/Ärztin informieren – Bewegungsübungen – Vitalzeichen – transurethralen Dauerkatheter

- Engmaschige Überwachung der ________________ (1).
- Empathische, psychische Begleitung für Betroffene und Angehörige – oft ________________ (2).
- ________________ (3): Ruhigstellung, Hochpositionierung, Kühlung.
- Bei deutlicher Zunahme der Schwellung: ________________ (4) (u. a. Blutung möglich)!
- Angeordnete ________________ (5) verabreichen.
- Auf Einhaltung angeordneter Maßnahmen achten: z. B. ________________ (6) einer Extremität.
- Bei Operationen am Becken und der unteren Extremitäten schon präoperativ: ________________ (7).
- Vor großen Hüftoperationen bei Frauen ggf. sinnvoll (Schmerzprophylaxe): ________________ (8) legen.
- Wenn möglich, Patientinnen und Patienten schon im Vorfeld über die Nutzung von Gehhilfen und/oder ________________ (9) aufklären.

AUFGABE 3 Postoperative Pflege nach orthopädischen und traumatologischen Operationen

Kompression – Sturzprophylaxe – Durchblutung, Motorik, Sensibilität – Nachblutungsprophylaxe – Klammern – Dekubitusprophylaxe – Obstipationsprophylaxe – Drainagen – Beschäftigungsmöglichkeiten – nichtmedikamentöse Maßnahmen – Mobilisation – Verbands

- Intermittierende Kühlung zur Abschwellung und ________________ (1).
- Positionierung, ________________ (2) und Belastung nach Arztanordnung.
- Ggf. intermittierende pneumatische ________________ (3) zur Entstauung.
- ________________ (4) an gefährdeten Stellen – auch im Bereich von Schienen, Gipsverbänden und Drainagen.
- ________________ (5) zur Thromboseprophylaxe einleiten.
- Maßnahmen zur ________________ (6) ergreifen: ggf. nicht allein gehen lassen.
- Regelmäßige Kontrolle von Betroffenen Extremitäten auf DMS – ________________ (7).
- Korrekter Umgang mit ________________ (8).
- ________________wechsel (9).
- Entfernung von Fäden oder ________________ (10).

- Aufgrund von stärker ausgeprägter Immobilität __________________ (11) beachten (Darmträgheit).
- Insbesondere bei Kindern: Anregung zu __________________ (12).

Pflegefachpersonen bei der DMS-Kontrolle

AUFGABE 4

Zehen – Puls – Druck – Hauttemperatur – Fuß – Berührungsempfinden – Hautfarbe

Pflegefachpersonen prüfen:
- **Durchblutung:** __________________ (1) tasten; __________________ (2) fühlen; __________________ (3) beobachten.
- **Motorik:** Extremitäten, Hand und __________________ (4), Finger und __________________ (5) bewegen lassen.
- **Sensibilität:** __________________ (6) testen („Welchen Finger fasse ich an?"), __________________ (7)- und Schmerzempfinden prüfen.

Alarmzeichen bei der DMS-Kontrolle!

AUFGABE 5

Kribbeln – blass oder blaurot – steif – Schmerzen – abgeschwächt – warm oder kalt – deutlich sichtbar – Gefühllosigkeit – unvollständig oder vollständig

- **Durchblutung:** Puls __________________ (1), Verfärbung __________________ (2), Schwellung __________________ (3), Hauttemperatur deutlich __________________ (4).
- **Motorik:** Finger und Zehen __________________ (5), Lähmungserscheinungen __________________ (6).
- **Sensibilität:** __________________ (7) („Ameisenlaufen"), zunehmende oder neue __________________ (8), __________________ (9)

Mobilisation nach orthopädischen und traumatologischen Operationen – Einteilung in Stabilitätsgrade

AUFGABE 6

Trainings – Belastungs – Lagerungs – Bewegungs

Diese Stabilitätsgrade werden unterschieden:
1. __________________stabilität: Der betroffene Körperbereich darf weder aktiv noch passiv bewegt werden. Ausnahmen nur, wenn es medizinisch notwendig ist.
2. __________________stabilität: Der betroffene Körperbereich darf in einem vorgegebenen Maß bewegt werden. Eine Teilbelastung ist unter Umständen möglich.
3. __________________stabilität: Das Bewegungsmaß kann unter Umständen noch eingeschränkt sein. Der betroffene Körperbereich ist wieder bewegungs- und belastungsfähig. Grenzen hierbei sind individuell zu setzen.
4. __________________stabilität: Bewegungen sind wieder aktiv gegen Schwerkraft und Widerstände möglich, auch wiederholend. Mit negativen Folgen ist nicht zu rechnen.

AUFGABE 7 Drei Leitsymptome in Orthopädie und Traumatologie – das klappt auch ohne Wortvorgabe!

1. Sch______________
2. Sch______________
3. B______________

AUFGABE 8 Besonderheiten bei Kindern

Schmerzen – Frakturen – Schonhaltung – Bewegungsdrang – Auffälligkeiten – Gangbild

Gerade ______________ (1) werden bei Kindern schnell von den Eltern übersehen. Gründe hierfür sind u. a. oft geringere Beschwerden, als sie von Erwachsenen mit Knochenbrüchen in der Regel zu erwarten sind. Daher ist es sehr wichtig, ______________ (2) immer ernst zu nehmen! Besonders kleine Kinder können ______________ (3) noch nicht genau benennen und lokalisieren. Pflegefachpersonen achten daher ganz genau darauf, ob Kinder beispielsweise eine ______________ (4) einnehmen. Auch ein verändertes ______________ (5) oder ein reduzierter ______________ können auf Schmerzen hindeuten.

Lernsituation

Jonas betritt das Patientenzimmer der ihm bisher noch unbekannten Frau Wiese. Durch die Übergabe hat er erfahren, dass die 79-jährige Dame sich durch einen Sturz eine mediale Schenkelhalsfraktur zugezogen hat. Diese muss nun möglichst schnell operativ versorgt werden. Als der Pflegeschüler die Tür vollständig geöffnet hat und die Patientin begrüßen sowie sich selbst vorstellen will, stockt er plötzlich. Denn diese Frau Wiese ist ihm alles andere als unbekannt. Es handelt sich um Frau Doris Wiese, eine Bewohnerin der stationären Langzeitpflegeeinrichtung, in der Jonas vorher seine Praxiseinsätze hatte. Frau Wiese schaut nicht weniger erstaunt und fängt sofort trotz Schmerzen an zu strahlen. „Ja Jonas! Das ist aber eine Freude, Sie hier zu sehen! Da geht es mir gleich viel besser!"

Später am Tag, als Jonas' Dienst für heute beendet ist, nimmt er sich etwas Zeit und besucht nochmal Frau Wiese. Sie reden eine Zeit lang und die Patientin berichtet, was ihr widerfahren ist. „Alle fragen sich, wann Sie wiederkommen! Wir vermissen Sie! Sie kommen doch wieder, oder?", gibt sie ihm noch mit auf den Weg. Der Pflegeschüler wird nachdenklich. Er merkt, dass er die Menschen, das Ambiente und die pflegerischen Tätigkeiten der stationären Langzeitpflege vermisst. Andererseits ist er tatsächlich fasziniert von dem Pflegealltag hier auf Station. Er sieht es kommen – es wird keine leichte Entscheidung.

Die Schenkelhalsfraktur

AUFGABE 9

Beinverkürzung – Operation – Krafteinwirkung – älterer Menschen – osteoporotisch – Trochanter – Hüftendoprothese – Belastungsunfähigkeit – Röntgen – Rotation – selten – Oberschenkelknochens – Leiste

Worum handelt es sich?

- Hüftnaher Bruch des ________________ (1). Die Frakturlinie verläuft zwischen Kopf und ________________ (2).
  Welche Risikofaktoren bestehen?
- Typische Fraktur ________________ (3), da der Knochen meist ________________ (4) verändert ist.
- Auch bei jungen Menschen möglich, wenn auch ________________ (5). Dann ausschließlich in Verbindung mit starker ________________ (6).

Auf welche typischen Symptome gilt es zu achten?

- Schmerzen in der ________________ (7) und bei Druck auf den Trochanter.
- ________________ (8) nach außen am betroffenen Bein.
- Scheinbare ________________ (9).
- ________________unfähigkeit (10)

Welche Diagnostik wird durchgeführt?

- ________________ (11).

Welche therapeutischen Maßnahmen erfolgen?

- Fast immer ________________ (12).
- Meist Implantation einer ________________ (13).

Auch Jonas wiederholt, was er heute alles gelernt hat – ohne Vorgabe.

AUFGABE 10

1. DMS steht für: ________________, ________________, ________________.
2. Zu der postoperativen Pflege gehört ebenfalls die ________________ (Darmträgheit aufgrund häufig eingeschränkter Mobilität).
3. Richtig oder falsch? Eine Schenkelhalsfraktur wird ausschließlich bei älteren Menschen diagnostiziert: ________________.
4. Ruhigstellen, Hochpositionieren und Kühlen sollen ________________ wirken und sind daher ein sehr wichtiger Teil der ________________ operativen Pflege.
5. Was erfolgt generell erst postoperativ, außer bei Operationen am Becken und den unteren Extremitäten? ________________.
6. Die Klavikulafraktur ist eine Fraktur des ________________ und tritt nicht selten bei Fahrradunfällen auf.
7. Die Betroffenen stehen oft unter ________________, daher ist ein empathischer und verständnisvoller Umgang äußerst wichtig.
8. Kann durch eine Schiene ein Dekubitus entstehen? ________________.

23 PFLEGE BEI INFEKTIONSKRANKHEITEN

Malika

Hey, Leute! Wie geht's euch? Ich lieg flach. Es wurde ein Abstrich gemacht – positives Ergebnis auf Streptokokken ☠!!! Ich hab so heftige Halsschmerzen! Bin die ganze Woche krankgeschrieben.

Emma

Du Ärmste! Gute Besserung!!! Ist aber auch kein Wunder! Irgendwie kann man sich gerade überall einen Infekt einfangen! Bei mir wird's auch nicht mehr lange dauern ... Bin doch gerade beim ambulanten Pflegedienst. Super, viele von den zu pflegenden Menschen, die wir anfahren, sind total am Husten und am Niesen – Tröpfcheninfektion lässt grüßen!!

Malika

Ha! Das glaub ich! Aber warte mal ab! Du freust dich doch schon so auf deinen Einsatz auf der Kinderstation. Da wird's erst richtig lustig!! Als meine Nichte und mein Neffe in den Kindergarten gekommen sind, ich schwör es dir, die waren nur noch krank! Und meine Schwester auch! ☠ 🙂 Wie heißt das noch alles?! Mumps, Masern, Röteln?! Viel Spaß!! 🙂

Emma

Naja, also auf Mumps, Masern, Röteln hoffe ich, da nicht zu treffen! Das sollte ja hoffentlich bei allen Kindern über die Impfprophylaxe ausgeschlossen sein! Aber ja, ich habe auch schon gehört, dass gerade bakterielle Infektionen im Kindergarten ein beliebtes Thema sind! Dafür lerne ich gerade bei der Arbeit einiges über virale Infektionen. Wusstest du, dass Gürtelrose eine Herpes-Infektion ist? Wir pflegen gerade eine Frau, die aktuell daran erkrankt ist – das müssen furchtbare Schmerzen sein!!

Malika

Ja, das wusste ich. Tatsächlich kann ich mich noch daran erinnern, dass meine Mutter mal daran erkrankt ist, als ich noch klein war. Mein jüngerer Bruder war zu der Zeit erst ein paar Monate alt und noch nicht gegen Windpocken geimpft. Der hat sie dann über meine Mutter bekommen. Naja, hat ihm die Impfung erspart! 🙂

Jonas

Hey! Von mir auch gute Besserung, Malika! Üble Sache, hatte ich schon mal! Apropos Infektionen: Habt ihr schon Erfahrungen mit MRSA? Haben gerade einen Patienten mit positivem Abstrich an seiner Wunde, der jetzt natürlich isoliert wurde. Da muss ich mich erstmal dran gewöhnen und vorsichtig sein, dass ich bei den Hygienemaßnahmen keine Fehler mache!

Malika

schreibt . . .

AUFGABE 1

Viral oder bakteriell? Welche Infektionskrankheit gehört wohin?

Meningokokken-Meningitis
COVID-19
Dreitagefieber
Röteln
Herpes
Tetanus
Enterobakterien
Mumps
Streptokokken
Staphylokokken
Keuchhusten
HIV-Infektion und AIDS
Chlamydien
Masern
Lyme-Borreliose
Zytomegalie

Virale Infektionen:

Bakterielle Infektionen:

AUFGABE 2 Die wichtigsten Übertragungswege von Infektionserkrankungen – welcher Begriff gehört zu welchem Bild?

parenterale Übertragung – indirekte Kontaktinfektion – Übertragung durch Vektoren – fäkal-orale Infektion (Schmierinfektion) – Tröpfchen- und aerogene Infektion – direkte Kontaktinfektion

1. 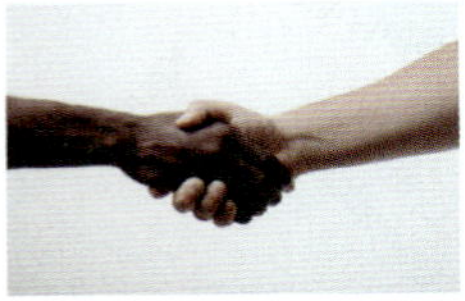 ______________________

2. 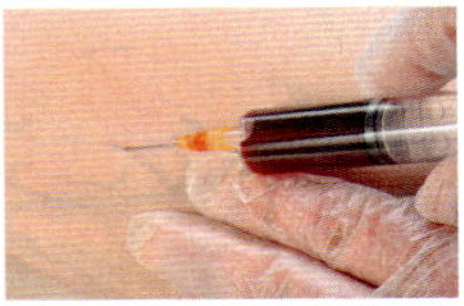 ______________________

3. 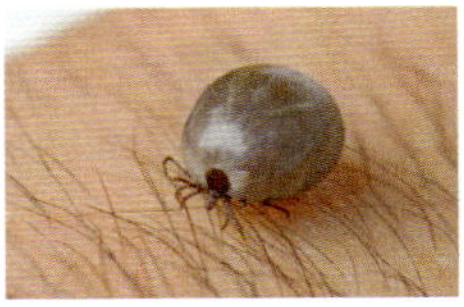 ______________________

4. 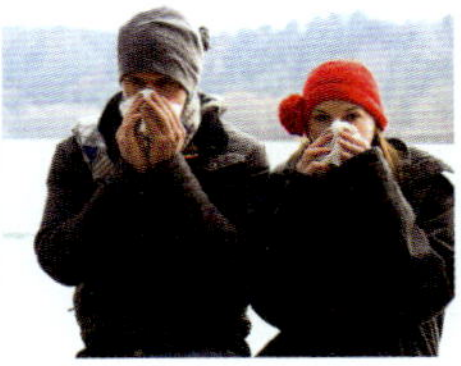 ______________________

5. 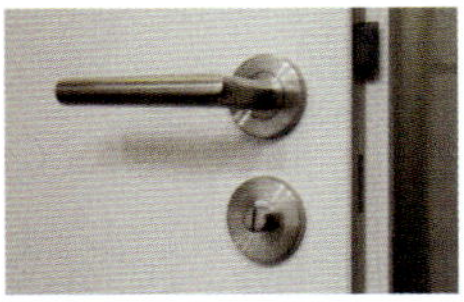 ______________________

6. 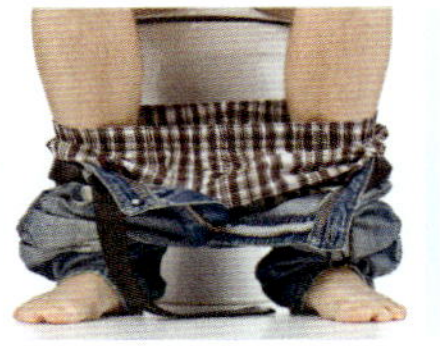 ______________________

[M121, J787]

Wundabstrich

AUFGABE 3

Transportröhrchen – desinfizieren – Hygieneplan – Labor – Abstrichtupfer – Wundtaschen – Verpackung

1.

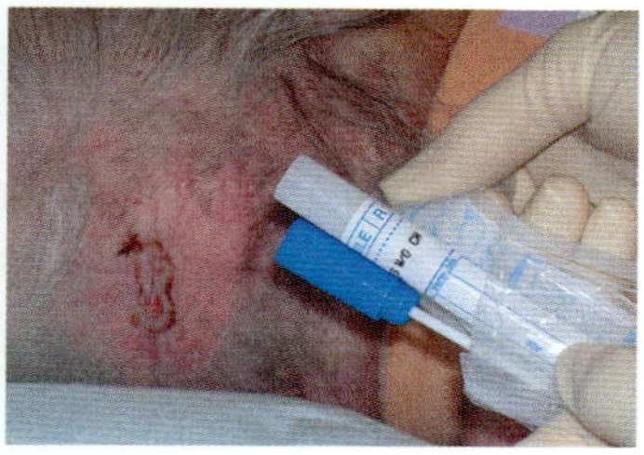

[M161]

- Je nach Unterbringung bzw. Isolierung der Betroffenen tragen die Pflegefachpersonen eine Schutzkleidung/Schutzausrüstung nach a) ____________________.
- Für den Wundabstrich wird ein steriler b) ____________________ (Watteträger) und ein Trägermedium, also ein steriles c) ____________________ verwendet.
- Die Pflegefachperson öffnet die sterile d) ____________________ und entnimmt den Watteträger.

2.

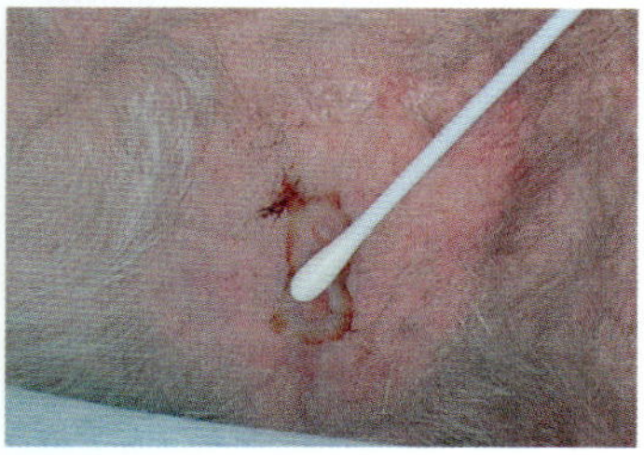

[M161]

- Mit dem Watteträger entnimmt die Pflegefachperson a) ____________________ aus der Mitte der Wunde, ggf. auch aus b) ____________________.
- Wichtig: Wunde vorher nicht c) ____________________!

3.

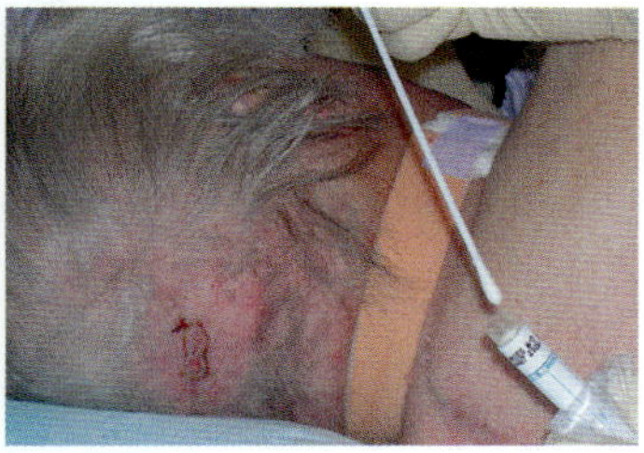

[M161]

- Die Pflegefachperson taucht den Watteträger in das Trägermedium und verschließt das Röhrchen fest. Die Probe mit Begleitschein muss nun, ohne viel Zeit zu verlieren, ins c) ____________________ gebracht werden.

AUFGABE 4 Richtig oder falsch?

Antibiotika sind gegen Bakterien und Viren wirksame Arzneimittel.

→ ____________________

AUFGABE 5 Infektionskrankheiten in Stadien. Achtung, vier Begriffe finden keine Verwendung!

Virusinfektionen – Eindringen – niedrig – inapparent – Beschwerden – Abwehrschwäche – Phase des Krankseins – Tod – Koma – Überwindungsphase – hoch – Phase der Akzeptanz – lebensbedrohlich – Inkubationszeit

Der folgende Ablauf ist charakteristisch für Infektionskrankheiten:

1. Einige Zeit nach dem a) ____________________ (Ansteckung) vermehrt sich der Erreger im Körper. Während dieser Phase haben die Infizierten jedoch noch keine b) ____________________. Der zeitliche Abstand zwischen der Ansteckung und dem Ausbruch der Krankheit wird als c) ____________________ bezeichnet. Bei vielen Infektionen ist die Ansteckungsgefahr am Ende der Inkubationszeit besonders d) ____________________.
2. Die a) ____________________ kann je nach Infektionskrankheit sehr unterschiedlich sein – teilweise haben die Betroffenen nur leichte Krankheitssymptome oder sie erkranken b) ____________________. Manche Infektionen verlaufen c) ____________________ (unbemerkt).
3. Die nächste Phase ist die a) ____________________.Hierbei erfolgt die Beseitigung des Erregers aus dem Körper. Ist die Beseitigung nicht erfolgreich, gibt es zwei Möglichkeiten: b) ____________________ oder ein Überdauern der Erreger in bestimmten Zellen oder Organen. Besonders bei c) ____________________ besteht die Gefahr, dass die Infektion wieder zum Ausbruch kommt.

AUFGABE 6 Impfprophylaxe

Standardimpfungen – Indikationsimpfungen – aktive Immunisierung – Impfreaktionen – passive Immunisierung – Ständige Impfkommission am Robert Koch-Institut (STIKO) – Schutzimpfung

1. Künstliche Immunisierung, ohne das Durchleben der Erkrankung: ____________________.
2. Übertragung von Antikörpern gegen bestimmte Erreger mit sofortigem, aber nur Wochen bis Monate anhaltendem Schutz: ____________________.
3. Gabe von Lebend- oder Totimpfstoffen mit einem erst nach Wochen, dafür länger anhaltendem Schutz: ____________________.

4. Gibt jährlich Impfempfehlungen heraus: ____________________.
5. Werden für alle Menschen einer bestimmten Altersgruppe empfohlen: ____________________.
6. Werden für Menschen bei besonderer Gefährdung, wie beruflicher Exposition, empfohlen: ____________________.
7. Auseinandersetzung des Immunsystems mit dem Impfstoff: ____________________.

Richtig oder falsch?

AUFGABE 7

Der Impferfolg ist unter anderem dafür verantwortlich, dass sich eine Impfmüdigkeit in der Gesellschaft einschleicht.

→ ____________________

MRSA im Krankenhaus – das ist zu beachten!

AUFGABE 8

Flächen – Schlussdesinfektion – Hände – Schutzkittel – Standardhygienemaßnahmen – Mund-Nasen-Schutz – Patientenzimmer – Kohortenisolierung

- Grundlage von Prävention und Bekämpfung ist die Einhaltung von ____________________ (1)!
- Vor allem ____________________ (2) des Pflegepersonals sowie kontaminierte Gegenstände und ____________________ (3) sind für die Erregerverbreitung innerhalb einer Einrichtung verantwortlich!
- Betroffene in Einzelzimmer mit Nasszelle isolieren! ____________________ (4) möglich!
- Bei unumgänglichen Transporten alle Beteiligten informieren, Betroffene Schutzkleidung tragen lassen, bei Besiedlung des Nasen-Rachen-Raums ____________________ (5)!
- ____________________ (6) selten betreten.
- Bei Tätigkeiten an Betroffenen oder Kontakt mit kontaminiertem Material: ____________________ (7), Handschuhe und Mund-Nasen-Schutz!
- Nach Entlassung, Verlegung oder erfolgreicher Dekolonisierung: ____________________ (8)

Wieso bekam Malika Shankars Bruder als Säugling Windpocken, nachdem ihre Mutter an Gürtelrose erkrankt ist? Das geht auch ohne Vorgabe!

AUFGABE 9

Windpocken – V____________________ (1) – sind sehr ansteckend, aber in der Regel komplikationslos im Krankheitsverlauf. Hervorgerufen werden Windpocken durch das V____________________-Z____________________-V____________________ (2). Eine Infektion mit diesem Herpes-Viren-Typ führt bei E____________________ (3) fast immer zu einer Windpockenerkrankung. Es kommt zu einer Viruspersistenz, vor allem in den Ganglien des Kopf-Hals-Bereichs und den Spinalganglien. Hierdurch kann es zu einer Reaktivierung kommen, die sich als Gürtelrose, auch H____________________ z____________________ (4) genannt, zeigt.

AUFGABE 10 Ran an die Wiederholung!

1. Antibiotika sind wirksam gegen ________________.
2. Streptokokken sind Erreger ________________ Infektionen.
3. Aerogene Infektionen werden über die ________________ übertragen.
4. Beim Wundabstrich darf kein ________________ verwendet werden.
5. Bei Impfreaktionen kommt es zu Auseinandersetzungen des Impfstoffs mit dem ________________.
6. Eine Infektionsübertragung durch u. a. Zecken nennt man Übertragung durch ________________.
7. Die ________________ ist die Zeit zwischen Ansteckung und ________________ der Krankheit.
8. Impfmüdigkeit ist u. a. eine Folge des ________________.

24 PFLEGE BEI HAUTKRANKHEITEN

Lernsituation

„Ach, das tut gut! Vielen lieben Dank, Emma! Sie glauben gar nicht, wie furchtbar dieser Juckreiz sein kann! Manchmal könnte ich mich blutig kratzen! Besonders nachts ist es schlimm!“ Emma Stadler ist gerade dabei, der 78-jährigen Frau Haas nach dem Duschen den Rücken einzucremen. „Kein Problem, Frau Haas“, erwidert die Pflegeschülerin lächelnd. „Freut mich, dass es so angenehm für Sie ist. Sie haben aktuell aber auch wirklich eine sehr trockene Haut. Ist das immer so?“ „Naja, eine unempfindliche Haut hatte ich noch nie. Vielleicht auch, weil ich so hell bin. Ich musste mein ganzes Leben lang immer darauf achten, nicht zu lange und vor allen Dingen nie ohne UV-Schutz in der Sonne zu sein. Meinen Mann hat das nie interessiert. Ich habe ihn immer gewarnt! Und?! Was war? Hautkrebs! Auf mich wollte er ja nie hören! Emma, seien Sie bitte so nett und reichen Sie mir mal die Gesichtscreme. Die steht direkt hinter Ihnen in der kleinen Kommode. Rechte Schublade, ganz links. Ach, und meinen Kamm. Auf dem Regal rechts von Ihnen. Es tut mir leid, mein Bad ist nicht besonders groß. Wenn Sie ein paar Mal bei mir waren, wissen Sie, wo alles steht.“ Emma lächelt etwas angestrengt. Frau Haas hat recht, viel Platz ist hier wirklich nicht. Sie versucht, die Schublade hinter sich zu öffnen, was nicht ganz einfach ist. Durch das Duschen ist die Luftfeuchtigkeit im Raum sehr hoch und Emma merkt, wie ihr so langsam der Schweiß auf der Stirn steht. Bei dem Versuch, an den Kamm zu kommen, muss die Auszubildende aufpassen, nicht diverse Flacons und Schmuckschatullen mit ihrem Arm umzureißen. „Oje, da ist die Arbeit im Krankenhaus mitunter schon leichter“, denkt sie und versucht, sich die Anstrengung möglichst nicht anmerken zu lassen. Da entdeckt Emma plötzlich eine auffällige Rötung im Bereich der Gesäßfalte von Frau Haas. Emma spricht sie hierauf an und informiert anschließend eine Teamkollegin des Pflegedienstes.

AUFGABE 1 Wichtige Hauterkrankungen – ordnen Sie zu.

atopische Dermatitis (Neurodermitis) – Psoriasis (Schuppenflechte) – Erysipel (Wundrose) – malignes Melanom („schwarzer Hautkrebs") – Warzen – Dekubitus – allergisches/toxisches Kontaktekzem – Feuermal – Exsikkationsekzem – Dermatomykosen (Haut- und Nagelpilzerkrankungen) – Basalzellkarzinom, Plattenepithelkarzinom („weißer Hautkrebs")

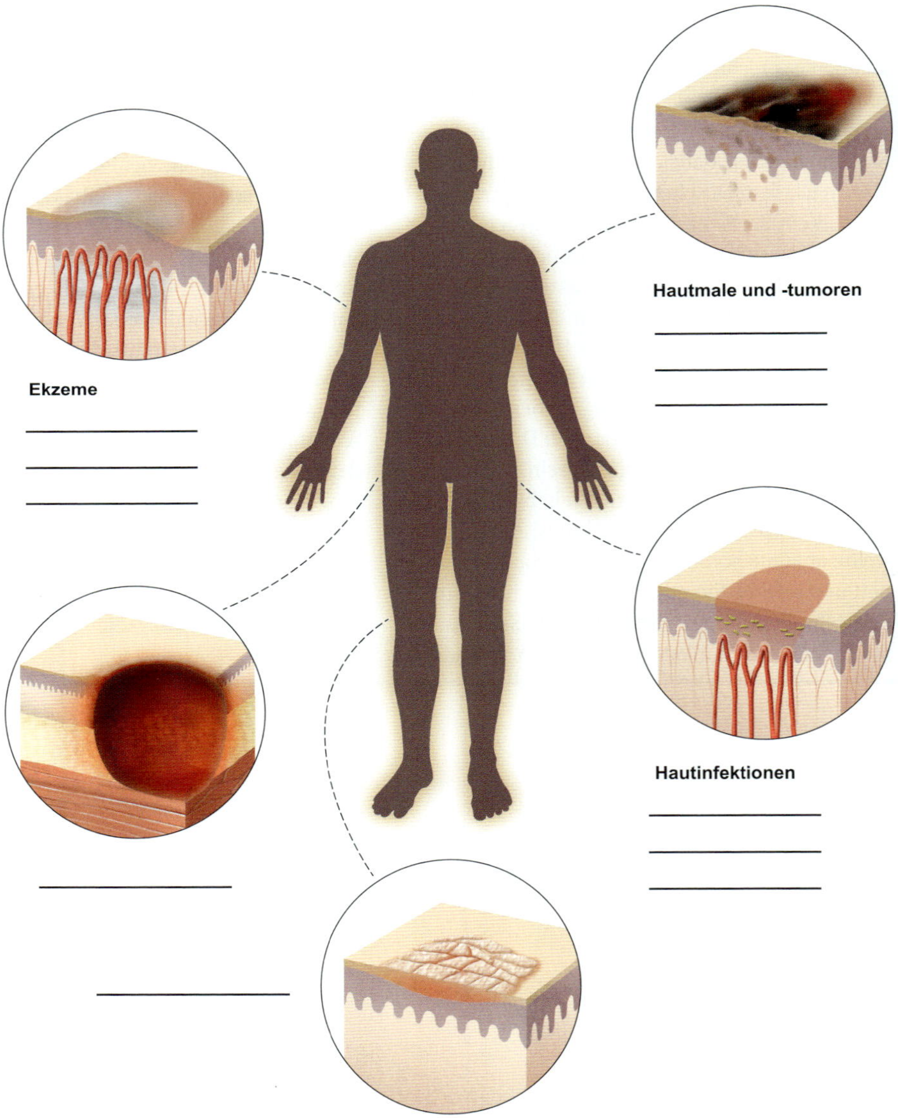

[L275]

Fachgebiet Hauterkrankungen: Grundlagen

AUFGABE 2

Pruritus – Exanthem – Dermatologie – Effloreszenz – Enanthem – Dermatose

- Hautkrankheit: ____________________ (1)
- Lehre von Hauterkrankungen: ____________________ (2)
- Juckreiz: ____________________ (3)
- Hautblüte oder auch Grundelement einer krankhaften Hautveränderung: ____________________ (4)
- Großflächiger oder generalisierter Hautausschlag: ____________________ (5)
- Schleimhautausschlag: ____________________ (6)

Richtig oder falsch?

AUFGABE 3

Oft werden Hautveränderungen und das psychische Befinden in Verbindung gebracht. Letztlich hat die Psyche jedoch keine Auswirkungen auf das Auslösen von Veränderungen der Haut oder deren Verschlimmerungen.

→ ____________________

Pflege bei Pruritus

AUFGABE 4

Reinigungsmittel – Alternativen – Lokaltherapeutika – Raumtemperatur – tupfen – Selbstanalyse – reiben – Kratzspuren – Bettdecken – Konservierungsstoffe – Baumwolle – Dokumentation

1. Pflegende achten u. a. auf ____________________.
2. Pflegende erstellen eine ____________________ in Bezug auf Intensität und Verlauf des Juckreizes.
3. Pflegende tragen ____________________ auf und beraten die Betroffenen weitergehend.
4. Pflegende leiten zur ____________________ an: Womit könnte der Juckreiz in Verbindung stehen (z. B. Lebensmittel)?
5. Duschen: nur lauwarm und kurz, Verzicht auf ____________________. Alternativ Duschöle verwenden.
6. Beim Abtrocknen nicht ____________________, sondern ____________________.
7. Bei der täglichen Körperpflege hochwertige Produkte verwenden ohne u. a. ____________________.
8. Atmungsaktive, lockere Kleidung anziehen, z. B. aus ____________________.
9. Pflegende achten auf kühle ____________________ und leichte ____________________.
10. Pflegende ermahnen nicht, sondern beraten bezüglich ____________________ zum Kratzen.

AUFGABE 5 Bösartige Hautumoren (Hautkrebs)

Metastasierung – UV-Belastung – Pigmentverteilung – Erhabenheit – Blutkrusten – malignes Melanom – Plattenepithelkarzinom – Begrenzung – Genitalien – Basalzellkarzinom

Bösartige, primäre Hauttumoren werden unterteilt in Basalzellkarzinom, Plattenepithelkarzinom und ______________ (1).

Der bösartigste maligne Hauttumor ist aufgrund einer sehr frühen ______________ (2) das maligne Melanom. Hauptrisikofaktor hierfür ist starke ______________ (3), vor allem in der Kindheit und bei hellhäutigen Menschen. Typische Warnzeichen hierbei sind die unregelmäßige ______________ (4) sowie eine unscharfe und unregelmäßige ______________ (5). In manchen Fällen bildet sich auch eine ______________ (6).

Der häufigste maligne Hauttumor in Deutschland ist das Basaliom bzw. ______________ (7). Es kommt überwiegend im Gesicht vor und hat als Leitsymptom immer wieder an der gleichen Stelle auftretende ______________ (8).

Vorwiegend bei älteren Menschen wird das ______________ (9) diagnostiziert. Es ist lokalisiert in sonnenbelasteten Hautbezirken, aber auch im Bereich von Lippen, Zunge oder ______________ (10).

AUFGABE 6 Richtig oder falsch?

Akne vulgaris ist eine hormonabhängige Erkrankung.

→ ______________

AUFGABE 7 Psoriasis (Schuppenflechte)

Infektionen – Kälte – Stress – Hautschäden – Sonne – Sommer – bestimmte Medikamente – Meer – Schwangerschaft – Alkohol

Diese Faktoren führen zu einer **Verbesserung** der Psoriasis:

Diese Faktoren führen zu einer **Verschlechterung** der Psoriasis:

Allergisches Kontaktekzem

AUFGABE 8

Das allergische Kontaktekzem definiert sich als eine akute oder chronische Dermatitis, ausgelöst durch allergische Reaktionen nach Kontakt mit allergisierenden Substanzen. Allergische Kontaktekzeme gehören zu den häufigsten Hauterkrankungen Erwachsener, wobei diverse Berufsgruppen besonders prädisponiert sind.

Welche Berufe gehören u. a. zu den Risikogruppen?

1. F____________________
2. M____________________/L____________________
3. M____________________
4. P____________________

Lernsituation

Frau Haas hatte Glück, dass Emma so aufmerksam bei der Körperpflege war. Ein anschließender Besuch in einer dermatologischen Praxis brachte Aufschluss in Bezug auf die Rötungen und den Juckreiz.

Juckreizauslösende Hauterkrankungen

AUFGABE 9

Neurodermitis | Dermatomykosen (Pilzinfektionen der Haut) | Skabies (Krätze)

1. ____________________: durch Milben hervorgerufene, ansteckende Hauterkrankung. Leitsymptom Juckreiz, der nachts schlimmer wird. Bevorzugt in warmen Körperregionen mit wenig Hornschicht, wie u. a. Gesäßfalten, Penisschaft, Handgelenke und Ellenbeugen.
2. ____________________: chronisch-rezidivierende, entzündliche Hauterkrankung mit genetischer Prädisposition. Betrifft häufig Kinder. Leitsymptome sind Juckreiz, trockene Haut, Rötung, Nässen, Schuppung und Krustenbildung. Häufiges Erkennungsmerkmal sind die klassischen Beugenekzeme, z. B. in Ellenbeugen oder Kniekehlen.
3. ____________________: Die Beschwerden hängen von der Lokalisation ab. Befallen werden können Nägel, Zehenzwischenräume sowie Hautareale am ganzen Körper.

AUFGABE 10 Lernen durch Wiederholen!

1. An welcher Hauterkrankung könnte Frau Haas leiden?
   → ______________________.
2. Der Fachbegriff für Juckreiz lautet ______________________.
3. Bei starkem Juckreiz sollte beim Duschen auf ______________________ verzichtet werden.
4. Hautveränderungen sind in vielen Fällen von der ______________________ Situation abhängig.
5. Welche Hauterkrankung kommt oft im Kindesalter vor und äußert sich gerne durch starken Juckreiz in Knie- oder Ellenbeugen?
   → ______________________.
6. Alle Hautkrebsarten haben einen Risikofaktor gemeinsam:
   ______________________.
7. Der Fachbegriff für Schuppenflechte lautet ______________________.
8. ______________________ ist die Lehre von Hauterkrankungen.

25 PFLEGE BEI GYNÄKOLOGISCHEN ERKRANKUNGEN

Lernsituation

Es ist Schulblockwoche. Die Schülerinnen und Schüler haben sich wie immer viel zu erzählen seit ihrer letzten Begegnung. Malika, Emma und Jonas stehen mit weiteren Auszubildenden vor dem Schulgebäude. Dann geht es auch schon los. Heute beginnt der Unterricht mit einer Gastdozentin. Das finden die Pflegeauszubildenden immer spannend, denn es sind in der Regel Ärztinnen und Ärzte, die noch einmal einen ganz anderen Blickwinkel auf die Tätigkeiten eröffnen und oft auch spannende Geschichten aus ihrem Praxisalltag erzählen. Eine gute Möglichkeit, die verschiedenen Fachgebiete besser kennenzulernen. Heute steht Frau Dr. Tripathi vor der Klasse. Dr. Tripathi ist Gynäkologin und arbeitet in einer Klinik für Frauenheilkunde und Geburtshilfe. Emma ist ganz Ohr! Geburtshilfe – das stellt sie sich so toll vor! Aber Gynäkologie? Was ist da eigentlich die Aufgabe, als Pflegefachperson, fragt sie sich insgeheim.

Die Ärztin begrüßt die Klasse und stellt sich vor. Dann erkundigt sie sich, ob es schon Schülerinnen oder Schüler gibt, die Praxiserfahrungen auf einer gynäkologischen Station sammeln konnten. Maja Gutherz, eine 17-jährige Schülerin, meldet sich. Dr. Tripathi: „Sehr schön! Darf ich Sie fragen, wie Sie die Arbeit erlebt haben? Ist Ihnen etwas Besonderes bei der Pflegetätigkeit in Erinnerung geblieben?" „Ja! Einlagen wechseln!", ruft ein Schüler in die Klasse, der für seine mitunter vorlaute Art schon bekannt ist. Die Ärztin ignoriert ihn und Maja verdreht die Augen. Dann beginnt sie: „Naja, also in dem Klinikum, in dem ich lerne, sind Gynäkologie und Geburtenstation nebeneinander. Und es ist wirklich eine schöne Atmosphäre. Irgendwie anders als auf den anderen Stationen. Was mir aber besonders in Erinnerung geblieben ist, sind die vielen wichtigen Gespräche, die die Pflegenden mit den Patientinnen verbindet. Es ist so komisch – nur ein paar Meter weiter hört man auf dem Gang ein neugeborenes Baby schreien und sieht die stolzen Eltern. Und man selbst sitzt vor einer Frau, die nicht aufhören kann zu weinen, weil sie Endometriose hat und nicht schwanger wird, obwohl sie sich nichts sehnlicher wünscht. Oder einer anderen Patientin muss die Gebärmutter entfernt werden. Ich habe die Pflege dort als sehr intensiv in Erinnerung. Es war eine sehr schöne und wichtige Erfahrung." Die Klasse schweigt. Der junge Mann, der eben noch für ein paar Lacher gesorgt hat, blickt verschämt auf seine Hände. Dr. Tripathi lässt einen Moment Zeit zum Nachdenken, bevor sie fortfährt. „Vielen Dank für diese ehrlichen Worte. Ich kann hierzu nur bestätigen: Ja, die Arbeit ist sehr intensiv und, wie ich finde, wahnsinnig interessant. Und ich freue mich, Ihnen nun einen Ausschnitt meines, und vielleicht auch irgendwann Ihres, Fachgebiets vorzustellen.

AUFGABE 1 Wichtige Erkrankungen der weiblichen Geschlechtsorgane – ordnen Sie zu.

Endometriumkarzinom – Vulvitis – Zervizitis – Mammakarzinom – Descensus genitalis – Salpingitis (Eileiterentzündung) – Endometritis – Myome – Ovarialtumor – Kolpitis (Scheidenentzündung) – Zervixkarzinom – Adnexitis – Endometriose

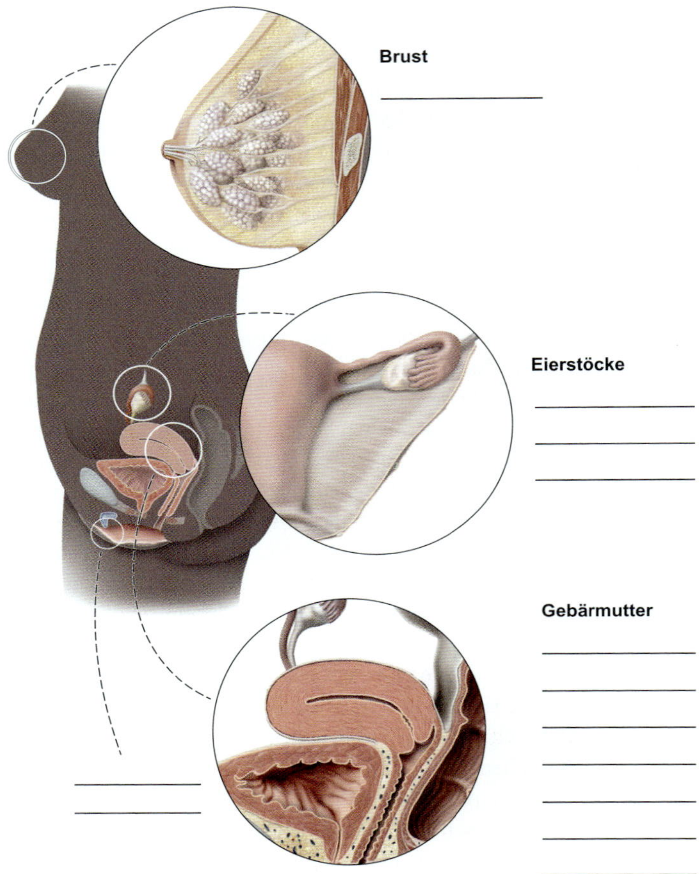

[L275]

Gespräche – wesentlicher Bestandteil der gynäkologischen Pflege

AUFGABE 2

ermutigen – Fachinformation – emotionale Unterstützung – Angehörige – Floskeln – Zeit – Dramatisieren

Die Pflegeschülerin Maja Gutherz äußert gegenüber ihrer Klasse und der Gastdozentin, die Pflege auf der gynäkologischen Station als sehr „intensiv" empfunden zu haben. „Viele wichtige Gespräche" sind ihr in Bezug auf die Pflegetätigkeiten in Erinnerung geblieben.
Was die junge Auszubildende wiedergibt, ist ein sehr wichtiger Part bei der Pflege von Frauen mit gynäkologischen Erkrankungen. Die ____________ (1) sowie die psychische Begleitung sind wesentliche Bestandteile der Pflege. Dabei ist es wichtig, dass die zu pflegenden Frauen nicht das Gefühl bekommen, mit ihren Anliegen zu „stören". Pflegende nehmen sich ____________ (2) für Gespräche. Sie ____________ (3) die Frauen, ihren Gefühlen bei Bedarf Ausdruck zu verleihen. Tabus sind dabei Schönreden, Beschwichtigen oder ____________ (4). Auch ____________ (5) sind in solch schweren Lebenssituationen nicht hilfreich und sollten unterlassen werden („Das wird schon wieder!"). Stattdessen stehen die Pflegenden mit ____________ (6) zur Seite und geben Sicherheit durch professionelles Verhalten. Auf Wunsch der Betroffenen können ____________ (7) in die Gespräche miteingebunden werden.

Patientinnen als Opfer von sexueller Gewalt – hierauf achten Pflegende

AUFGABE 3

Selbstvorwürfen – drängen – Verarbeitungsprozess – Versorgung – gefasst – Beratungsstellen – Belastungssituation – Übelkeit – situationsgerechte – unterschiedlich

- Das Verhalten der Opfer ist sehr ____________ (1). Pflegende sind sich dessen bewusst und reagieren individuell auf die verschiedenen Reaktionen, die von äußert ____________ (2) bis hin zu panischer Angst reichen können.
- Meist eher innerlich kämpfen die Betroffenen mit Gefühlen der Ohnmacht, mit Angst, Ekel, Scham und auch ____________ (3).
- Folgen sexueller Gewalt können auch körperliche Beschwerden sein wie Schmerzen oder ____________ (4).
- Die Betroffenen befinden sich in einer akuten ____________ (5), deren ____________ (6) erst im Anschluss beginnt und in der Regel sehr langwierig ist.
- Pflegende unterstützen hierbei durch eine ____________ (7) Begleitung.
- Pflegende begleiten sensibel bei der Untersuchung und ____________ (8) der Verletzungen.
- Pflegende hören zu, wenn der Wunsch zur Aussprache geäußert wird, ____________ (9) aber auf gar keinen Fall hierzu.
- Pflegende weisen auf ____________ (10) für vergewaltigte Frauen hin.

AUFGABE 4 8 Fakten zu Endometriose. Achtung, 4 Begriffe finden hier keine Verwendung!

Geschlechtsorgane – Zwillingsschwangerschaften – Sterilität – Laparoskopie – Sonografie – Gebärmutterhöhle – Unterbauchschmerzen – Lokalisation – Eierstöcke – Hormontherapie – Übelkeit/Erbrechen – unklar

1. Definition: Vorkommen von gebärmutterschleimhautähnlichen Zellen außerhalb der ____________________.
2. Lokalisation: innere und äußere ____________________ sowie entfernte Organe.
3. Leitsymptom: ____________________.
4. Häufige Ursache für ____________________.
5. Ursache: ____________________.
6. Symptome: abhängig von ____________________ der Schleimhaut.
7. Diagnose: meistens durch ____________________.
8. Behandlungsstrategie: Erste Wahl ist die laparoskopische Entfernung der Herde, alternativ ist die Unterdrückung der Herde durch eine ____________________ möglich.

AUFGABE 5 Genitalspülung

Händedesinfektion – Schleimhautdesinfektionsmittel – Scheideneingang – Damm/Anus – Geburten – Einmalunterlage – Materialien – Vulva – Infektionsgefahr – Oberkörperhochlagerung – Damm – Einmalhandschuhe – Waschen – Temperaturkontrolle – Steckbecken

Die Genitalspülung ist ein wichtiger und häufig durchzuführender Part der gynäkologischen Pflege. Oft können die Patientinnen durch die Pflegefachpersonen auch dazu angeleitet werden, den Vorgang selbst durchzuführen.

Die Genitalspülung findet Anwendung, wenn das ____________________ (1) aufgrund von Schmerzen oder einer erhöhten ____________________ (2) nicht sinnvoll ist. Dies kann der Fall sein nach vaginalen Operationen oder ____________________ (3).

Die Durchführung ist auf der Toilette oder einem Bidet (mobile Patientinnen) oder im Bett möglich. Pflegende bereiten jeweils die ____________________ (4) vor.

Für die Durchführung im Bett tragen die Pflegenden ____________________ (5) und legen eine ____________________ (6) als Bettschutz unter das Gesäß der Patientin. Slip und Vorlage werden entfernt und in den Abwurf entsorgt. Dann folgt die ____________________ (7) und es werden neue Einmalhandschuhe angezogen.

Nun wird das __________ (8) untergeschoben und die Patientin in eine __________ (9) gebracht, ihre Beine sind angewinkelt und gespreizt.

Bevor die Spülung beginnt, ist es angenehm, zunächst etwas Spülflüssigkeit – warmes Wasser mit ggf. __________ (10) – über die Innenseite des Oberschenkels fließen zu lassen, auch zur __________ (11). Wenn alles für die Patientin passt, Spülflüssigkeit aus dem Messbecher über Oberschenkel und __________ (12) fließen lassen. Dann Schamlippen spreizen und erneut spülen. Ggf. Blut- und Sekretreste mit Einmalwaschlappen entfernen.

Steckbecken entfernen und in folgender Reihenfolge den Genitalbereich vorsichtig trocken tupfen: 1. Region um __________ (13), 2. __________ (14), 3. __________ (15).

Einmalunterlage entfernen und ggf. beim Anziehen behilflich sein.

AUFGABE 6

Gynäkologische Operationen. Achtung, 2 Begriffe aus dem Schüttelkasten werden nicht gesucht!

Konisation · Laparoskopie/Pelviskopie · Vulvektomie · Abrasio · Mastektomie · Hysterektomie

1. Ausschabung der Gebärmutter → __________
2. Entfernung eines Gewebekegels aus dem Gebärmutterhals (Zervix) im Bereich des Muttermundes (Portio) → __________
3. Entfernung der Gebärmutter → __________
4. Direkte Betrachtung der inneren Geschlechtsorgane → __________

AUFGABE 7

Richtig oder falsch?

Fluor bezeichnet den vaginalen, ausschließlich physiologischen Ausfluss.
→ __________

AUFGABE 8 Sterilität bei Frauen

Eisprungs – zervikal – Sterilität – tubar – Allgemeinerkrankungen – ovariell – Infertilität – uterin

Als ____________ (1) wird der Zustand bezeichnet, wenn nach einem Jahr regelmäßigen und ungeschützten Geschlechtsverkehrs keine Schwangerschaft eintritt. ____________ (2) hingegen bedeutet, dass eine Frau nicht in der Lage ist, eine eingetretene Schwangerschaft auch auszuführen.

Bei einer Frau gibt es verschiedene Sterilitätsursachen. Zum einen besteht eine ____________ (3) bedingte Sterilität. Hierbei kommt es durch eine Funktionsstörung der Eierstöcke zum Ausbleiben des ____________ (4). Bei der ____________ (5) bedingten Sterilität liegt ein Verschluss oder eine Beweglichkeitsstörung der Eileiter vor. Bei der ____________ (6) bedingten Sterilität wird das Wachstum verhindert, z. B. durch Myome, Fehlbildungen oder Vernarbungen. Die ____________ (7) bedingte Sterilität geht darauf zurück, dass die Spermien den Schleimpfropf vor der Gebärmutter nicht durchdringen können. Eine mögliche Ursache hierfür ist eine mangelnde Produktion von Zervixschleim. Neben diesen Ursachen kann die weibliche Fruchtbarkeit aber auch durch ____________ (8) wie Schilddrüsenstörungen oder Anorexia nervosa in Mitleidenschaft gezogen werden.

AUFGABE 9 Klimakterisches Syndrom

Postmenopause – Menopause – Klimakterium – klimakterisches Syndrom

- ____________ (1): Wechseljahre, also die Übergangsphase zwischen der vollen Geschlechtsreife und ca. 15 Jahre nach der Menopause.
- Zeitpunkt der letzten Menstruationsblutung: ____________ (2)
- Zeit ab ca. einem Jahr nach der Menopause: ____________ (3)
- Typische Beschwerdenkombination durch das Ausbleiben der Ovarialfunktion: ____________ (4)

AUFGABE 10 Auch nach dem Unterricht wird noch einmal wiederholt!

1. Leitsymptom der Endometriose sind ____________.
2. Bei einem Zervixkarzinom ist die ____________ betroffen.
3. Die ____________ Begleitung ist ein sehr wichtiger Bestandteil der gynäkologischen Pflege.
4. Eine ____________ ist eine häufige Vorgehensweise zur diagnostischen Betrachtung der inneren Geschlechtsorgane.
5. Richtig oder falsch? Die Genitalspülung sollte immer im Bett von einer Pflegefachperson durchgeführt werden → ____________.
6. Neben schwersten psychischen Beschwerden haben Opfer sexueller Gewalt häufig mit körperlichen Symptomen zu kämpfen wie ____________ und ____________.
7. ____________ bezeichnet die Ausschabung der Gebärmutter.
8. Tabus in der Konversation mit Patientinnen: Beschwichtigen, Schönreden, ____________.

26 PFLEGE BEI NEUROLOGISCHEN ERKRANKUNGEN

Lernsituation

Die Wochen vergehen und Malika darf ihre nächsten Praxiserfahrungen machen – dieses Mal bei einem ambulanten Pflegedienst. Mit Emma, die schon zuvor ihren Einsatz in der häuslichen Pflege begann, konnte sie sich bereits diverse Male austauschen. Emma hat größtenteils Positives über ihre Pflegetätigkeit auf diesem Gebiet zu berichten. „Typisch!", denkt sich Malika über ihre Freundin, die dafür bekannt ist, überall etwas Gutes zu sehen. Malika weiß, dass sie selbst nicht so tickt. Und so ist sie auch mit der ambulanten Pflege bisher noch nicht ganz „auf einen Nenner gekommen." Die Leute sind ja alle ganz nett und mit dem Team kommt sie auch gut zurecht. Aber irgendwie ist es jeden Tag das Gleiche, findet sie. Ihr fehlt die Action aus dem Krankenhaus! Im Kasak über die Flure zu laufen, im Notfall parat zu sein! Das hatte alles was! Hier kommt ihr alles so „lahm" vor. Manchmal hat sie das Gefühl, dass es den zu pflegenden Menschen wichtiger ist, welchen Tee sie ihnen aufgießt, als ihre eigentliche Tätigkeit als zukünftige Pflegefachfrau. Da kam sie sich im Krankenhaus schon wichtiger vor, gesteht Malika sich insgeheim ein. Naja, noch drei Wochen, dann ist es geschafft.

Heute fährt sie mit ihrer Kollegin, der Pflegefachfrau Hannah Reuter, zum ersten Mal den 67-jährigen Herrn Wagner an. Als sie vor der Haustüre stehen und klingeln, öffnet seine Frau die Türe. Sie sieht sehr müde und niedergeschlagen aus, freut sich aber sichtlich über den ersten Besuch der Pflegefachfrau und der Auszubildenden. Herr Wagner liegt in seinem Pflegebett im Wohnzimmer und schläft. Hannah Reuter wusste bereits, dass der Mann vor kurzem einen Schlaganfall erlitten hat und nun zum ersten Mal nach seinem Krankenhausaufenthalt und der anschließenden Reha wieder zu Hause ist. Im Gespräch mit seiner Frau stellt sich schnell heraus, dass diese mit starken Rückenschmerzen zu kämpfen hat und mit der Situation sichtlich überfordert ist. Ihr Mann leidet an einer rechtsseitigen Hemiparese sowie Sehstörungen und Aphasie. Oft erkenne sie ihn auch anhand seines veränderten Wesens nicht mehr wieder. Er sei meistens gereizt und reagiere auf viele Situationen wütend und aggressiv. Der Angehörigen laufen die Tränen über die Wangen. Malika merkt, wie sie diese Pflegesituation stark berührt.

AUFGABE 1 Wichtige Erkrankungen des Nervensystems – ordnen Sie zu!

Schlaganfall – ADHS – Schädel-Hirn-Trauma – Bandscheibenvorfall – Autismus – Polyneuropathien – Morbus Parkinson – Schizophrenien – Guillain-Barré-Syndrom – Fazialisparese – Meningitis – Depression

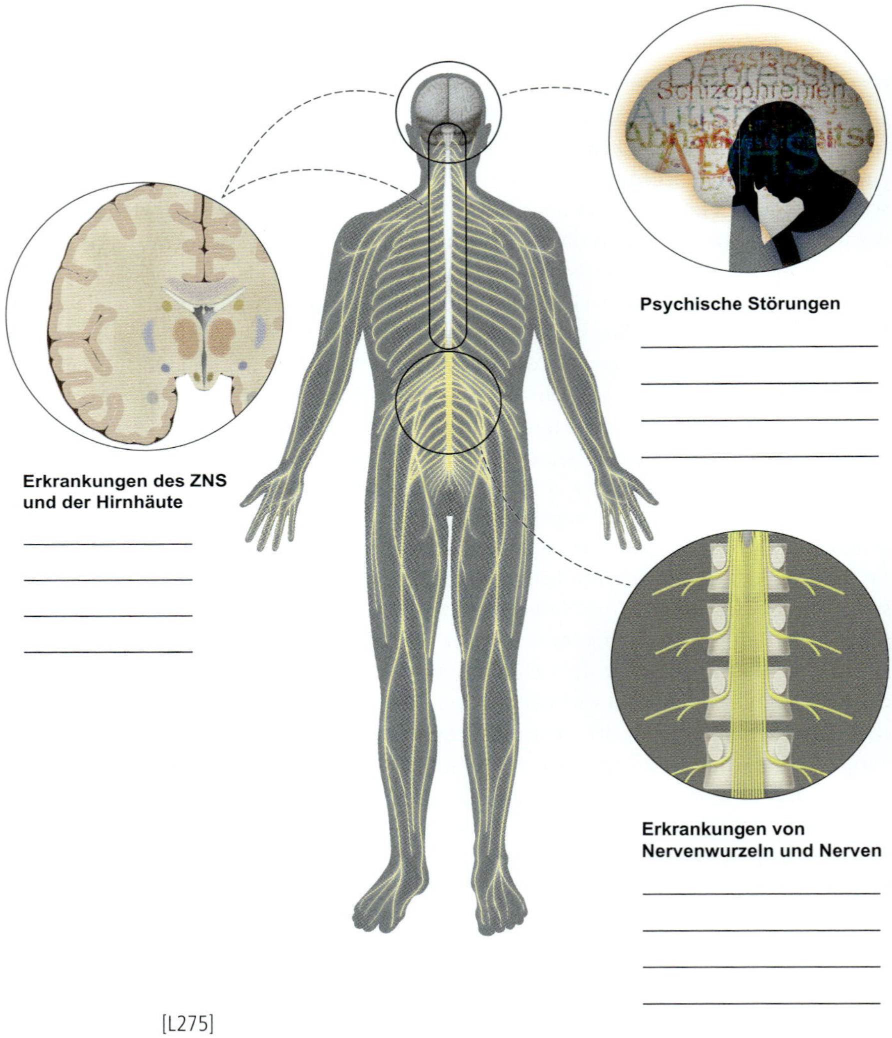

[L275]

Schlaganfall. Achtung, bei diesem Notfall zählt jede Sekunde! AUFGABE 2

Arm – Akutdiagnostik – Lähmungen – Face – venöser Zugang – Aphasie – neurologische – Speech – Vitalzeichen – Time

- Warnsignale → flüchtige ____________ (1) Ausfälle, z. B. Sehstörungen oder kurzzeitige ____________ (2)
- Schlaganfall-Screening ohne technische Hilfemittel → FAST-Test:
- ____________ (3) – Betroffene sollen versuchen, zu lächeln
- ____________ (4) – Betroffene sollen beide Arme mit den Handflächen nach oben nach vorne strecken
- ____________ (5) – Betroffene sollen einfache Sätze nachsprechen
- ____________ (6) – zeigen Betroffene auch nur eine Auffälligkeit, sofort (!) Rettungsdienst rufen
- Erstmaßnahmen bei Verdacht → ____________ (7) kontrollieren, Arzt/Ärztin verständigen, ____________ (8) und z. B. Ringer-Lösung anhängen, ____________ (9) organisieren (u. a. Notfall-Labor)

Symptome bei Schlaganfall AUFGABE 3

Großhirninfarkt – Halbkreis – Schulter – Sehstörungen – Hirngebiet – Hemiparese – Hirnarterie – Innenrotation

Welche Symptome bei einem Schlaganfall auftreten, hängt von der betroffenen ____________ (1) bzw. dem beeinträchtigten ____________ (2) ab.
Der häufige ____________ (3) hat folgende Leitsymptome:

- Bei der ____________ (4), oder auch Halbseitenlähmung, ist das typische Erscheinungsbild eine nach hinten gezogene ____________ (5) sowie ein Arm mit ____________ (6) und gebeugtem Ellenbogen. Der Fuß hängt schlaff und wird im ____________ (7) nach vorne geführt.
- ____________ (8) erzeugen einen halbseitigen Gesichtsfeldausfall.
- Eine ____________ (9) resultiert häufig aus ZNS-Schädigungen. Oft sind Sprachverständnis sowie Lesen und Schreiben mitbetroffen.

AUFGABE 4 Hauptbeschwerden bei neurologischen Erkrankungen

Kephalgie – Muskelhypertonie – Tremor – Parese – Vertigo – Retardierung – Sensibilitätsstörungen – neurogene Dysphagie – Aphasie – Bewusstseinsstörung – Ataxie – Plegie

1. Entwicklungsverzögerung bei Kindern: ___
2. Kopfschmerzen: ___
3. Schwindel: ___
4. Minderung der Muskelkraft: ___
5. Unfähigkeit zur aktiven Bewegung: ___
6. Krankhafte Erhöhung der Muskelspannung: ___
7. Rhythmisches, unwillkürliches Zittern: ___
8. Gestörter Bewegungsablauf durch mangelhafte Muskelkoordination: ___
9. Schluckstörung infolge neurologischer Erkrankung: ___
10. Störungen der Reizwahrnehmungen: ___
11. Zentrale Sprachstörung: ___
12. Störung des menschlichen Gesamterlebens: ___

AUFGABE 5 Richtig oder falsch?

Richtig – Falsch – Richtig

1. Die Pflege in der Neurologie ist immer eine therapeutisch aktivierende Pflege.
   → ___
2. Pflegende berücksichtigen immer die vorhandenen Fähigkeiten der Betroffenen und streben nach Wiedererlangung der verlorengegangenen.
   → ___
3. Pflegende verfolgen bei neurologischen Patientinnen und Patienten klar definierte Pflegeziele, die aufgrund der Schwere der Erkrankungen strikt einzuhalten sind. Daher ist es in diesem Teilgebiet der Pflege schwer, individuelle Patientenziele zu berücksichtigen.
   → ___

AUFGABE 6 Therapeutisch aktivierende Pflege

Muskeltonus – Selbstständigkeit – Bobath-Konzept – Bewegung – Prophylaxe – Bewegungsmuster – Kontrakturen – Ablauf – Gleichgewicht – Körperpflege

Neurologische Patientinnen und Patienten sind oft in ihrer ___ (1) eingeschränkt. Hierzu kommt es unter anderem durch Veränderungen des

________________ (2), Lähmungen und Störungen von Bewegungskoordination und ________________ (3). Bei der Wiedererlangung physiologischer ________________ (4) spielt die Pflege eine wesentliche Rolle, da sie therapeutische Konzepte, wie z. B. das ________________ (5), in die pflegerische Versorgung miteinbeziehen kann. Pflegende sind sich darüber bewusst, dass bei bestehender Bewegungseinschränkung Maßnahmen zur ________________ (6) in Bezug auf Pneumonie, Dekubitus, Thrombose und ________________ (7) einzuleiten sind. Ein Schwerpunkt bei der pflegerischen Übernahme oder Unterstützung ist die ________________ (8). Unter anderem ist hierbei eine Förderung der ________________ (9) durch einen immer gleichen ________________ (10) möglich. Hierdurch fällt es den Betroffenen leichter, sich zu orientieren.

Lernsituation

Weitere zwei Wochen in Malikas Praxiseinsatz bei der ambulanten Pflege sind vergangen. Noch einen Monat, dann kann sie wieder im Krankenhaus arbeiten. Doch die Einstellung der jungen Pflegeschülerin hat sich im Laufe dieses Einsatzes verändert. Fast ist es ihr unangenehm, doch Tatsache ist, dass sie den Einsatz wie noch keinen anderen genießt. Sie hat großen Gefallen daran gefunden, die zu pflegenden Menschen in ihrem Zuhause zu versorgen. Irgendwie hat es etwas Besonderes, dass kein Arzt und kein ganzes Pflegeteam auf der Stelle parat sind. Nein, hier sind die Pflegenden zunächst auf sich selbst und ihr Pflegewissen angewiesen. Es bestehen vollkommen neue Herausforderungen, die aber keinesfalls weniger spannend sind. Aber vor allem hat Malika die Interaktion mit den Menschen schätzen gelernt. Natürlich sind nicht alle gleich freundlich. Manche haben einen recht rauen Tonfall und einmal wurden sie und ihre Kollegin sogar des Hauses verwiesen, weil der zu pflegende ältere Mann schlichtweg die von seiner Frau eingeleitete Pflegeleistung nicht in Anspruch nehmen wollte. Aber das Schöne auch in diesem Fall ist, dass es Malika alles so echt vorkommt. Es ist keine „Krankenhauswelt". Es ist die Welt der zu pflegenden Menschen, wo sie ihr Pflegewissen anbringt, mit einer ganz anderen Perspektive. Und dennoch eine, die sie gerne nicht wieder verlassen würde. Besonders die Besuche bei Herrn Wagner empfindet sie als positiv. Die Pflege dort ist aufwendig und in dem kleinen Bauernhaus mit den engen Räumen nicht leicht zu handhaben. Aber gerade deswegen freut sich Malika umso mehr über jeden kleinen Fortschritt. Dass sie hieran beteiligt ist, erfüllt sie ein wenig mit Stolz.

Neurologische Erkrankungen in jedem Alter. Achtung, nicht alle Begriffe finden Verwendung!

AUFGABE 7

junge Menschen – Querschnittslähmungen – Hautausschläge – alte Menschen – Epilepsie – Menschen jeden Alters – Demenz – Grauer Star

- Neurologische Erkrankungen können ________________ (1) betreffen.
- Bei Kindern sind angeborene Erkrankungen des zentralen Nervensystems und ________________ (2) vorrangig.
- Für Menschen mittleren Alters sind ________________ (3) und Schädel-Hirn-Traumata als Folge von Unfällen typisch.
- Erkrankungen, die im Alter zunehmen, sind ________________ (4), Morbus Parkinson und Schlaganfall.

AUFGABE 8 Therapieziele des Bobath-Konzepts

24-Stunden-Konzept – Bewegung/Wahrnehmung – Muskeltonus

- Einflussnahme → ____________________ (1)
- Ermöglichung und Förderung → ____________________ (2)
- Therapeutisches Team → ____________________ (3)

AUFGABE 9 Positionierung von zu pflegenden Menschen durch das Bobath-Konzept

Lagerungsplan – regelmäßige – Bewegungserleichterung – Bedürfnisse – individuell – Sensorik – Sicherheit

Maßgebend für die Positionierung beim Bobath-Konzept ist nicht ein ____________________ (1), sondern die aktuellen ____________________ (2) der Betroffenen. Alle Positionierungen werden ____________________ (3) auf die körperliche Verfassung angepasst. Im Vordergrund stehen immer das Wohlbefinden sowie Schmerzfreiheit und ____________________ (4). Durch eine ____________________ (5) Positionsveränderung verbessert sich die ____________________ (6) der Betroffenen. Die Positionierung ist immer auf eine ____________________ (7) ausgerichtet, sodass eigene Bewegungen durchgeführt werden können.

AUFGABE 10 Ohne Vorgabe an die Wiederholung!

1. E____________________ ist bei Kindern vorrangig.
2. M____________________ zählt zu den neurologischen Erkrankungen älterer Menschen.
3. Q____________________ sind typische Folgen von Unfällen bei Menschen mittleren Alters.
4. Eine krankhaft erhöhte Muskelspannung nennt man M____________________.
5. Der FAST-Test ist ein S____________________ ohne technische Hilfsmittel.
6. Ein typisches Erscheinungsbild als Folge des Großhirninfarkts ist die H____________________.
7. Die Pflege in der Neurologie ist t____________________ a____________________.
8. Die Positionierung beim Bobath-Konzept ist immer auf Wohlbefinden und B____________________ ausgerichtet.

27 PFLEGE BEI PSYCHISCHEN ERKRANKUNGEN

Lernsituation

Für Jonas Altmann hat seit dieser Woche ein besonderer Einsatz begonnen. Der Pflegeschüler sammelt Praxiserfahrungen in einer Psychiatrie. Die Klinik ist sehr bekannt und groß. Jonas sieht seiner Zeit hier mit gemischten Gefühlen entgegen. Einerseits ist er sehr gespannt und interessiert. Psychologie und Psychotherapie faszinieren ihn. Allerdings muss er immer wieder daran denken, wie schwer ihm teilweise der Umgang mit Menschen mit Bewusstseinsstörungen in der stationären Langzeitpflege fiel. Jonas kann sich gut vorstellen, dass sich diese Emotionen hier wiederholen.

Es ist Dienstag. Heute lernt er zum ersten Mal seinen Praxisanleiter kennen, den 29-jährigen Tim Löster. Tim war seinerzeit so von der Pflege psychischer Erkrankungen fasziniert, dass er direkt nach der Ausbildung hier im Haus seine Karriere als Pflegefachmann startete. Nun ist er selbst an der Ausbildung beteiligt und freut sich, sein Wissen weitergeben zu können. Die beiden jungen Männer verstehen sich auf Anhieb. Eine Stunde vor Dienstende ziehen sie sich in ein Besprechungszimmer zurück. Tim findet es wichtig, mit den Auszubildenden regelmäßig ins Gespräch zu kommen. Nicht alles, was sie hier miterleben, ist immer leicht zu verarbeiten. Regelmäßige Reflexionen sind daher aus der Sicht des Pflegefachmanns sehr wichtig. Heute aber möchte er die Zeit nutzen, um Jonas vorab ein wenig auf die Pflege in der Psychiatrie vorzubereiten. Ebenso gibt er den Schülerinnen und Schülern immer die Möglichkeit, Fragen in Bezug auf ihre Tätigkeit zu stellen. Seiner Erfahrung nach sind hierdurch schon einmal die ersten Berührungsängste überwunden und die Köpfe freier für die pflegerischen Kompetenzen in diesem Zweig der Pflege.

Typische Aspekte der psychiatrischen Pflege

AUFGABE 1

Ordnungsfunktionen – Realität – Pflegestrategien – aggressives – Bewältigungsstrategien – Beziehungsaufbau – Willen

Tim Löster: „So, Jonas, nun hast du ja schon fast zwei Dienste bei uns überstanden. Wie gefällt es dir bisher?"

Jonas Altmann: „Ich will ehrlich sein, ich habe schon ein etwas mulmiges Gefühl. Ich finde dieses Fachgebiet superspannend, aber ich weiß nicht so recht, ob ich gut mit den Erkrankungen umgehen kann. Ich bin mir unsicher, wie ich auf die Patientinnen und Patienten zugehen soll."

Tim Löster: „Verstehe ich voll und ganz. Ging mir damals auch so. Ich finde es gut, dass du ehrlich bist. Wichtig bei der Pflege von psychisch erkrankten Menschen ist, dass wir immer eine ganzheitliche Sicht beibehalten. Das bedeutet, wir in der Pflege müssen somatische sowie psychisch wirksame ____________________ (1) anwenden. Das fängt damit an, dass wir zunächst immer eine professionelle Interaktion sowie einen professionellen ____________________ (2) herstellen. Das ist sehr wichtig, denn ein Beziehungsaufbau ist die Basis jeder Behandlung, er darf aber nie die professionelle

Grenze überschreiten. Denn du musst dir darüber im Klaren sein, dass du hier viel häufiger unter anderem ____________ (3) Verhalten erleben wirst. Wir Pflegende müssen im Gegensatz zu anderen Arbeitsbereichen der Pflege verstärkt ____________ (4) übernehmen. Und was zunächst auch eine große Herausforderung ist: Viele Behandlungen, die wir vornehmen, sind gegen den ____________ (5) der Betroffenen. Du wirst es mit Menschen zu tun haben, die große Probleme im Umgang mit der ____________ (6) haben, ganz zu schweigen von ____________ (7).

AUFGABE 2 Erste Kontakte mit den zu pflegenden Menschen

Unklarheiten – Empathie – Gesprächsatmosphäre – Unterstützung – klare Kommunikation – geschlossenen Stationen – Vorurteilen – Stationsregeln – Intimsphäre – seelischen Belastungen – Erstgespräch – Informationen – Sicherheitsmaßnahme – offenen Station – Bezugspflegenden

Jonas Altmann: „Verstehe, es ist wirklich eine andere Nummer als in anderen Pflegebereichen. Darf ich dich etwas fragen?"

Tim Löster: „Nur zu!"

Jonas Altmann: „Nicht jeder kommt ja freiwillig hierher oder ist begeistert über die Einweisung. Wie ist das, wenn man das erste Mal Kontakt zu den Betroffenen hat? Das stelle ich mir nicht leicht vor."

Tim Löster: „Nun ja, zunächst muss man sagen, dass hier natürlich auch die Gründe der Aufnahme auf einer psychischen Station sehr unterschiedlich sein können. Das spielt auch eine Rolle. Und dann ist es wichtig zu verstehen, dass viele der Erkrankten mit ____________ (1) zu kämpfen haben. Manche haben ihren Arbeitsplatz verloren, andere finden nicht ihren Platz in der Gesellschaft. ____________ (2) spielt also auch eine wichtige Rolle beim Erstkontakt. Wichtig ist, dass wir immer versuchen, die Patientinnen und Patienten in der ersten Zeit nach Aufnahme nicht allein zu lassen. Die ____________ (3) sind in der Regel sehr groß und wir müssen von Beginn an ein Gefühl der ____________ (4) vermitteln. Im Idealfall wird jeder, der ankommt, vom ____________ (5) in Empfang genommen. Das ist leider nicht immer möglich. Wir halten uns auch immer an eine ____________ (6). Das ist wichtig, weil ____________ (7) für psychisch kranke Menschen sehr belastend sein können. Sind die Patienten und Patientinnen sehr aufgeregt, dann übermitteln wir zunächst nur die wichtigsten ____________ (8). Wichtig ist außerdem, direkt die ____________ (9) zu kommunizieren. Auf geschützten oder auch ____________ (10) müssen wir im Beisein der Erkrankten das Gepäck auf gefährliche Gegenstände durchsuchen. Hier bei uns auf der ____________ (11) bestehen unterschiedliche Regelungen. Auch hier ist es eine allgemeingültige ____________ (12), die aber schnell einen Beziehungsaufbau erschweren kann, da es sich natürlich um einen Eingriff in die ____________ (13) handelt. Wir handhaben es daher so, dass man gemeinsam die Koffer auspackt und so die Situation mildert. Bei dem ____________ (14) orientiere ich mich immer am Zustand der Patientinnen und Patienten. Eine gute ____________ (15) ist sehr wichtig."

Schweigepflicht – richtig oder falsch

AUFGABE 3

richtig – falsch – falsch – richtig

Jonas Altmann: „Ist es richtig, dass auch Hausärzte nur mit der Einverständniserklärung der Betroffenen Auskunft bekommen dürfen?"

Tim Löster: „Das ist ________________ (1)."

Jonas Altmann: „Aha! Und die Polizei? Ist es richtig, dass die Angaben zur Person erhalten dürfen, aber ohne Zustimmung der Betroffenen nicht zur Diagnose?"

Tim Löster: „Das ist ________________ (2)."

Jonas Altmann: „Aber ich bin als Pflegender dazu verpflichtet, der Polizei Angaben zum Therapieverlauf zu geben."

Tim Löster: „Das ist ________________ (3)."

Jonas Altmann: „Ich glaube, die ganze Schweigepflicht wird durch das Ehegelöbnis aufgehoben, oder?"

Tim Löster: „Das ist ________________ (4)."

Therapieziele

AUFGABE 4

Wiedereingliederung – Hilfe – Stabilisierung – Verantwortung – Umgebung – Lebensqualität – Pünktlichkeit

Jonas Altmann: „Kann man es eigentlich so formulieren, dass durch die psychiatrische Behandlung hier die Menschen geheilt werden?"

Tim Löster: „Weißt du Jonas, bei den Zielen der Therapien, also auch bei der psychiatrischen Pflege, steht zunächst nicht die ‚Heilung' im Vordergrund. Vielmehr geht es um die psychische und soziale ________________ (1) der Betroffenen und die Unterstützung bei der Krisenbewältigung. Wichtig ist, sie so zu entlassen, dass eine ________________ (2) in die gewohnte Lebenswelt möglich ist und eine ________________ (3) wieder erreicht wird. Das sind, ich sage mal, die übergeordneten Ziele der Behandlung. Und um diese zu erreichen, gibt es kleine Ziele hier während der Therapie. Kleine Erfolgserlebnisse, die dann Stück für Stück unsere Patientinnen und Patienten weiter vorwärtsbringen."

Jonas Altmann: „Und welche würdest du hierbei als besonders relevant bezeichnen?"

Tim Löster: „Für sich selbst ________________ (4) übernehmen ist ein ganz wesentlicher Punkt. Hierzu zählt auch, die Anforderungen des Alltags ohne ________________ (5) zu bewältigen."

Jonas Altmann: „Ich habe schon gehört, dass hier ________________ (6) großgeschrieben wird."

Tim Löster: „Ja. Das gehört dazu. Für uns mag es manchmal nur nervig oder stressig sein, pünktlich bei der Arbeit zu erscheinen. Für die Betroffenen hier ist es mitunter eine zunächst schier riesige Herausforderung, morgens pünktlich bei der ersten Therapiesitzung zu sein. Das meine ich mit Selbstverantwortung. Es sind kleine Ziele, die wahnsinnig viel bewirken. Und dann ist es natürlich sehr wichtig, wieder dahinzukommen, die ________________ (7) realistisch einschätzen zu können. Ebenso eine große Herausforderung.

AUFGABE 5 Patientenbeobachtung

Mimik, Gestik, Sprache und Körperhaltung – Stimmungsschwankungen – Pünktlichkeit – Suizidgedanken – Alltagsaufgaben – Aggressionen – Nebenwirkungen – Gesprächsbereitschaft

Tim Löster: „Du wirst in den nächsten Wochen ja noch einiges hier kennenlernen und auch viele Patientinnen und Patienten sowie ihre Erkrankungen miterleben. Hast du vielleicht schon eine Vorstellung, worauf wir bei der Patientenbeobachtung besonders achten? Oder anders gefragt, worauf würdest du achten?"

Jonas Altmann: „Also ich denke, dass ich, wie du eben schon meintest, auf ____________________ (1) achten würde. Weil das eben zeigen kann, wie weit ein Mensch schon Verantwortung für sich übernimmt und auch die Tagesstrukturierung selbstständig hinbekommt. In diesem Zusammenhang würde ich auch darauf achten, ob ____________________ (2) gemeistert werden. Dann würde ich, wie bei den bisherigen Praxiseinsätzen auch, auf ____________________ (3) achten. Ich denke, das ist hier genauso wichtig, wie in jedem anderen Bereich auch. Allerdings, ich will ehrlich sein, würde ich hierbei noch mehr darauf achten, ob mir irgendwelche Anzeichen für ____________________ (4) auffallen. Ich hoffe, das ist jetzt nicht zu verallgemeinernd. Bestimmt ist das auch bei ganz vielen nicht nötig. Aber Selbstschutz ist mir hier bei der Arbeit schon sehr wichtig."

Tim Löster: „Das ist vollkommen in Ordnung, dass du das so siehst und auch sehr wichtig! ____________________ (5) im Tagesverlauf sind ein sehr wichtiger Beobachtungspunkt – auch zum Selbstschutz! Diese müssen immer dokumentiert werden. Das hört sich doch sehr gut an! Weiterhin achten wir darauf, wie es um die ____________________ (6) steht, also wie aufgeschlossen und ansprechbar sind die Menschen? Dann haben wir es auch nicht selten mit Äußerungen zu ____________________ (7) zu tun. Hierauf muss ein sehr großer Beobachtungsschwerpunkt liegen! Und auch die Wirkungen und ____________________ (8) der Arzneimittel obliegen unserer Beobachtung. Und noch einiges mehr, aber das wirst du noch alles mitbekommen!"

AUFGABE 6 Beziehungsaufbau

Abwehrreaktionen – Zuwendung – Sicherheit – Basis – Grenzüberschreitungen – Mitarbeit – Nähe – Angst

Tim Löster: „Besonders schwer bei der Interaktion mit den zu pflegenden Menschen ist das richtige Maß an ____________________ (1)."

Jonas Altmann: „Warum?"

Tim Löster: „Weil beides, zu viel oder zu wenig hiervon, in der Therapie schaden kann. Zu wenig kann dazu führen, dass nicht genügend Nähe aufgebaut wird, um eine tragfähige Beziehung herzustellen. Und diese ist nun mal die ____________________ (2) jeder Behandlung. Zu viel kann aber wiederum dafür sorgen, dass u. a. die zu pflegendenden Menschen sich unwohl oder sogar bedroht fühlen. Menschen mit psychischen Erkrankungen erleben

_______________ (3) und Distanz häufig anders als gesunde Menschen. _______________ (4) können für uns teils unerklärliche und sehr plötzliche _______________ (5) hervorrufen. Der Beziehungsaufbau, den wir zu den Menschen hier umsetzen, geht also einher mit einer sehr großen Verantwortung."

Jonas Altmann: „Und warum ist der Beziehungsaufbau so wichtig?"

Tim Löster: „Durch eine positive Beziehungsgestaltung empfinden die Patientinnen und Patienten _______________ (6) und fühlen sich angenommen. Die _______________ (7) vor den Behandlungen kann womöglich verringert und somit die Therapie bestmöglich genutzt werden. Im besten Fall kommt es zu einer aktiven _______________ (8).

Umgang mit aggressiven Patientinnen und Patienten

AUFGABE 7

Deeskalation – Verständnis – Fremd- oder Eigengefährdung – Angriffe – Unterstützung – freiheitsbeschränkende Maßnahmen – „Talking down" – Sicherheitsabstand

Jonas Altmann: „Tim, erlebst du hier oft aggressives Verhalten von den zu pflegenden Menschen?"

Tim Löster: „Hier bei uns nicht so oft, aber natürlich kommt es vor. Es kommt allerdings auch vor, dass wir die Teams auf anderen Stationen im Haus mal unterstützen müssen. Und da gibt es geschlossene Bereiche, wo ich schon oft gewalttätiges Verhalten erlebt habe. _______________ (1) sind da keine Seltenheit, aber für mich persönlich immer sehr belastend. Der Fokus sollte bei unserer Arbeit immer auf _______________ (2) stehen. Bei aggressivem Verhalten bewährt sich zunächst immer _______________ (3). Weißt du, was damit gemeint ist?"

Jonas Altmann: „Beruhigende Konversation?"

Tim Löster: „Ja, wir versuchen immer, unter anderem _______________ (4) durch ruhiges Sprechen zu vermeiden. Auf diese Weise wollen wir _______________ (5) signalisieren und Lösungen für den Konflikt finden."

Jonas Altmann: „Wie ist der Ablauf, wenn trotzdem Gewalt durch die Patientinnen oder Patienten droht?"

Tim Löster: „Mitpatientinnen und -patienten werden weggeschickt und sofort _______________ (6) gerufen. Das ist wichtig, da wir uns nicht selbst gefährden wollen. Und alle Helfer wahren einen _______________ (7). Zum Selbstschutz und, um die betroffene Person nicht in die Enge zu treiben. Kommt es trotz Deeskalation zu _______________ (8), kommt es ggf. zu freiheitsbeschränkenden Maßnahmen."

AUFGABE 8 Freiheitsbeschränkende Maßnahmen

ja – nein – ja – nein

Jonas Altmann: „Zählen zu den freiheitsbeschränkenden Maßnahmen eigentlich nur Fixierungen?"

Tim Löster: „ ______________ (1).

Jonas Altmann: „Kann eine nicht zulässige Fixierung wirklich mit bis zu 10 Jahren Haft bestraft werden?"

Tim Löster: „ ______________ (2)."

Jonas Altmann: „Stimmt es, dass Fixierungen ab 24 Stunden gerichtlich genehmigt werden müssen?"

Tim Löster: „ ______________ (3)"

Jonas Altmann: „Und eine Eins-zu-eins-Betreuung während der Fixierung ist unabdingbar?"

Tim Löster: „ ______________ (4)."

AUFGABE 9 Häufige Krankheitsbilder

Depressionen – Zwangsstörungen – Abhängigkeitssyndromen – Angststörungen – Anorexia nervosa

Tim Löster: „Du wirst hoffentlich die Möglichkeit haben, viele verschiedene psychische Erkrankungen und deren Therapien bei uns mitzuerleben. Manche Erkrankungen sehen wir hier seltener, dafür andere öfter. Zum Beispiel haben wir es oft mit ______________ (1) zu tun, also dem unbeherrschbaren Verlangen, eine Substanz immer wieder zu konsumieren oder aber auch eine bestimmte Tätigkeit immer wieder auszuführen. Dann haben wir gerade eine Patientin mit ______________ (2), also Magersucht auf Station. Leider keine Seltenheit. Viele Menschen hier leiden unter einer affektiven Störung mit stark niedergedrückter Stimmung, auch bekannt als ______________ (3). Ein weiterer Schwerpunkt liegt auf ______________ (4), eine psychische Erkrankung mit Angst und Panik als dominierenden Symptomen. Und du wirst feststellen, dass viele Patientinnen und Patienten unter ______________ (5) leiden. Diese können sich durch immer wiederkehrende Gedanken, Rituale oder Handlungen äußern.

Nun, jetzt hoffe ich, dass dir die Zeit bei uns gefallen wird! Und zögere bitte nicht, uns jederzeit bei Fragen, Ängsten der Sorgen anzusprechen!"

Jonas Altmann: „Vielen Dank, Tim! Ich bin schon sehr gespannt!"

Was hat Jonas schon alles durch das Gespräch gelernt? Einmal wiederholen ohne Vorgaben!

AUFGABE 10

1. Hausärzte dürfen auch ohne Einverständniserklärung der Patienten/Patientinnen Auskunft erhalten. → ____________________!
2. Durch eine positive Beziehungsgestaltung zu den Pflegenden empfinden die Betroffenen ____________________.
3. Zu freiheitsbeschränkenden Maßnahmen zählt auch die Gabe von sedierenden Medikamenten. → ____________________!
4. Menschen mit psychischen Erkrankungen haben oft mit ____________________ zu kämpfen.
5. Bei dem ____________________ wird sich immer am Zustand der Patientinnen und Patienten orientiert.
6. Nicht die Heilung, sondern die psychische und soziale ____________________ stehen bei der Therapie im Vordergrund.
7. Durch ____________________ können Aggressionen und Konflikte abgemildert und gewalttätiges Verhalten verhindert werden.
8. Ein ____________________ ist die Basis jeder Behandlung.

III THERAPIEN

28 ARZNEIMITTELTHERAPIE

Lernsituation

Der Pflegefachmann und Praxisanleiter Tim Löster hat nicht zu viel versprochen: Jonas' Praxiseinsatz in der Psychiatrie ist sehr lehrreich, spannend und auch herausfordernd für den Pflegeschüler. Jonas hat sehr schnell mitbekommen, dass eine wesentliche Säule der Behandlungen die Arzneimitteltherapie ist. Dabei lernt er viel über ihm bisher nur wenig bekannte Medikationen, wie unter anderem Psychopharmaka, Antipsychotika und Antidepressiva. Interessante Ergänzungen bezüglich seines Wissens, das sich bisher eher auf Arzneimittel wie Analgetika fokussierte. Jonas nutzt die Gelegenheit, um in diesem Zusammenhang nochmal alles Gelernte zu wiederholen – die nächste Prüfung kommt bestimmt!

AUFGABE 1 Umgang mit Arzneimitteln

Übernahme- und Durchführungsverantwortung – Richten – Verabreichung – Anordnungsverantwortung – Remonstrationspflicht – Nebenwirkungen – Betäubungsmitteln

Für alle Pflegenden ist ein korrekter und verantwortungsbewusster Umgang mit Arzneimitteln essenziell. Sie sind verantwortlich für ____________________ (1), die Überwachung der zu pflegenden Menschen hinsichtlich möglicher ____________________ (2) und auch für die Beratung bezüglich der Wirkung. Auch das ____________________ (3) ist ein wichtiger Aufgabenbereich der Pflege, der konzentriert und hygienisch einwandfrei auszuführen ist, um gefährliche Fehler zu vermeiden. Ebenso ist die Lagerung, insbesondere von ____________________ (4), nach strengen Vorgaben durchzuführen. Aus rechtlicher Sicht unterscheiden sich die Verantwortungsbereiche bei der medikamentösen Therapie. So obliegt die ____________________ (5) den Ärztinnen und Ärzten, die für die Therapie haften. Die ____________________ (6) obliegt den fachlich qualifizierten Pflegefachpersonen. Auch Auszubildende können bei fehlerhafter Medikamentengabe haftbar gemacht werden. Sie sowie fachlich unqualifizierte Pflegende trifft die sogenannte ____________________ (7), die sie dazu verpflichtet, bei mangelnder Qualifikation und fachlichem Unwissen die angeordnete Tätigkeit nicht durchzuführen.

Arzneimittel gegen Schmerzen

AUFGABE 2

Morphin – Nichtopioiden – Prophylaxe – Analgetika – Tilidin – Opioiden – Behebung

Ein allgegenwärtiges Arzneimittel in der Pflege sind __________________ (1), da viele Erkrankungen mit Schmerzen einhergehen. Hierbei wird zwischen __________________ (2), wie z. B. Ibuprofen, und __________________ (3) unterschieden. Letztere unterteilen sich in schwach, z. B. __________________ (4), oder stark, z. B. __________________ (5). Bei der Schmerztherapie bestehen unterschiedliche Behandlungsansätze für akute und chronische Schmerzen. Während bei akuten Schmerzen die __________________ (6) im Fokus steht, geht es bei chronischen Schmerzen primär um die __________________ (7).

Abführmittel

AUFGABE 3

Obstipation – Hydragoga – Nahrungstransport – Quellmittel – Osmolaxanzien – Laxanzien

Viele zu pflegende Menschen leiden unter __________________ (1). Dies kann unterschiedliche Ursachen haben. Häufig spielen mangelnde Bewegung oder die Einnahme von Opioiden eine Rolle. __________________ (2) beschleunigen den __________________ (3) im Darm und fördern somit die Darmentleerung. Hierbei bestehen unterschiedliche Wirkmechanismen, wobei die Therapie einer Obstipation zunächst immer nichtmedikamentös begonnen werden sollte. Zeigt sich hierdurch keine Besserung, besteht die Möglichkeit, __________________ (4) wie Flohsamenschalen anzuwenden. Diese nehmen durch Einlagerung von Wasser an Volumen zu und dehnen sich so im Darm aus. Die nächste starke Stufe an Laxanzien sind die __________________ (5). Gerade in Krankenhäusern ist ein häufig verwendetes Beispiel hierfür Movicol®. Hierbei handelt es sich um schwer resorbierbare Substanzen, die im Darm osmotisch wirken und Wasser zurückhalten. Hierdurch wird der Stuhl weicher. Die letzte Stufe im Stufenplan der Obstipationstherapie sind __________________ (6), auch Antiresorptiva genannt. Bekannte Beispiele hierfür sind Laxoberal® oder Dulcolax®.

Richtig oder falsch?

AUFGABE 4

Bei der systemischen Arzneimitteltherapie besteht eine örtlich begrenzte Wirkung ohne Wirkung auf den Gesamtorganismus.

→ __________________!

AUFGABE 5 Homöopathika – was spricht dafür und was dagegen?

Wirkstoff – Placebo – recht – Bedürfnisse – Studien – Naturheilkunde – Schaden – Natur

Das spricht dafür:
- Homöopathie geht individuell auf die ____________ (1) der Patientinnen und Patienten ein.
- Auch im Fall eines ____________ (2)-Effektes ist hierbei häufig eine sehr gute Wirkung nachgewiesen.
- Ursprung der Substanzen in der ____________ (3).
- Wer heilt, hat ____________ (4).
- Die Einnahme kann wenig ____________ (5) verursachen.

Das spricht dagegen:
- Zum Teil kein ____________ (6) nachweisbar.
- Es gibt keine kontrollierten ____________ (7), die die Wirksamkeit belegen.
- Homöopathie ist keine ____________ (8) bzw. historisch entstandene traditionelle Therapie.

AUFGABE 6 Einnahmebesonderheiten

Antibiotika – Glukokortikoide – Diuretika – Opiate – Ibuprofen

1. ____________ sollten mit viel Flüssigkeit eingenommen werden, da sie einen Flüssigkeitsverlust bewirken.
2. ____________ besser nach bzw. zu Mahlzeiten einnehmen, da so besser verträglich.
3. Besonders bei ____________ ist eine regelmäßige Einnahme sehr wichtig.
4. ____________ mit viel Flüssigkeit einnehmen, da sie Verstopfung verursachen.
5. ____________ am Morgen einnehmen, da sie so besser wirksam und verträglicher sind.

Lernsituation

Der Spätdienst ist bald vorüber und Jonas, Tim sowie weitere Kolleginnen warten auf die Ablösung durch den Nachdienst. Jonas ist allein im Stationszimmer. Er sitzt am Schreibtisch und gibt seine letzten Dokumentationen in die Patientenakten ein. Da klopft es an der offenstehenden Tür. Es ist Frau Togay. Die 63-jährige Patientin ist bereits gut bekannt auf der Station. Schon mehrmals musste sie aufgrund von Suizidgedanken stationär aufgenommen werden. Frau Togay sieht sich im Raum um. Als sie bemerkt, dass der Auszubildende allein ist, betritt sie das Zimmer und kommt schnell auf ihn zu. Sie lächelt zwar, wirkt dabei aber sehr nervös und angespannt. Schnell kommt sie zur Sache und erklärt Jonas, dass sie noch ihre Medikamente benötige: „Das Beruhigungsmittel! Zeig mir mal die Tabletten, ich sag dir, welche ich brauche! Los, das ist wichtig! Sonst werde ich wieder krank! Machst du das für mich? Ja?“ Jonas fühlt sich in der Situation unwohl. Und obwohl Frau Togay klein und zierlich ist, würde er sich besser fühlen, wenn jemand vom Team bei ihm wäre. Er erklärt ihr, dass schon alle Medikamente verteilt wurden und er nicht die Befugnis hat, den verschlossenen Medikamentenschrank zu öffnen. Nun lächelt die Patientin nicht mehr. Sie tritt unangenehm nah an ihn heran und verlangt auf der Stelle ihre Beruhigungstablette, damit sie schlafen kann. Zum Glück betritt in diesem Moment Tim Löster den Raum. Schnell eilt er herbei und entschärft die Situation mit beruhigenden Worten. Es macht den Anschein, dass die beiden diese Unterhaltung nicht zum ersten Mal führen. Frau Togay lässt sich beruhigen und von dem Pflegefachmann zurück in ihr Zimmer begleiten. Später erklärt er Jonas, dass die Patientin an einer Benzodiazepinabhängigkeit leide. Zu oft wurden sie ihr im Laufe ihrer langjährigen Erkrankung zur Beruhigung und auch als Schlafmittel verabreicht. Tim Löster geht davon aus, dass sie teilweise hierdurch „ruhiggestellt“ wurde, was einen schweren Missbrauch der Medikation darstellt – mit weitreichenden Folgen.

Besonderheiten im Umgang mit Arzneimitteln in der Psychiatrie **AUFGABE 7**

unzugänglich – regelmäßige – begründetem – selbstständige – suizidalen

- Immer ____________________ (1) für Patienten und Patientinnen aufbewahren – Gefahr bei ____________________ (2) oder abhängigen Menschen.
- ____________________ (3) und pünktliche Gabe – wichtig für strukturierten Tagesablauf.
- Erst bei ____________________ (4) Verdacht, dass Medikation nicht runtergeschluckt wurde, nachfragen oder im Mund nachsehen.
- Zunehmend ____________________ (5) Medikamenteneinnahme unter Beachtung von Sicherheitsaspekten fördern.

AUFGABE 8 Benzodiazepine

Anspannung – Abhängigkeitspotenzial – Müdigkeit – Anxiolytika – Atemhemmung – Sedierung – epileptische Anfälle – Schlafmittel – Angstzuständen – Atmung – Entzugserscheinungen

Benzodiazepine gehören zur Arzneimittelgruppe der ________________ (1), also der Beruhigungsmittel. In der Psychiatrie werden sie kurzzeitig bei ________________ (2), schweren Depressionen oder psychotischen Spannungszuständen verschrieben. In anderen Bereichen werden sie beispielweise präoperativ bei akuter ________________ (3) oder auch als Antiepileptikum gegeben. Ebenfalls geeignet sind Benzodiazepine zur ________________ (4), z. B. bei Herzinfarkt. Die wichtigste akute Nebenwirkung ist ________________ (5). Bei parenteraler Gabe muss die ________________ (6) der zu behandelnden Menschen beobachtet werden, da Benzodiazepine eine zentrale ________________ (7) bewirken können.

Achtung! Benzodiazepine werden in der Praxis häufig zu oft eingesetzt. Beispielsweise ist die Verwendung als ________________ (8) nicht sinnvoll und überaus gefährlich für die Betroffenen, da das Arzneimittel ein sehr hohes ________________ (9) besitzt! Die Abhängigkeit führt zu einem immer stärker werdenden Drang nach höheren Dosen und teilweise psychotischen Symptomen. Ein plötzliches Absetzen führt zu langwierigen ________________ (10) wie Schlaflosigkeit, Zittern, Angstzuständen, in schweren Fällen sind sogar ________________ (11) möglich.

AUFGABE 9 Richtig oder falsch?

Säuglinge und Kleinkinder dürfen keine Benzodiazepine erhalten.
→ ________________!

AUFGABE 10 Ohne Vorgabe an die Wiederholung!

1. ________________ bewirken einen Flüssigkeitsverlust, daher immer mit viel Flüssigkeit einnehmen!
2. Die Hauptnebenwirkung von Benzodiazepinen ist ________________.
3. Bei mangelnder Qualifikation oder Unwissen tritt die ________________ in Kraft.
4. Auch die Gabe von ________________ geht einher mit guten Wirkungsergebnissen und spricht somit für die Homöopathie.
5. Morphin zählt zu den starken ________________.
6. Ibuprofen ist ein Analgetikum, das zu den ________________ gehört.
7. Opiate können ________________ verursachen.
8. Bei einer Arzneimittelwirkung auf den gesamten Organismus spricht man von einer ________________.

29 INJEKTIONEN

Lernsituation

Emma hat ihren Einsatz beim ambulanten Pflegedienst erfolgreich absolviert. Es hat ihr Spaß gemacht und sie konnte viele neue Erfahrungen sammeln. Doch wenn die Pflegeschülerin ganz ehrlich zu sich ist, hat sie sich schon seit Längerem wieder auf die Arbeit im Klinikum gefreut. Besonders jetzt, wo auch sie endlich die Pflegepraxis der chirurgischen Station erleben darf. Von Malika und Jonas erfuhr sie bereits, dass hier öfter mal ein etwas rauerer Ton im Team herrschen kann. Emma merkt, dass die enge Zusammenarbeit mit den Chirurginnen und Chirurgen sie manchmal etwas einschüchtert. Niemand hier ist unfreundlich zu ihr. Eher sind es wieder ihre eigenen Versagensängste, die sich ihr in den Weg stellen. Die Schülerin erkennt, dass sie sich wieder einmal selbst viel zu hohen Druck macht. Sie möchte so kurz vor dem dritten Lehrjahr nicht versagen und allen beweisen, was sie schon alles gelernt hat. Doch irgendwie erreicht sie auf diesem Weg das genaue Gegenteil. Bei den einfachsten Aufgaben stellt sie sich mitunter ungeschickt an, auch wenn sie diese Tätigkeiten mittlerweile schon unzählige Male vorher perfekt ausgeführt hat. Ihrer Kollegin, der Pflegefachfrau Asa Flores, ist ihre Unsicherheit diverse Male aufgefallen, insbesondere wenn sie unter Beobachtung anderer ist. Fühlt sich Emma hingegen unbeobachtet, arbeitet sie sicher und sehr professionell. Asa ist sich sicher, dass sie nur etwas mehr Zeit benötigt, um sich am neuen Arbeitsplatz einzufinden.

Es ist Zeit, die Arzneimittel auszuteilen. Einige der Patientinnen und Patienten benötigen in diesem Zusammenhang Injektionen. Asa möchte, dass Emma diese Aufgabe übernimmt. Sie und der Pflegefachmann Steffen Gauber begleiten sie dabei. Steffen ist ein sehr guter Pflegefachmann und ein hochgeschätztes Teammitglied. Allerdings kann er auch mitunter etwas vorlaut sein. Er ist bekannt dafür, gerade mit Auszubildenden nicht zimperlich umzugehen. Emma macht der Gedanke, vor ihm Injektionen zu verabreichen, jetzt schon nervös. Sie versucht, ihre Gedanken zu sammeln und denkt an die vielen Male, die sie nun schon während ihrer Ausbildung injiziert hat. Von vielen zu pflegenden Menschen wurde sie sogar gelobt. Nun bereitet sie erst einmal die Injektionen vor und wird dann Schritt für Schritt ihre Aufgabe professionell erledigen. Sie weiß, dass sie das kann. Sie darf sich nur nicht aus der Ruhe bringen lassen.

AUFGABE 1 Vorteile von Injektionen

Wirkstoffverlust – 20–30 Minuten – Schluckstörungen – Wirkungseintritt – 10–15 Minuten – Wirkort – Sekunden – Dosierbarkeit

1. Schneller ____________
   a) i. v. und i. a. Injektion = ____________
   b) i. m. Injektion = ____________
   c) s. c. Injektion = ____________
2. Kein ____________ → Vermeidung durch parenterale Verabreichung.
3. Hohe Konzentration am ____________ → z. B. bei intraartikulärer Injektion Arzneimittelgabe direkt dort, wo sie benötigt werden.
4. Exakte ____________ → jede beliebige Menge kann entnommen werden.
5. Unabhängigkeit von ____________ der zu pflegenden Menschen → Arzneimittelgabe auch möglich bei Bewusstlosigkeit, ____________ oder Desorientierung.

AUFGABE 2 Vorbereitung einer Injektion

Hautdesinfektionsmittel – Materialien – Aufziehen – Tupfer – Abwurfgefäß – ruhig – Händedesinfektion – Arbeitsfläche

Die ____________ (1) wird zunächst desinfiziert und alle benötigten ____________ (2) sollten in Reichweite sein. Das Arbeitsumfeld sollte ____________ (3) und hygienisch einwandfrei sein, sodass die Pflegefachperson sich konzentrieren kann und nicht abgelenkt wird. Das ____________ (4) der zu injizierenden Medikamente erfolgt erst unmittelbar vor der Verabreichung. Vor dem Richten immer ____________ (5) nicht vergessen! Neben dem Arzneimittel werden zur Injektion benötigt: keimarme/sterile ____________ (6), ____________ (7) sowie ____________ (8) für Glas und Kanülen.

AUFGABE 3 Subkutane Injektionsorte

erste – zweite

____________ (1) Wahl für subkutane Injektionen: u. a. oberhalb und seitlich des Bauchnabels sowie seitlich an beiden Oberarmen.

____________ (2) Wahl für subkutane Injektionen: Bauchdecke um den Bauchnabel, besonders unterhalb des Bauchnabels, seitliche und vordere Flächen beider Oberschenkel.

Vorsicht, das muss bei Injektionen beachtet werden!

AUFGABE 4

verwerfen – 6-R-Regel – unbeschriftete – Infektionsgefahr – Antibiotika

- ____________ (1) Spritzen oder Spritzen ohne leere Ampulle anbei immer ____________ (2)!
- Zum Eigenschutz beim Auflösen von ____________ (3) immer Handschuhe tragen!
- Achtung bei i. m. Injektion – Injektion mit höchster ____________ (4)!
- Auch beim Richten von Injektionen gilt die ____________ (5)!

Aufziehen der Arzneimittel

AUFGABE 5

Brechampullen – Mini-Spike® – Stechampullen – Handschuhe – Hautdesinfektions-mittel – Mehrdosier-behälter – Luft

- Bei ____________ (1) darauf achten, dass zunächst die Injektionslösung aus dem Ampullenkopf in die Ampulle zurückbefördert wird.
- Bei ____________ (2) immer zunächst Gummistopfen durch Aufsprühen von ____________ (3) desinfizieren.
- Für jede Entnahme aus einem ____________ (4) neue Spritze verwenden.
- ____________ (5) sind nur nötig, wenn ein Kontakt des Medikaments zur Haut vermieden werden muss.
- Bevor Injektionskanüle aufgesetzt wird, immer ____________ (6) aus der Spritze entfernen.
- Bei Entnahme von Teilmengen aus Stechampullen ____________ (7) verwenden.

Intramuskuläre Injektionen. Achtung, zwei Begriffe finden hier keine Verwendung!

AUFGABE 6

langsamer – Skelettmuskel – Brustmuskulatur – Glattmuskel – Adipositas – schneller – Gesäßmuskulatur

Die intramuskuläre oder auch i. m. Injektion ist eine Arzneimittelgabe in einen ____________ (1). Die Arzneimittelaufnahme ist ____________ (2) als bei der subkutanen, aber ____________ (3) als bei der intravenösen Injektion. Erschwerte Gegebenheiten treten auf bei ____________ (4) und Kachexie. Außerdem ist ein spezieller Nerv bei nicht fachgerechter Injektion in die ____________ (5) sehr verletzungsgefährdet.

Lernsituation

Die ersten Patientenzimmer haben die beiden Pflegefachleute und die Schülerin bereits hinter sich. Wie erwartet hat Steffen schon einige Sprüche gegenüber Emma geäußert, um sie ein wenig aufzuziehen. Im nächsten Zimmer wartet eine junge Frau, die neu auf der Station aufgenommen wurde. Emma soll ihr Heparin injizieren. Doch schnell merkt sie, dass die Patientin immer nervöser wird. Diese gesteht, dass sie furchtbare Angst vor „Nadeln" habe. Es ist ihr sehr peinlich, doch sie kann ihre Panik vor den Pflegenden und den Mitpatientinnen nicht verbergen. Steffen kommt hinzu, doch der Anblick des Pflegefachmanns macht die Patientin anscheinend nur noch nervöser. Emma stellt das Tablett mit den Injektionen außer Sichtweite und setzt sich auf einen Stuhl zu der jungen Frau. Dann fängt sie ganz in Ruhe an, mit ihr zu sprechen. In kurzer Zeit schafft sie es, durch ihre beruhigende Art die Patientin wieder „runterzuholen" und sie sogar ein wenig zum Lachen zu bringen. Dann bekommt sie die Erlaubnis, die Injektion durchzuführen. Sachlich, professionell und zügig erledigt Emma ihre Aufgabe. Schon geschafft! Die Patientin bedankt sich vielmals bei ihr und erkundigt sich sofort, ob die Auszubildende in den nächsten Tagen auch Dienst hat.

Als die drei Pflegenden das Patientenzimmer wieder verlassen, lobt Asa Emma: „Das hast du toll gemacht, Emma! Ganz ehrlich, ich hätte die Patientin vermutlich nicht so schnell beruhigen können. Jeder, der in der Pflege arbeitet, hat seine Stärken und seine Schwächen. Und ich glaube, eine ganz große Stärke von dir, die dir auf jedem Gebiet weiterhelfen wird, haben wir gerade kennengelernt. Damit wirst du es viel weiter bringen, als andere mit blöden Sprüchen", sagt Asa, lächelt dabei ihren Kollegen an und boxt ihn freundschaftlich in die Seite. Steffen erwidert das Lächeln und ergänzt: „Das kann ich nur bestätigen!"

AUFGABE 7 Richtig oder falsch?

Eine Injektion darf nur mit Einverständnis des Patienten oder der Patientin verabreicht werden. Ausnahme: Diese haben zuvor bereits ihr Einverständnis zur Injektionstherapie gegeben und verneinen akut aufgrund von Panik, wodurch die Therapie verzögert werden könnte.

→ ____________________!

AUFGABE 8 Richtig oder falsch?

Intravenöse Injektionen dürfen nur von Ärztinnen/Ärzten durchgeführt werden sowie von weitergebildeten Pflegenden wie Intensivfachpflegepersonen.

→ ____________________!

AUFGABE 9 Nach der Injektion

Befinden – Infektionszeichen – Entsorgung – Paravasate – Dokumentation

Wer injiziert, ist auch für die ____________________ (1) der gebrauchten Materialien zuständig. Das ____________________ (2) der Personen, die die Injektion erhalten, wird beobachtet. Ebenso wird die Injektionsstelle auf Nachblutungen und ____________________ (3) überprüft. Wichtig: Es erfolgt immer eine ____________________ (4) der Maßnahme. Eine weitere Komplikation stellen ____________________ (5) dar. Dies bezeichnet eine versehentliche Injektion in das Gewebe neben der Vene.

Wiederholen lohnt sich! Wer braucht schon Vorgaben?

AUFGABE 10

1. ______________________ vor Gebrauch immer erst am Gummistopfen desinfizieren.
2. I. m. Injektionen wirken ______________________ als i. v. Injektionen und ______________________ als s. c. Injektionen.
3. Im Gegensatz zu Tabletten ist bei Injektionen jede gewünschte ______________________ möglich.
4. Erste Wahl bei subkutanen Injektion ist ______________________ des Bauchnabels sowie vorne und seitlich an beiden ______________________.
5. Vor dem Richten von Injektionen Arbeitsfläche immer ______________________.
6. Die versehentliche Injektion in das Gewebe neben einer Vene nennt man ______________________.
7. Ohne ______________________ keine Injektion!
8. Immer die Luft zurückklopfen, bevor ______________________ geöffnet werden.

30 INFUSIONEN

Lernsituation

Mittlerweile fühlt sich Emma bei ihrer Arbeit auf der chirurgischen Station zunehmend sicher. Ihre ruhige und empathische Art wirkt sich sehr positiv auf die Patientinnen und Patienten aus, sodass jeder der Pflegenden froh ist, sie – wenn auch nur für einen absehbaren Zeitraum – im Team zu haben. Gemäß ihrem Ausbildungsjahr darf sie auch immer mehr Tätigkeiten allein übernehmen. Seit heute ist eine neue Schülerin auf der Station. Elly Herbert ist 17 Jahre alt und im ersten Lehrjahr der Pflegeausbildung. Noch wirkt sie ein wenig verloren und unbeholfen. „Die Arme", denkt sich Emma. Sie weiß noch genau, wie sie sich damals gefühlt hatte. Emma beschließt, Elly ein wenig zu unterstützen und ihr dabei zu helfen, sich zurechtzufinden.

Im Stationszimmer werden die Infusionen hergerichtet. Wie immer sind es einige an der Zahl. Emma ist für sie zuständig und soll die neue Schülerin mitnehmen. Natürlich können sie sich jederzeit bei Fragen an eine Teamkollegin oder einen Teamkollegen wenden. Elly freut sich sehr, mit Emma mitgehen zu dürfen. In der Schule haben sie Infusionssysteme bereits durchgenommen, doch die Praxis birgt doch immer wieder andere Herausforderungen als die Theorie.

AUFGABE 1 Welche Ziele sollen mit Infusionen erreicht werden?

Nahrungsaufnahme – Parenterale – Wasserhaushalts – Magen-Darm-Trakt – Flüssigkeit

- Zufuhr von ____________________ (1)
- ____________________ (2) Applikation von Medikamenten
- Vorrübergehende ____________________ (3), z. B. nach Operationen im ____________________ (4)
- Ausgleich des ____________________ (5)

AUFGABE 2 Infusionsarten

Handrücken – ZVK – intravenöse Infusion – zentralvenöse Infusion – peripher-venöse Venenverweilkanüle – subkutane Infusion – Venenkatheter – Butterfly-Kanüle – Kopf – periphervenöse Infusion – Dehydrierung – V. cava superior

Im Klinikalltag ist die ____________________ (1) die am häufigsten verwendete Infusionsart.
Insgesamt werden aber drei Infusionsarten unterschieden:
Die ____________________ (2) beinhaltet das Einlaufenlassen von Infusionslösungen über eine oberflächliche, an einer äußeren Zone des Körpers

liegende Vene. Für diese Art der Infusion ist ein Venenzugang, auch PVK bzw. ____________________ (3) genannt, notwendig. Dieser wird bei Erwachsenen häufig u. a. am ____________________ (4), bei Kindern u. a. gerne am ____________________ (5) gelegt.

Die ____________________ (6) ist eine Infusion, die direkt in die obere Hohlvene bzw. ____________________ (7) geleitet wird, vor dem rechten Vorhof des Herzens. Dies ist möglich durch einen zentralen ____________________ (8) oder auch kurz ____________________ (9).

Die ____________________ (10) erfolgt über einen temporär gelegten Zugang in die Unterhaut (Subkutis). Indiziert ist sie in der Regel bei leichter ____________________ (11), sie kommt häufig in der ambulanten Pflege sowie in der stationären Altenpflege vor. Die Infusion erfolgt über eine ____________________ (12).

Richtig oder falsch?

AUFGABE 3

Richtig – Falsch – Falsch

1. Der Druckausgleich bei einem Infusionslösungssystem erfolgt über das Belüftungsventil. Hierzu kann auch eine Kanüle direkt in die Infusionsflache gestochen werden.
   → ____________________!
2. Bei bereits laufender Infusion dürfen keine Arzneimittel zugemischt werden.
   → ____________________!
3. Zum Beimischen von Arzneimitteln wird ausschließlich physiologische Kochsalzlösung (NaCl 0,9 %) verwendet.
   → ____________________!

Lernsituation

Emma und Elly betreten das Patientenzimmer von Herrn Bertel. Der 54-jährige Patient ist mittlerweile schon bekannt dafür, etwas eigenwillig zu sein und sich nicht unbedingt an die Vorgaben zu halten, die er von Ärztinnen und Ärzten sowie von den Pflegenden für eine schnelle Genesung erhält. Die beiden Schülerinnen begrüßen ihn freundlich und klären ihn darüber auf, nun die Infusionslösung über seinen peripheren Venenzugang verabreichen zu wollen. „Ach, das Ding hier an der Hand? Das habe ich mir rausgezogen. Das hat tierisch wehgetan auf einmal!" „Typisch", denkt sich Emma, spricht es aber natürlich nicht laut aus. „Wenn Sie starke Schmerzen an der Kanüle verspüren, dann hat sich der Zugang vielleicht entzündet. Es ist richtig, dass er dann gezogen wird. Aber bitte, geben Sie uns in so einem Fall Bescheid, sodass wir das übernehmen können. Dann können wir uns die Einstichstelle direkt ansehen und wissen, dass Sie einen neuen peripheren Venenzugang benötigen. Denn Ihre Infusion ist wichtig für Ihre Therapie. Einen Moment, ich werde nachsehen, ob ich die Ärztin noch erreichen kann, oder eine Kollegin, die dazu befugt ist, einen neuen Zugang zu legen."

AUFGABE 4 Komplikationen bei peripheren Verweilkanülen

Rötung – Eintrittsstelle – Paravasat – Schwellung – Bakteriämie – Vene – Thrombophlebitis – Schmerzen

Häufigste Komplikation: Entzündung der ________________ (1)
- Dadurch mögliche Venenentzündung bzw. ________________ (2)
- Mögliche Folge: Bakterien im Blut bzw. ________________ (3) oder Sepsis
- Typische Warnzeichen: ________________ (4), Schwellung und Schmerzen in Bereich der Einstichstelle und entlang der ________________ (5)

Weitere Komplikation: Die Infusionslösung läuft neben das punktierte Gefäß = ________________ (6). Typische Warnzeichen hierfür: Infusionslösung läuft nicht richtig, ________________ (7) und sichtbare ________________ (8) im Bereich der Kanüle

AUFGABE 5 Komplikationen bei der Infusionstherapie – hierauf achtet die Pflege!

Thrombophlebitis – allergische Reaktion – Sepsis – Blutverlust – Luftembolie

1. U. a. Rötung der Haut, Hautausschlag, Juckreiz, Kopf-, Gelenk-, Gliederschmerzen, Übelkeit, Erbrechen
   → Anzeichen für ________________
2. Plötzlicher, stechender Schmerz im Brustbereich, Atemnot, Zyanose, Tachykardie, Hypotonie, Schockzustand
   → Anzeichen für ________________
3. Große Hämatome im Hals- und Thoraxbereich bei liegendem ZVK oder Austritt großer Blutmengen aus venösem Katheter
   → Anzeichen für ________________
4. Schmerzen und Entzündungszeichen an der Einstichstelle, der umgebenden Haut und entlang der Vene
   → Anzeichen für ________________
5. Rapide Verschlechterung des Allgemeinzustandes, hohes Fieber, häufig Schüttelfrost
   → Anzeichen für ________________

AUFGABE 6 Infusionstherapie

Kurzzeitinfusion – Dauerinfusion

Typisch für die ________________ (1) ist die i. v. Antibiose.
Typisch für die ________________ (2) ist die parenterale Ernährung.

Richtig oder falsch?

AUFGABE 7

Verstopfte Venenzugänge nicht freispülen, sondern Arzt oder Ärztin informieren und Anordnungen abwarten.

→ ____________________!

Berechnung der Infusionsgeschwindigkeit

AUFGABE 8

Zeit in Stunden – Infusionsmenge in ml – Infusionsgeschwindigkeit

____________________ = ____________________ / ____________________

Berechnung der Tropfenzahl pro Minute

AUFGABE 9

Gesamttropfenzahl – Tropfen pro Minute – Infusionsdauer in Min

____________________ (Infusionsmenge in ml × 20 Tr./ml)/
____________________ (Infusionsdauer in Std. × 60 Min./Std.) =
____

Ran an die Wiederholung!

AUFGABE 10

1. Die Redewendung „Infusion läuft para" kommt von dem Fachbegriff ____________________.
2. Butterfly-Kanülen finden Verwendung bei ____________________.
3. Richtig oder falsch? Der ZVK findet vor allem in der ambulanten Pflege Verwendung. → ____________________!
4. Ein Beispiel für Dauerinfusionen ist die ____________________.
5. Durch Infusionen wird u. a. der ____________________ ausgeglichen.
6. Schmerzen und Entzündungszeichen am peripheren Venenzugang und entlang der Vene sind Anzeichen für eine ____________________.
7. Keine ____________________ zumischen bei bereits laufender Infusion!
8. Für das Zumischen von Arzneimitteln dienen in den meisten Fällen folgende Trägerlösungen: Glukoselösung 5–10 %, Elektrolytlösungen mit niedriger Konzentration und ____________________.

31 WUNDVERSORGUNG

Lernsituation

Malikas Bauchgefühl bezüglich der Arbeit in der ambulanten Pflege hat sich seit ihren ersten Einsätzen nicht geändert. Ganz im Gegenteil – je mehr Erfahrungen sie in diesem Arbeitsbereich der Pflege sammeln darf, desto mehr bestätigt sich ihr Wunsch, nach abgeschlossener Ausbildung hier Fuß zu fassen. Wer hätte das gedacht? Bestärkt wird ihre positive Einstellung unter anderem durch die eigenständige Arbeit als Pflegefachperson, die sich, anders als zunächst von ihr angenommen, auf ein sehr breites Spektrum bezieht. So kommt es z. B. sehr häufig vor, dass das Pflegeteam mit Wundversorgungen konfrontiert wird. Malika empfindet das immer als sehr spannend. Zum einen freut sie sich, dass die hauptsächlich älteren Menschen zu Hause in ihren eigenen vier Wänden versorgt werden können, ohne eine für viele sehr anstrengende stationäre Behandlung. Zum anderen ist es aus pflegerischer und medizinischer Sicht unheimlich interessant, die Fortschritte und Veränderungen der unterschiedlichen Wunden bei jedem ambulanten Besuch mitzuverfolgen und zu dokumentieren. Durch die regelmäßigen heimischen Besuche in Kombination mit einer fortlaufenden Wundversorgung entsteht eine andere, ja zum Teil tiefere Verbindung zu den zu pflegenden Menschen. Eine gut heilende Wunde ist nicht nur für Malika, sondern auch für ihre Kolleginnen und Kollegen jedes Mal ein wahres Erfolgserlebnis. Denn jeder ist sich darüber bewusst, was für dramatische Folgen gerade im höheren Alter eine mangelnde Wundheilung mit sich bringen kann. Malika ist von dieser Arbeit so begeistert, dass sie sich darüber informiert, welche pflegerischen Fortbildungen es in Bezug auf die Wundversorgung gibt. Von der Pflegedienstleitung des ambulanten Pflegedienstes bekommt sie auf jeden Fall schon einmal die Bestätigung, dass Pflegefachpersonen mit einer solchen Fortbildung im Team immer sehr willkommen sind!

Die drei Phasen der Wundheilung

AUFGABE 1

Exsudationsphase – sauber – Gewebsnekrosen – Blutgerinnung – Exsudation – Leukozyten – Regenerationsphase – Granulationsgewebe – Narbengewebe – Proliferationsphase

In der ________________ (1) erfolgt die Blutstillung durch eine Engstellung der Gefäße und durch die ________________ (2). Abwehrzellen wie die ________________ (3) sorgen für den Abbau von Bakterien und ________________ (4).

In der ________________ (5) wandern Fibroblasten ein und es kommt zur Ausbildung von gefäßreichem ________________ (6). Nun ist die Wunde ________________ (7), rot, feucht sowie gut durchblutet. Es kommt zu einer abnehmenden ________________ (8).

In der ________________ (9) kommt es u. a. zu einer Wundkontraktion durch Abgabe von Wasser und zu einer Gefäßrückbildung im Granulationsgewebe. Die Wunde schließt sich durch eine Verdickung der Zellschicht und ________________ (10) bildet sich aus. Das Epithelgewebe ist hellrosa bis weiß. ________________ (11) wird nur noch wenig gebildet.

Einteilung von Wunden nach Keimbesiedlung

AUFGABE 2

kolonisierte Wunden – infizierte Wunde – kontaminierte Wunden – aseptische Wunden

1. ________________ → fast keimfrei, keine Entzündungszeichen, glatt durchtrennte Wundränder (nahe beieinander liegend), Entstehung durch Operationen oder frische Verletzungen
2. ________________ → keine Entzündungszeichen, Besiedlung mit sich vermehrenden Bakterien, offene Behandlung mit sekundärer Wundheilung, Entstehung durch u. a. Verbrennungen oder bewusst offen gehaltenen Wunden (z. B. Tracheostoma)
3. ________________ → offene Wundbehandlung bei bakteriell besiedelter Wunde, Beispiele sind chronische Wunden wie diabetischer Fußulkus
4. ________________ → signifikante Entzündungszeichen, hohe Exsudatmenge, unangenehmer Geruch, eitriges sowie zähes Exsudat, hohe Keimzahl, auf den Körper übergegangene Keimbesiedlung

Welche Wunden werden aseptisch behandelt? Achtung, nur ein Begriff ist korrekt!

AUFGABE 3

Primäre – Sekundäre –Lokal infizierte – Septische – Alle

________________ Wunden müssen aseptisch behandelt werden!

AUFGABE 4 Schmerzreduktion beim Verbandwechsel – das kann die Pflege tun!

Analgetika · Arbeitsdauer · Interaktion · Sekundärverband · Atmosphäre · zeitgemäße Wundauflagen · Aufklärung · Spülen · Positionierung

1. __________ → erforderliche Maßnahmen kommunizieren
2. __________ → Verabreichung bei Bedarf, Zeitspanne bis zum Wirkungseintritt berücksichtigen
3. __________ → stressfrei, angenehm und ruhig
4. __________ → geeignet für Verbandswechsel, gleichzeitig angenehm für Betroffene
5. __________ → Erkundigungen bzgl. des Befindens während Verbandswechsel, nach Möglichkeit und Bedarf Pausen einlegen und hierzu Stoppsignale vereinbaren
6. __________ → ermöglichen längere Verweildauer
7. __________ → wenig Druck, Flüssigkeit vorher anwärmen
8. __________ → so kurz wie möglich halten
9. __________ →nicht zu stramm anbringen

AUFGABE 5 Beispiele für Wundauflagen

Alginat · Hydrokolloid-verband · Hydrogele · Aktivkohlekompresse · silberhaltige Wundauflage · Polyurethanschaum feinporig · Sprühpflaster

1. Trockene Nekrosen und Beläge → __________
2. Feuchte Nekrosen und Beläge → __________
3. Infizierte Wunde → __________
4. Wundgeruch → __________
5. Epithelisierende und granulierende Wunde → __________
6. Geschlossene Wunde → __________
7. Stark exsudierende Wunde → __________

Richtig oder falsch?

AUFGABE 6

Richtig – Richtig – Falsch – Falsch

1. Die Wundheilung wird begünstigt durch kühle Temperaturen.
   → ____________________
2. Die Wundheilung benötigt eine Mindesttemperatur von 18 °C.
   → ____________________
3. Die Wundheilung benötigt eine Mindesttemperatur von 28 °C.
   → ____________________
4. Moderne folienbeschichtete Wundauflagen ermöglichen eine Wärmeisolation von 30–33 °C.
   → ____________________

Warum Verbandswechsel?

AUFGABE 7

Infektionen – Wundkontrolle – Schmerzen – Wundauflagen – Therapieanpassung

Regelmäßige Verbandswechsel ermöglichen den Pflegenden eine kontinuierliche ____________________ (1). Erst durch die Wundbeurteilung kann eine nötige ____________________ (2) erfolgen. Die Einschleppung von Keimen und Bakterien wird bei hygienisch einwandfreiem Vorgehen verhindert, bereits bestehende oder beginnende ____________________ (3) werden bekämpft. Ebenso werden physiologische Heilungsvorgänge durch diverse ____________________ (4) gefördert und ____________________ (5) reduziert.

AUFGABE 8 Materialien zum Verbandswechsel

Einmalhandschuhe
Schnellpflaster steril
Klammerentferner
Skalpell
Wundauflagen
Fixierpflaster
Fadenmesser
Verbandschere
Kompressen (einzeln verpackt)
Schere
Flächen-desinfektionsmittel
Ringer-Lösung/ NaCl-0,9 %
Haut-/Schleimhaut-desinfektionsmittel
Bettschutz
Pinzette
persönliche Schutz-ausrüstung
Nierenschale
Abdecktücher
Abwurf

Steril:

Unsteril:

Palliative Wundversorgung

AUFGABE 9

Metastasen – Symptomlinderung – soziale Kontakte – Lebensqualität – exulzerierenden Tumoren – Ekel – Wundheilung – Blutungen – Geruchsbildung

Bei der palliativen Wundversorgung ist nicht ____________ (1), sondern ____________ (2) das Ziel. Die Wundversorgung ist somit eine unterstützende Maßnahme, um die bestmögliche ____________ (3) zu erhalten bzw. herzustellen. Im Fokus steht die Linderung von Schmerzen, aber auch die Linderung von ____________ (4). Denn Faktoren wie Aussehen und Geruch wirken sich nicht nur auf das Wohlbefinden der Betroffenen aus, sondern auch auf die ____________ (5), die es zu erhalten gilt. Nicht selten kommt es in der palliativen Wundversorgung zu der Behandlung von ____________ (6). Dies sind Wunden, die durch einen durch die Haut durchbrechenden Tumor oder ____________ (7) entstanden sind. Eine solche Wundbehandlung ist für die Pflegenden nicht immer leicht und es besteht die Gefahr von starken ____________ (8). Wichtig ist, dass die zu pflegenden Menschen nie das Gefühl bekommen, ____________ (9) bei den Pflegefachpersonen auszulösen. Daher ist eine gute Absprache im Team, wer welche Aufgaben übernimmt, sehr wichtig.

Ohne Vorgaben wiederholen? Kein Problem!

AUFGABE 10

1. Glatt durchtrennte Wundränder, keine Entzündungszeichen und Keimfreiheit sind die Merkmale einer ____________ Wunde.
2. Bei Wundgeruch helfen ____________.
3. ____________ nur auf geschlossene Wunden geben!
4. Nur durch regelmäßige Verbandswechsel ist eine Anpassung der ____________ möglich.
5. Um Schmerzen beim Verbandswechsel zu reduzieren, sollte die Atmosphäre ____________, ____________ und ____________ sein.
6. Für die Wundheilung wird eine Mindesttemperatur von ____________ benötigt.
7. In der ____________ ist die Wunde tiefrot, feucht und sehr gut durchblutet.
8. Unter anderem sorgen ____________ für den Abbau von Bakterien und Gewebsnekrosen.

32 PHYSIKALISCHE THERAPIE

Lernsituation

Die Zeit vergeht wie im Flug und somit auch die Lehrjahre von Jonas, Emma und Malika. Die drei haben erfolgreich ihr zweites Ausbildungsjahr absolviert. Nun heißt es durchhalten und lernen, bevor sie schon in absehbarer Zeit ihre Abschlussprüfungen antreten werden.

Im dritten Ausbildungsjahr haben die Pflegeauszubildenden die Möglichkeit, sich für einen Einsatz auf einer Palliativstation und/oder in einem Hospiz zu bewerben. Emma hat sich dazu entschlossen, diese Erfahrung mitzunehmen. Sie war sich zu Beginn nicht sicher, ob sie für diesen Bereich der Pflege „gemacht" ist, oder ob ihr der Anblick von so vielen schwerkranken und vor allem unheilbar kranken Menschen zu nahe gehen würde. Letztlich hat sie eine Unterhaltung mit einer Physiotherapeutin doch dazu bewegt. Maja Fröhlich ist für die Physiotherapie in Emmas Ausbildungsstätte verantwortlich. Sie besucht die Patientinnen und Patienten auf allen Stationen, um mit ihnen gezielte Bewegungstherapien vorzunehmen. Dabei schwärmt sie immer in höchsten Tönen von ihrer Arbeit auf der Palliativstation, die in einem separaten Gebäude, jedoch zugehörig zum Klinikum liegt. Die zu pflegenden Menschen dort erliegen schweren Erkrankungen, häufig onkologischen Ursprungs. Viele erhalten starke Schmerzmedikationen, leiden an Bewegungsstörungen oder Nebenwirkungen der diversen Therapien. Maja Fröhlich klärt gerne gerade Auszubildende darüber auf, wie wirksam physikalische Therapien auch bei schwerkranken Menschen die Heilkräfte des Körpers aktivieren. Gerne ist sie bereit, die Schülerinnen und Schüler nach Möglichkeit bei ihren Behandlungen mitzunehmen. In ihrer Unterhaltung mit Emma geht sie verstärkt darauf ein, dass gerade Pflegefachpersonen in der palliativen Pflege viel Wert auf die Umsetzung physikalischer Therapien im Zusammenhang mit pflegerischen Tätigkeiten legen. Emma ist nun sehr gespannt auf ihren Einsatz. Mit Sicherheit gibt es viele neue Aspekte einer ganzheitlichen Pflege zu lernen!

AUFGABE 1 Was ist physikalische Therapie?

Regulationsvorgänge – Anordnung – Heilkräfte – Pflegende – Elektrizität

Bei der physikalischen Therapie geht es darum, die ______________ (1) des Körpers durch physikalische Möglichkeiten zu aktivieren. Diese physikalischen Aktivierungsfaktoren beinhalten Wärme, Kälte, Licht, Wasser, mechanische Energie, dynamische Kräfte und auch ______________ (2). Ausgerichtet ist die Therapie auf kurzfristige Reaktionen wie auch langfristige ______________ (3). Bei vielen physikalischen Therapien spielen ______________ (4) eine besondere Rolle. Die ______________ (5) erfolgt durch einen Arzt oder eine Ärztin.

Physiotherapie. Achtung, drei Begriffe finden hier keine Verwendung!

AUFGABE 2

Kontrakturenprophylaxe – Rückbildungsgymnastik – Physiotherapeuten – Schlaganfall – musikalische Therapie – Belastbarkeit – Pflegeplanung – interdisziplinäres Team – Pharmazie – ehrenamtliche Arbeit

Physiotherapie und Pflege haben viele gemeinsame Schnittstellen. Ein Beispiel hierfür ist die ______________ (1). Wichtig ist in diesem Zusammenhang insbesondere die Kommunikation als ______________ (2). Durch eine gute Zusammenarbeit zwischen Pflege, Medizin und ______________ (3) lassen sich große Erfolge erzielen. Ein enger Austausch gewährleistet ebenso, dass bei jeder Therapieform individuell auf die ______________ (4) der zu behandelnden Menschen eingegangen werden kann. Physiotherapeutische Maßnahmen können sehr gut mit in die ______________ (5) aufgenommen werden. So z. B. in der Neurologie u. a. nach ______________ (6), in der Gynäkologie in Bezug auf u. a. ______________ (7), in der inneren Medizin bezüglich u. a. rheumatischen Erkrankungen oder in der Orthopädie bei Erkrankungen des Bewegungsapparats.

Anwendungsformen der Hydrotherapie

AUFGABE 3

Auflagen – kalte Wickel – Waschungen – warme Wickel – Güsse

1. ______________: z. B. mit Pfefferminzlösung als Kühlung bei Fieber
2. ______________: weiches Umspülen der Haut durch Wasserstrahl
3. ______________: Körperteil in mehreren nassen Tüchern bei ca. 17 °C (Leitungswassertemperatur)
4. ______________: Körperteil in mehreren nassen Tüchern, wärmer als Körpertemperatur, jedoch nicht zu heiß
5. ______________: z. B. Kompresse auf eine bestimmte Körperstelle

Richtig oder falsch?

AUFGABE 4

Hydrotherapie beinhaltet auch heiße Wickel mit ca. 80 °C.

→ ______________

AUFGABE 5 Vorsicht bei Wickeln und Auflagen!

Wahrnehmungsstörungen – Schwitzen – Temperaturempfinden – Kreislaufverhältnissen – Duft – Wärmflaschen – engmaschige Überwachung – feucht-heiße Bauchauflage – Verbrennungen – Allergie

1. ________________ nie mit kochendem Wasser zubereiten → Gefahr von ________________!
2. Äußerungen immer ernst nehmen → ________________ ist individuell!
3. Keine heißen Wickel bei Menschen mit eingeschränktem Temperaturempfinden → z. B. bei ________________!
4. Besser geeignet bei instabilen ________________ → Ölkompressen!
5. Kein unbeabsichtigtes ________________ → Kreislaufbelastung!
6. Keine Ölkompresse bei → ________________ und/oder Abneigung gegen ________________!
7. Keine ________________ bei → unklaren akuten Bauchschmerzen, schwerer Herzinsuffizienz, Gerinnungsstörungen, akuter Nieren- und Gallenkolik mit Fieber!
8. Kinder und verwirrte Menschen → ________________!

AUFGABE 6 Zusätze und Anwendungsmöglichkeiten

Kamillenblüten – Zwiebel – Leinsamen – Quark – Zitrone

1. Bei Verstauchungen, Prellungen, oberflächlicher Thrombophlebitis, Sonnenbrand, Insektenstichen, Halsschmerzen, Mastitis → ________________
2. Bei Ohrenschmerzen/-entzündungen, Zahnschmerzen, Gelenkentzündungen → ________________
3. Bei Stirnhöhlenentzündung, Bronchitis, Furunkel → ________________
4. Bei Husten, Bronchitis, Halsentzündung → ________________
5. Bei Magen-/Darmkrämpfen, Blähungen, Schlafstörungen, Unruhe → ________________

AUFGABE 7 Elektrotherapie. Achtung, nicht alle Begriffe finden hier Verwendung!

Strom – Durchblutungsförderung – Wasserbäder – Stärkung – Entspannung – Licht – Frequenzen – Batterien – Massage – Nervenstimulation

Die Elektrotherapie nutzt den Einsatz von ________________ (1) zu therapeutischen Zwecken. Hierzu fließen geringe Werte unterschiedlicher ________________ (2) durch den Körper. Zur Einleitung werden Hautelektroden oder ________________ (3) verwendet. Zur Elektrotherapie gehört auch die transkutane elektrische ________________ (4), kurz TENS. Ziele dieser Therapieform sind vor allem die ________________ (5) und Schmerzlinderung sowie die ________________ (6) der Muskulatur.

AUFGABE 8

Lichttherapie. Achtung, nicht alle Begriffe finden hier Verwendung!

Fototherapie – Kältetherapie – Dermatologie – Onkologie – ultravioletten – Sonnenschutzcreme – Wärmetherapie – blauen – Schutzbrille – Phytotherapie – Depressionen – Allergien – Infrarottherapie

Die Lichttherapie wird auch als ______________ (1) bezeichnet. Dazu gehören die Infrarottherapie, die Therapie mit sichtbarem Licht und die Therapie mit Licht im ______________ (2) Bereich. Die ______________ (3) kann auch der ______________ (4) zugeordnet werden. Wichtig ist bei der Behandlung eine ______________ (5). Sichtbares Licht wird vor allem bei saisonalen ______________ (6) eingesetzt. UV-Licht findet hingegen eher Verwendung in der ______________ (7).

AUFGABE 9

Richtig oder falsch?

Richtig – Falsch – Richtig – Falsch

1. Ätherische Öle dürfen bei Kindern in geringer Konzentration ab dem 2. Lebensmonat angewendet werden.
   → ______________
2. Wickel nur anwenden, wenn der Körper des Kindes kalt ist.
   → ______________
3. Kleinkinder und Säuglinge reagieren empfindlich auf Wärme und Kälte.
   → ______________
4. Kinder nach Möglichkeit in Therapiemaßnahme einbeziehen.
   → ______________

AUFGABE 10

Ohne Vorgabe an die Wiederholung!

1. ______________ hilft unter anderem bei Mastitis.
2. ______________ Möglichkeiten können die Heilkräfte des Körpers auf unterschiedliche Art und Weise aktivieren.
3. ______________ und Pflege haben viele gemeinsame Schnittstellen in der Praxis.
4. TENS ist eine Form der ______________.
5. Waschungen und Wickel sind Anwendungsformen der ______________.
6. Immer besondere Vorsicht und Beaufsichtigung während Anwendungen bei ______________ und verwirrten Menschen.
7. Die Lichttherapie wirkt sich unter anderem positiv bei saisonalen ______________ aus.
8. Elektrotherapie dient u. a. der ______________ der Muskulatur.

IV PROFESSIONELLES PFLEGEHANDELN

33 KOMMUNIKATION IN DER PFLEGE

Lernsituation

Neben dem Arbeitsalltag und immer wieder anstehenden Prüfungen bleibt aktuell nicht allzu viel Freizeit für die Auszubildenden. Dennoch ist es Malika, Emma und Jonas wichtig, in regelmäßigen Abständen Zeit für gemeinsame Treffen zu finden. Es ist schön, sich auszutauschen und die positiven wie auch die negativen Erfahrungen ihrer Ausbildungszeit gemeinsam zu reflektieren. Sie haben in den letzten zwei Jahren viel gelernt und sich allesamt weiterentwickelt. In vielerlei Hinsicht, was die Profession Pflege angeht, sind sie sich einig, manches sehen sie wiederum unterschiedlich. Doch in Bezug auf einen Punkt vertreten alle drei die gleiche Meinung: Nie hätten sie zu Beginn der Ausbildung gedacht, was für eine enorm wichtige Rolle Kommunikation in diesem Beruf spielt! „Es ist ja nicht nur die Kommunikation mit den zu pflegenden Menschen", bemerkt Jonas. „Ich glaube, ich habe Stunden damit verbracht, mit An- und Zugehörigen zu reden." „Das stimmt!", erwidert Malika. „Und dann ist ja auch die kommunikative Fähigkeit innerhalb des Teams unerlässlich. Ihr erinnert euch doch noch an meine Probleme mit zwei Kolleginnen auf der Chirurgie. Einzig und allein die richtige Art, gemeinsam mit der Leitung hierüber zu reden, konnte die Spannungen letztlich beseitigen. Es hätte auch anders kommen können!" Emma nickt zustimmend und ergänzt: „Für mich ist auch die Kommunikation mit anderen Berufsgruppen noch immer eine Herausforderung. Viele haben doch sehr unterschiedliche Kommunikationsverhalten. Hier den richtigen Weg zu finden, auf dein Gegenüber zuzugehen, ist auch nicht immer leicht." „Definitiv", bestärkt sie Jonas und fährt fort: „Ich denke, dass man auf jeden Fall eines festhalten kann: Es gibt keinen einzigen Tag in der Pflege, an dem Kommunikation nicht stattfindet. Und das ist zwar einerseits ganz schön anstrengend, auf der anderen Seite aber auch ein ganz besonderes Merkmal dieses Berufs. Emma, wie oft hast du zum Beispiel schon berichtet, dass du allein durch Unterhaltungen verängstigte Menschen beruhigen konntest. Oder wie krass ist es bitte, wie viele wichtige Informationen man bei einem gut geführten Aufnahmegespräch erhalten kann?" Malika: „Was ich unter anderem in der ambulanten Pflege so toll fand, waren die vielen Informations- und Beratungsgespräche. Ich kann es gar nicht erwarten, als examinierte Pflegefachfrau diese eigenständig zu führen!" Die drei unterhalten sich noch lange bis in den Abend hinein. Denn auch die Kommunikation unter Freunden hilft, so manche Hürde im Berufsleben besser zu meistern.

Wann sind kommunikative Fähigkeiten in der Pflege wichtig?

AUFGABE 1

Pflegeprozess – Ausbalancieren – Interpretationen – Anpassen

1. ____________________ von Nähe und Distanz
2. ____________________ an sein Gegenüber (u. a. an die Sprache des anderen)
3. Gespräche im ____________________ (z. B. Beratung oder Informationsweitergabe)
4. Professioneller und sachlicher Umgang in Pflegesituationen, Erkennen eigener ____________________ (4)

5 Facts über Kommunikation im Pflegealltag. Achtung, nicht alle Begriffe finden hier Verwendung!

AUFGABE 2

Zeit – Reaktionen – starke Nerven – Fehlmeldung – selten – Dokumentation – ständig – Aufnahmegespräche

1. Kommunikation findet im Pflegealltag ____________________ statt.
2. Gespräche benötigen ____________________.
3. Jede ____________________ ist ein Mittel der betriebsinternen Kommunikation.
4. Im Pflegeprozess gibt es zentrale Gespräche, die für einen speziellen Abschnitt typisch sind. Hierzu zählen z. B. ____________________.
5. Auch das Wahrnehmen und Beobachten von ____________________ zählt zur Kommunikation mit zu pflegenden Menschen.

Gespräche im Pflegeprozess

AUFGABE 3

Krisengespräch – Informationsgespräch – Entlastungsgespräch – Beratungsgespräch – Aufnahmegespräch

1. ____________________ → Ziel: u. a. Informationsgewinn
2. ____________________ → Ziel: u. a. Aussprache über Probleme
3. ____________________ → Ziel: u. a. Sicherheitsgefühl des zu pflegenden Menschen steigern
4. ____________________ → Ziel: u. a. Unterstützung bei Entscheidungsprozessen
5. ____________________ → Ziel: u. a. Problemlösung und Hilfestellung

AUFGABE 4 Kommunikationsbarrieren durch mangelnde Deutschkenntnisse

Dolmetscher – Informationen – Respektlosigkeit – Wörterbücher –Angstsituationen – interkulturell – Missverständnisse – Migrationshintergrund – Kindersprache

In Deutschland leben viele Menschen mit ______________ (1). Einige von ihnen sind der deutschen Sprache nicht mächtig, was bei der pflegerischen Versorgung mit Herausforderungen verbunden sein kann. Denn schon einfache Pflegehandlungen können ohne verständliche und erklärende Kommunikation schnell zu ______________ (2) führen. Häufig kann weder die zu behandelnde Person Erklärungen verstehen noch ______________ (3) über sich selbst preisgeben. Oft hat dies ______________ (4) zur Folge. Pflegende achten darauf, in solchen erschwerten Situationen keine vereinfachte ______________ (5) zu benutzen, da dies ______________ (6) vermittelt. Bewährt haben sich in solchen Situationen medizinische und pflegerische ______________ (7) sowie Übersetzungsprogramme. In vielen Kliniken werden zunehmend ______________ (8) engagiert sowie ______________ (9) kompetente Mitarbeitende.

AUFGABE 5 Die patientenzentrierte Gesprächsführung in der Pflege

Verbalisieren – positive Wertschätzung und Akzeptanz – Empathie – Echtheit – aktives Zuhören – Paraphrasieren

- Pflegende verstecken sich nicht hinter einer Rolle, sondern geben sich, wie sie sind.
  → ______________ (1)
- Pflegende nehmen ihr Gegenüber an, ohne zu werten.
  → ______________ (2)
- Pflegende versuchen, Perspektiven ihres Gegenübers einzunehmen und dessen Sicht zu verstehen.
  → ______________ (3)
- Pflegende wiederholen Aussagen der zu pflegenden Menschen mit eigenen Worten.
  → ______________ (4)
- Pflegende signalisieren ihrem Gegenüber, dass sie interessiert sind und dem Gespräch aufmerksam folgen, z. B. durch Blickkontakt und Nicken.
  → ______________ (5)
- Pflegende greifen gezielt Gefühle auf, die in den Äußerungen ihres Gegenübers enthalten sind, und bringen diese zur Sprache.
  → ______________ (6)

Verständnis und Einverständnis – auch ohne Vorgabe kein Problem!

AUFGABE 6

Zu-__________________ (1) heißt nicht zu-__________________ (2)!

Den Standpunkt seines Gegenübers nachvollziehen zu können bedeutet nicht, diesen auch zu teilen!

Gespräche fördern oder hemmen – ordnen Sie die Begriffe zu

AUFGABE 7

Themenwechsel
unterbrechen
Kopfnicken
Rückfragen
sofort widersprechen
Blickkontakt
Blick abwenden
verbalisieren/spiegeln
ungefragt Ideen/Ratschläge unterbreiten
verschlossene Körperhaltung
ausreden lassen
zusammenfassen
frühzeitig interpretieren/deuten

Kommunikationsfördernd:

Kommunikationshemmend:

AUFGABE 8 Unterschiedliche Kommunikationsanforderungen an Pflegefachpersonen

Beziehung – Kommunikationsanforderungen – Flexibilität – Gesprächsführung – Angehörigen – Grundhaltung

Pflegefachpersonen erleben in ihrem Arbeitsalltag sehr unterschiedliche ________________ (1). Professionelle Gespräche werden im Pflegeteam, mit Ärztinnen und Ärzten sowie mit Vertreterinnen und Vertretern anderer Professionen genauso geführt, wie mit den zu pflegenden Menschen und deren ________________ (2). Hiermit gehen unterschiedliche Anforderungen an die ________________ (3) einher. Pflegende müssen Situationen richtig einschätzen, sich in Menschen hineinfühlen und auch genügend ________________ (4) mitbringen. Gesprächsführung in der Pflege ist also alles andere als eine einfache Nebensächlichkeit des eigentlichen Berufsbildes. Ganz im Gegenteil! Denn gerade der Aufbau einer vertrauensvollen ________________ (5) ist von unschätzbarem Wert bei jeder pflegerischen Maßnahme. Eine wichtige Rolle spielt hierbei die ________________ (6) der Pflegenden gegenüber der täglichen Kommunikation, ebenso wie die Gesprächstechniken.

AUFGABE 9 Richtig oder falsch?

Falsch – Richtig – Falsch – Richtig

1. Verhalten ist Kommunikation.
   → ________________
2. Wichtige Gespräche können sehr gut mit Pflegetätigkeiten kombiniert werden.
   → ________________
3. Kommunikation mit Patientinnen und Patienten ist in erster Linie Aufgabe von Arzt/Ärztin.
   → ________________
4. Eine verbale Äußerung ist ein sehr komplexer und auch störanfälliger Vorgang.
   → ________________

Eine kurze Wiederholung zum Vertiefen!

AUFGABE 10

1. ________________ bedeutet, sich in einem Gespräch nicht hinter einer Rolle zu verstecken und somit den Weg zu ebnen für eine offene und ehrliche Kommunikation.
2. Aufnahmegespräche dienen in erster Linie der ________________.
3. Man kann den Standpunkt seines Gesprächspartners verstehen, muss ihn aber dennoch nicht ________________.
4. Bei Kommunikationsbarrieren durch z. B. mangelnde Deutschkenntnisse niemals in ________________ sprechen, da dies in jedem Fall respektlos ist.
5. Kommunikationsbarrieren können bei zu pflegenden Menschen große ________________ auslösen.
6. Gespräche benötigen ________________!
7. Kommunikation beinhaltet auch das ________________ und Beobachten von Reaktionen innerhalb eines Gespräches.
8. Verbale Äußerungen sind sehr ________________ und auch störanfällig.

34 HYGIENE

Lernsituation

Auf der unfallchirurgischen Station ist die Hölle los! Händeringend versucht die Stationsleitung, Pflegepersonal von anderen Stationen aushilfsweise für sich zu gewinnen. Personalmangel ist leider auch in diesem Klinikum nicht von der Hand zu weisen. Doch die Kolleginnen und Kollegen helfen, wo sie können. Auch Auszubildende im dritten Lehrjahr sind mit ihren Fähigkeiten und Kenntnissen eine willkommene Unterstützung. Jonas lässt sich nicht zweimal bitten und ergreift die Möglichkeit, in der Unfallchirurgie auszuhelfen. Tatsächlich herrscht ein ganz schönes Chaos – so viele Neuzugänge auf einmal hat er in seiner Ausbildung noch nie erlebt. Doch er braucht nicht lange, um sich in den Stationsalltag wieder einzufinden und fühlt sich sofort inmitten dieser Hektik pudelwohl! Dem Pflegeteam ist er mittlerweile auch gut bekannt und sie wissen um seine verantwortungsvolle Arbeitsdisziplin. Daher bittet ihn die Praxisanleiterin Corinna Breuer, mit „ein Auge" auf den neuen Pflegeschüler Ilyas Gül zu haben. Der junge Mann befindet sich im ersten Lehrjahr und hat noch kaum Praxiserfahrungen. Die Pflegefachfrau hat ein schlechtes Gewissen, dass sie aktuell so wenig Zeit für ihn hat, verspricht aber, dies so bald wie möglich nachzuholen. Für Jonas kein Problem. Er freut sich über die Gesellschaft und das Vertrauen, das ihm von Seiten der Praxisanleiterin entgegengebracht wird.

Im Laufe des Tages kann er Ilyas einiges zeigen und erklären. Dabei fällt Jonas auf, wie selbstverständlich manche Tätigkeiten mittlerweile für ihn geworden sind. Wichtige Handlungen, beispielsweise in Bezug auf Hygienemaßnahmen. So ist ihm unter anderem die korrekte Händedesinfektion quasi in „Fleisch und Blut" übergegangen, so wie auch weitere diverse Maßnahmen zur Keimreduktion. Für Ilyas ist das alles noch Neuland. Doch der Schüler zeigt sich sehr interessiert und scheut sich nicht, nachzufragen!

AUFGABE 1 Definitionen richtig zugeordnet!

- nosokomiale Infektion
- Hygienekommission
- Hygiene-richtlinien
- Hygiene
- KRINKO
- Hygieneplan

1. Die ____________________ ist eine Infektion, die im zeitlichen Zusammenhang mit einer stationären oder ambulanten medizinischen Maßnahme steht.
2. ____________________: Kommission für Krankenhaushygiene und Infektionsprävention am Robert Koch-Institut.
3. ____________________ beinhalten Vorgaben und Empfehlungen, die verbindlich für alle Einrichtungen im Gesundheitswesen sind.

4. ____________________: Hier findet man alle einrichtungsinternen Vorgaben zur Umsetzung der Richtlinien der KRINKO.
5. ____________________: Diese Organisation ist in Krankenhäusern und Rehaeinrichtungen für das Hygienemanagement verantwortlich.
6. Der Begriff ____________________ beschreibt die Verhütung von Krankheiten und den Erhalt der Gesundheit, wobei hierdurch sämtliche Lebensbereiche abgedeckt werden.

Händehygiene

AUFGABE 2

Toilettengang – Erregern – Arbeitsbeginn/-ende – transiente Hautflora – Verunreinigungen – zugelassene – antibakterielle Zusätze – Oberflächen

Die Händewaschung hat das Ziel, ____________________ (1) zu entfernen. Sie sollte zu ____________________ (2) vorgenommen werden sowie bei Verschmutzungen und natürlich nach jedem ____________________ (3). Eine Waschlotion aus dem Spender ohne ____________________ (4) ist hierzu ausreichend.

Die hygienische Händedesinfektion hat das Ziel, ____________________ (5) schnell und effektiv zu reduzieren. Sie sollte immer dann vorgenommen werden, wenn eine Übertragung von potenziell krankmachenden ____________________ (6) auf Menschen, Gegenstände oder ____________________ (7) möglich ist. Als Händedesinfektionsmittel dürfen nur ____________________ (8) Präparate gemäß der VAH-Liste verwendet werden.

Durchführung der hygienischen Händedesinfektion. Achtung, hier haben sich auch falsche Begriffe versteckt!

AUFGABE 3

nassen – in Innenhand – 50 – eine Hohlhand – trockenen – vollständig – einen Spritzer – 30

→ Nur auf vollständig ____________________ (1) Händen!
→ Ca. ____________________ (2) Desinfektionsmittel einreiben!
→ Benetzung ____________________ (3)!
→ ____________________ (4) Sekunden Einwirkzeit beachten!

Richtig oder falsch?

AUFGABE 4

Richtig – Falsch – Falsch

1. Handschuhe verhindern die Keimübertragung auf Patientinnen und Patienten.
   → ____________________!
2. Das Mitführen von Einmalhandschuhen in der Kitteltasche ist zulässig.
   → ____________________!
3. Vor der Entnahme von Handschuhen aus dem Spender muss eine hygienische Händedesinfektion durchgeführt werden.
   → ____________________!

AUFGABE 5 Umgang mit Desinfektionslösungen

Dämpfe – Schutzkleidung – Reinigungsmittel – Beschriftung – Anwenderhinweise

- ______________ (1) beachten!
- Keine anderen ______________ (2) hinzugeben!
- Behälter immer verschließen, um aufsteigende ______________ (3) zu vermeiden!
- Beim Umgang mit Konzentraten immer ______________ (4) tragen!
- ______________ (5) auf Behältnis mit Gebrauchslösung nicht vergessen!

AUFGABE 6 Keimreduktion

Bakterien – Reinigung – Quellenisolierung – chemische Desinfektion – Reinigungsmitteln – Schutzisolierung – Mikroorganismen – Wunden – Isolierung – Oberflächen – Desinfektionsmittel

Das Ziel einer ______________ (1) ist die Schmutzentfernung an Gegenständen und ______________ (2). Hierbei findet jedoch keine Abtötung von ______________ (3) statt. Verwendet wird hierbei Wasser mit Zusatz von ______________ (4).

Die ______________ (5) hat das Ziel der Keimreduktion auf Flächen, Gegenständen, Haut, Schleimhaut und ______________ (6). Indikation ist die Abtötung von ______________ (7), Viren, Pilzen und Sporen. Verwendet wird hierzu ______________ (8).

Eine weitere Maßnahme zur Keimreduktion ist die ______________ (9), die in zwei Formen unterteilt wird: Die ______________ (10) soll Mitpatientinnen und -patienten und deren Umgebung vor den Krankheitserregern betroffener Personen schützen. Die ______________ (11) schützt abwehrgeschwächte Patientinnen und Patienten vor den Krankheitserregern aus der Umgebung.

Lernsituation

Die zwei Auszubildenden betreten ein Patientenzimmer. Der aufgeweckte und gesprächige Ilyas schreitet sofort freundlich auf den ersten Patienten zu. Er möchte den Urinbeutel leeren. Im Gespräch zieht er zwei Einmalhandschuhe aus seiner Kasaktasche, die dabei auf den Boden fallen. Schnell hebt er sie auf, zieht sie an und berührt tröstend den Arm des Patienten, der zu verstehen gibt, dass er in Sorge vor der anstehenden OP ist. Dann leert er den Katheterbeutel. Da es noch viel zu tun gibt, beeilt sich der Schüler und bemerkt nicht, dass der Beutel nicht richtig am Bett befestigt wurde und dadurch auf dem Boden liegt. Nun soll er in Jonas' Beisein dem Patienten noch seine angeordneten Medikamente bringen. Hierzu zieht er die Einmalhandschuhe aus und will das Medikamententablett vom Pflegewagen holen. Jonas greift ein. „Ach, ja! Sorry!", Ilyas desinfiziert sich die Hände. Nach der Einwirkzeit nimmt er nun das Tablett und geht zum Patienten, der auf seinem Bett sitzt. Doch sein Beistelltisch ist komplett vollgestellt. Ilyas weiß nicht, wohin mit den Medikamenten und möchte ein wenig Platz schaffen. Dafür braucht er beide Hände. Er hat vor, das Tablett kurz auf dem Patientenbett abzustellen. Doch Jonas greift schnell wieder ein. Herrje – ob er das jemals lernen wird?! „Mit Sicherheit!", ermutigt ihn Jonas später.

AUFGABE 7

Der Pflegeschüler Ilyas Gül hat in Bezug auf Hygiene in der Pflege noch einiges zu lernen! Zum Beispiel die folgenden Punkte.

Patientenbett – Patientenkontakt – Einmalhandschuhe – Desinfektion – Bodenkontakt

1. Keine ______________ in der Kasaktasche!
2. Kein ______________ mit Gegenständen nach Bodenberührung!
3. Kein ______________ bei Sekret- und Katheterbeuteln.
4. Das ______________ nicht als Ablagefläche verwenden!
5. ______________ von Ablageflächen vor und nach Benutzung!

AUFGABE 8

Allgemeine Hygieneregeln

Lagerungsschiene – Schutzkittel – Durchzug/Staubaufwirbelung – Topfpflanzen – Abwurfbehälter – Patientenbett

1. Vermeiden, insbesondere vor Tätigkeiten wie Verbandswechsel oder Katheterisierung: ______________.
2. Nicht erwünscht bzw. nicht gestattet im Patientenzimmer aufgrund lebender Keime: ______________.
3. Nicht auf dem Boden abstellen: ______________ (sowie alle weiteren Materialien aus dem Patientenbett).
4. Nicht als Ablagefläche verwenden: ______________.
5. Bei zu erwartender Kontamination: ______________.
6. Potenziell kontagiöse Materialien: sofortige Entsorgung in ______________.

AUFGABE 9

Aseptische Arbeitsweise bei invasiven Maßnahmen

desinfizierte Arbeitsfläche – sterile Unterlage – Abwurfbehälter – Non-Touch-Prinzip – Hygienische Händedesinfektion – Husten/Niesen – Sterile Materialien – Infektionen

Bei allen invasiven Maßnahmen gilt es, die zu pflegenden Menschen vor ______________ (1) zu schützen! Hierzu beachten Pflegende die folgenden Punkte:

- ______________ (2) → Grundsätze beachten!
- Materialien bereitlegen → ______________ (3)!
- Steril ausgepackte Materialien → ______________ (4)!
- Bereitstellen → ______________ (5)!
- ______________ (6) → erst unmittelbar vor Gebrauch öffnen!
- Ausschließlich mit sterilen Materialien, bestenfalls gar nicht berühren → ______________ (7)!
- Vermeiden → ______________ (8)!

AUFGABE 10 Keine Vorgabe – kein Problem!

1. Isolierung zum Schutz der Mitpatientinnen und -patienten = ____________________.
2. Bei der Händedesinfektion ____________________ Sekunden Einwirkzeit beachten!
3. Infektion im Zusammenhang mit medizinischer Maßnahme: ____________________.
4. Einrichtungsinterne Hygienemaßnahmen stehen im ____________________.
5. Desinfektionslösungen benötigen keine weiteren ____________________ als Beimengung.
6. Kein Patientenkontakt mit Gegenständen nach ____________________.
7. Bei aseptischen Tätigkeiten dominiert das ____________________-Prinzip.
8. Vor der Entnahme von Handschuhen aus dem Spender: ____________________.

35 GESETZE UND VERORDNUNGEN

Lernsituation

Es ist Blockwoche. Alle Schülerinnen und Schüler wirken etwas angespannt, denn es stehen einige Prüfungen in den nächsten Tagen an. Heute geht es los mit der ersten schriftlichen Prüfung. Das Thema: berufsbezogene Gesetze, Vorschriften und Verordnungen. Emma, Jonas und Malika werfen sich noch einen Blick zu, bevor sie sich an ihre Plätze setzen und auf die Arbeitsblätter warten. Wird schon schiefgehen!

Die Pflegepädagogin verteilt an alle die Aufgaben. Dann blickt sie auf die Uhr und fordert die Auszubildenden auf, die Arbeitsblätter umzudrehen. Sofort machen sich alle an die Arbeit ...

Substitution und Delegation – beantworten Sie die Fragen.

AUFGABE 1

Pflegefachperson – pflegerischer – heilkundliche Tätigkeiten – Aufgaben und Kompetenzen – Arzt/Ärztin – hierarchisch – ärztlicher – Durchführungsverantwortung – übertragen – ärztliche Anordnung – Anordnungsverantwortung

1. Was versteht man unter Delegation?
   Bei einer Delegation werden ________________ (a) auf die ________________ (b) nachgeordnete organisatorische Ebene ________________ (c), z. B. wenn eine ________________ (d) eine Aufgabe stellvertretend für ________________ (e) übernimmt.
2. Wer trägt bei einer Delegation die Verantwortung?
   Die Verantwortung in Bezug auf die richtige diagnostische und/oder therapeutische Anordnung liegt auf ________________ (a) Seite. Diese Verantwortung heißt ________________ (b). Die Verantwortung darüber, die übertragene Aufgabe sach- und fachgerecht durchzuführen, liegt auf ________________ (c) Seite und heißt ________________ (d).
3. Was bedeutet Substitution?
   Bei einer Substitution werden ________________ (a) von qualifizierten Pflegefachpersonen übernommen, ohne dass eine ________________ (b) nötig ist.

AUFGABE 2 Ordnen Sie die Definitionen korrekt zu.

Gesundheitsschädigung – Körperverletzung – körperliche Misshandlung

1. Oberbegriff für körperliche Misshandlung und Gesundheitsschädigung: ____________________.
2. Jede Handlung, die das körperliche Wohlbefinden oder die körperliche Unversehrtheit nicht nur unerheblich beeinträchtigt: ____________________.
3. Jedes Hervorrufen oder Steigern eines pathologischen Gesundheitszustandes, auch wenn dieser vorrübergehend ist: ____________________.

AUFGABE 3 Welches Gesetz wird hier gesucht?

Arzneimittelgesetz – Infektionsschutzgesetz – Bundesteilhabegesetz – Transplantationsgesetz

- Umfasst u. a. Qualitätskriterien und Bestimmungen für die Herstellung.
- Regelt Vorgaben für Verpackungen sowie Informationen für Verbraucher und Fachpersonen.
- Gibt Vorschriften zur Haftung bei unerwünschten Wirkungen vor.

Die Rede ist von dem ____________________.

AUFGABE 4 5 Fakten zur Schweigepflicht – fügen Sie den jeweils korrekten Begriff ein.

1. Ein Verstoß gegen die Schweigepflicht liegt ____________________ vor, wenn Unbefugte durch fehlerhaften Umgang Einblick in Dokumentationen haben. *nicht – immer*
2. Die Schweigepflicht tritt außer Kraft bei Verdacht auf ____________________. *Kindesmisshandlung – Suizid*
3. Innerhalb des Behandlungs- oder Pflegeablaufs gilt die Schweigepflicht nicht → ____________________. *richtig – falsch*
4. Eine weitere Ausnahme der Schweigepflicht gilt für die Meldung bestimmter ____________________. *psychischer Erkrankungen – Infektionskrankheiten*
5. Die Grundlage der Schweigepflicht bildet vor allem die im Strafgesetzbuch geregelte Verletzung von ____________________. *Redefreiheit – Privatgeheimnissen*

Richtig oder falsch? Fügen Sie in Bezug auf die Freiheitsberaubung die richtigen Begriffe ein.

AUFGABE 5

Falsch – Richtig – Falsch – Richtig – Falsch

1. Unter den Begriff **Freiheitsberaubung** fallen alle Maßnahmen, die einen Menschen in seinem natürlichen Fortbewegungsdrang komplett blockieren, nicht jedoch solche, welche die Fortbewegung zunächst nur einschränken.
   → ____________________
2. Bei Menschen mit kognitiven Beeinträchtigungen oder Demenz gelten Einschränkungen der Fortbewegungsfreiheit nicht als Freiheitsberaubung, sondern als Sicherheitsmaßnahmen (z. B. Abschließen der Zimmertür).
   → ____________________
3. Freiheitseinschränkende Maßnahmen ohne Einwilligung der Betroffenen sind nur dann nicht strafbar, wenn zuvor eine richterliche Genehmigung eingeholt wird oder „Notwehr" sowie ein „rechtfertigender Notstand" vorliegen.
   → ____________________
4. Bei unter anderem erheblicher akuter Eigengefährdung können Pflegedienstleitungen sowie Ärzte und Ärztinnen eine vorübergehende freiheitseinschränkende Maßnahme anordnen.
   → ____________________
5. Dauert die in Punkt 4 geschilderte Maßnahme länger als 5 Stunden, so muss umgehend eine richterliche Genehmigung nachgeholt werden.
   → ____________________

Wichtige Grundrechte – was gehört wohin?

AUFGABE 6

Grundrechte
allgemeine Handlungsfreiheit
Recht der freien Meinungsäußerung
Gleichheitsgrundsatz
Unantastbarkeit der Menschenwürde

1. ____________________: Abwehrrechte des einzelnen Menschen gegenüber dem Staat.
2. ____________________: verbietet Bevorzugungen oder Benachteiligungen aufgrund von Geschlecht, Rasse, Herkunft oder Religion.
3. ____________________: Alles, was nicht verboten ist, ist erlaubt.
4. ____________________: Gewährleistung der Menschenrechte, in der Pflege beispielsweise im Hospizwesen und in der Sterbebegleitung verankert.
5. ____________________: schließt die Pressefreiheit und die Wissenschaftsfreiheit mit ein.

AUFGABE 7 Vervollständigen Sie den Text zur Sterbehilfe.

Beihilfe – Unterstützung – aktive Sterbehilfe – gesetzliche Regelung – Selbstbestimmung – Sterbehilfe – strafbar – straffrei

Insbesondere in Alten- und Pflegeheimen wird nicht selten der Wunsch zur ________________ (1) an Pflegende herangetragen. Für alle Beteiligten keine leichte Situation, denn tatsächlich fehlt eine ________________ (2) hierzu weitgehend. Unterschieden wird bei der Sterbehilfe zwischen ________________ (3) zur Selbsttötung sowie zwischen indirekter, passiver und ________________ (4) Sterbehilfe. Bis 2020 stand die **geschäftsmäßige Förderung der Selbsttötung** unter Strafe. Dies wurde jedoch vom Verfassungsgesetz als verfassungswidrig erklärt, da jeder Mensch ein Recht auf ________________ (5) hat und somit auch das Recht auf die Freiheit, sich das Leben zu nehmen. Somit bleibt jede ________________ (6) einer freiwilligen, eigenverantwortlichen und selbst herbeigeführten Tötung ________________ (7). Die ________________ (8) jedoch, also die gezielte Tötungshandlung des Sterbehelfers, bleibt weiterhin ________________ (9).

AUFGABE 8 Pflichten des Arbeitnehmers aufgrund eines Arbeitsvertrags. Ergänzen Sie den Text.

Pflicht zur Arbeitsleistung – Treuepflicht – Pflicht zum Gehorsam – Verschwiegenheitspflicht

1. ________________: Festgelegte Leistungen müssen so gut wie möglich erbracht werden.
2. ________________: Anordnungen, außer Straftaten und Ordnungswidrigkeiten, müssen befolgt werden.
3. ________________: Die Interessen des Arbeitgebers müssen bestmöglich gewahrt werden.
4. ________________: Im Rahmen der Tätigkeiten darf nichts nach außen weitergegeben werden.

AUFGABE 9 Jugendarbeitsschutzgesetz – ergänzen Sie den Text. Achtung, nicht alle Ziffern finden Verwendung!

15 – 16 – 40 – 30 – 7 – 9 – 8 – 5 – 12 – 10

- Grundsätzlich gilt ein Beschäftigungsverbot bis ________________ (1) Jahre.
- Grundsätzlich dürfen Jugendliche bis 18 Jahre höchstens ________________ (2) Stunden pro Woche arbeiten.
- Jugendliche dürfen bei Berufsschulbeginn vor ________________ (3) Uhr oder bei Unterricht, der länger als ________________ (4) Uhr dauert, nicht mehr im Betrieb arbeiten.
- Nach Beendigung der täglichen Arbeitszeit müssen Jugendliche mindestens ________________ (5) Stunden durchgängig Freizeit haben.

Wiederholung ohne Vorgabe. Viel Erfolg!

AUFGABE 10

1. ________________ sichern die Abwehrrechte des einzelnen Menschen gegen den Staat.
2. Straffrei sind die ________________ sowie die passive Sterbehilfe und auch die ________________ zur Selbsttötung.
3. Strafbar ist nach wie vor die ________________ Sterbehilfe.
4. ________________ ist die Übertragung von Aufgaben an hierarchisch untergeordnete Personen.
5. Unter ________________ fallen alle Maßnahmen, die den natürlichen Drang zur Bewegung einschränken oder komplett verhindern.
6. Die Schweigepflicht tritt außer Kraft bei Verdacht auf ________________ und bei der Meldung meldepflichtiger ________________.
7. Das ________________ regelt u. a. die Handhabung bei unerwünschten Wirkungen.
8. Eine Substitution bezieht sich in der Pflege auf ________________ Tätigkeiten.

36 ETHIK

Lernsituation

Fast ist es geschafft – Malika, Jonas, Emma und ihre Klassenkameradinnen und -kameraden haben fast alle Prüfungen für diesen Schulblock hinter sich gebracht. Heute steht die vorerst letzte an. Allerdings eine, vor welcher die meisten Auszubildenden gehörigen Respekt haben. Die Aufgabenstellungen drehen sich um das Thema Ethik. Die drei Freunde sind sich einig, dass es sich um ein sehr wichtiges Thema für ihren Beruf handelt und sind daher sehr angespornt, ihr Bestes zu geben. Doch als einfach empfindet es keiner von ihnen. Wahrscheinlich handelt es sich um ein Fachgebiet, mit dem es sich auch in der Praxis immer wieder intensiv auseinandersetzen zu setzen gilt.

„Die Zeit beginnt jetzt! Viel Erfolg an Sie alle! Und wehe, ich sehe ein Display leuchten!"

Alle lächeln und machen sich an die Aufgaben.

AUFGABE 1 Individualethik vs. Sozialethik – was gehört wohin?

gelungene Lebensformen
Was strebe ich an?
Was ist mir wichtig?
Gerechtigkeit im sozialen Miteinander
Achte ich andere Menschen?
Bemühe ich mich, die Welt „besser" zu machen?
Rückfragen
Gehe ich mit Ihnen respektvoll um?
Wer will ich sein?

1. **Individualethik** – Fragen in Bezug auf ____________________:

2. **Sozialethik** – Fragen in Bezug auf ____________________:

Welcher Grundbegriff der Ethik wird gesucht? Ordnen Sie richtig zu.

AUFGABE 2

Normen – Moral – Werte – Gewissen – Kultur

1. ____________________: ethische Zielvorstellungen und Grundüberzeugungen von Einzelnen oder Gruppen. Beispiele hierfür sind u. a. Toleranz und Freiheit.
2. ____________________: Maßstab oder auch Regeln des menschlichen Verhaltens, abgeleitet aus Gesetzen oder Werten. Beispiele hierfür sind u. a. Ehrlichkeit und Pünktlichkeit.
3. ____________________: Summe von Normen und Werten, die Einzelne oder eine Gemeinschaft als verbindlich erachten.
4. ____________________: Summe von Moralvorstellungen in einer Gemeinschaft/Menschengruppe.
5. ____________________: löst im Menschen ein unangenehmes Gefühl aus mit dem Bewusstsein, dass etwas „nicht recht" bzw. „falsch" ist, aufgrund eigener Überzeugungen.

Ethische Prinzipien in der Pflege. Ergänzen Sie.

AUFGABE 3

Schaden – Respekt – Pflegebedarf – Religiosität – Autonomie – Status – Unterschiede – Wohl

1. **Selbstbestimmung in der Pflege** bedeutet für Pflegende ____________________ vor der ____________________ des zu pflegenden Menschen!
2. **Schadensvermeidung in der Pflege** bedeutet für Pflegende, dass sie durch den anzuwendenden ____________________ den zu pflegenden Menschen keinen ____________________ zuführen.
3. **Fürsorge in der Pflege** bedeutet für Pflegende, dass sie immer zum ____________________ des zu pflegenden Menschen handeln.
4. **Gerechtigkeit in der Pflege** bedeutet für Pflegende, dass sie keine ____________________ in der Behandlung von Menschen mit Hilfe- oder Pflegebedarf machen. Alle Menschen werden gleichbehandelt, unabhängig von Herkunft, ____________________, Geschlecht, Alter, Bildung und sozialem ____________________.

Richtig oder falsch? Bitte begründen Sie Ihre Aussage.

AUFGABE 4

Das „Gute in der Pflege" ist ein feststehender Katalog, einsehbar für alle Pflegefachpersonen. Die hierin festgehaltenen Maßnahmen und Verhaltensregeln gelten für alle Pflegende und sind in jedem Pflegeprozess einzuhalten.

→ ____________________

Begründung:

AUFGABE 5

Ethische Entscheidungsfindungen in Pflegesituationen können auf unterschiedlichen Wegen getroffen werden. Welche Möglichkeiten, zu einer ethischen Entscheidung zu kommen, gibt es? Ergänzen Sie den Text.

Dialoglösung – individuellen Lösung – Fallbesprechung – handlungsmächtig – Gemeinwohl – Reflexion – Voraussetzung – Delegation – Diskurslösung – Situationsklärung – Handlungsoptionen

Es werden vier Formen der Entscheidungsfindung unterschieden.

Bei der ____________________ (1) trifft eine Pflegefachperson allein die Entscheidung. Hierbei sollte sich die Pflegefachperson als ____________________ (2) und Grundlage zunächst zwei Fragen stellen: „Bin ich ____________________ (3) ?“ und „Verstehe ich den anderen?“

Fühlt sich die Pflegefachperson unsicher dabei, allein eine ethische Entscheidung zu treffen, kann sie Rat bei einem Partner oder einer Partnerin suchen. Dies ist der Fall bei der ____________________ (4). Der/die Gesprächspartner/-in wird hierbei zum Berater und Ratgeber, trifft jedoch nicht die ethische Entscheidung. Unter anderem kann in diesem Rahmen auf die ____________________ (5) eingegangen werden, bei welcher es um die Frage des eigentlichen ethischen Problems geht.

Die ____________________ (6) verfolgt eine Entscheidungsfindung in einer Gruppe. Dies findet in einem festgelegten Verfahren statt, z. B. im Rahmen einer ethischen ____________________ (7). Wie in den anderen Entscheidungsformen wird auch hier die Orientierung am ____________________ (8) berücksichtigt.

Die ____________________ (9) sieht vor, die Entscheidungsfindung an eine andere Person oder ein anderes Gremium abzugeben. Wer letztlich eine Entscheidung trifft, sollte in jedem Fall die Abwägung der ____________________ (10) im Auge behalten sowie eine ____________________ (11) der herbeigeführten Maßnahmen.

AUFGABE 6

Was sind die wesentlichen Elemente der ethischen Fallbesprechung?

mögliche Handlungsoptionen – allgemeines Wohl – Bewertung – ethisches Problem – Ausgangslage – Empfehlung für Entscheidungsträger

- Klärung → ____________________ (1)
- Feststellung → ____________________ (2)
- Patientenwille → ____________________ (3)
- Sammlung → ____________________ (4)
- Handlungsoptionen → ____________________ (5)
- Formulierung → ____________________ (6)

Was ist ein Ethikkomitee?

AUFGABE 7

Hierarchien – Gremium – Moderation – Problemstellungen – Öffentlichkeit – Organisation – Leitlinien

Ein Ethikkomitee ist ein ____________ (1), das sich innerhalb einer Einrichtung mit ethischen ____________ (2) beschäftigt. Dabei befinden sich die Mitglieder außerhalb der üblichen ____________ (3). Hauptfunktionen sind die Entwicklung von trägerspezifischen ethischen ____________ (4), die ____________ (5) von ethischen Fortbildungen, die Berichterstattung an Träger und ____________ (6) sowie die ____________ (7) ethischer Fallbesprechungen.

Ethische Prinzipien und Theorien. Ordnen Sie zu.

AUFGABE 8

Prinzipienethik – Kontraktethik – Gesinnungsethik – Verantwortungsethik – Hedonismus – Formale Ethiken – Werteethik –Utilitarismus

1. ____________ → Handeln einzig und allein aus einem bestimmten Glauben, aus einer Überzeugung, Gesinnung heraus.
2. ____________→ Formale Aussagen führen zur Bewertung von Handlungsentscheidungen.
3. ____________ → Handeln aufgrund von Prinzipien.
4. ____________ → Individuelle Vermeidung von Frust und Schmerz, dafür Vermehrung von Glück.
5. ____________ → Berücksichtigt absehbare Folgen eines Handelns.
6. ____________ → Schreibt je nach Vorliebe Werte zu.
7. ____________ → Handeln aufgrund verbindlicher Vereinbarungen.
8. ____________ → Handeln wird vor dem Hintergrund einer Absicht abgewogen.

Bitte ergänzen Sie ohne Vorgaben.

AUFGABE 9

Ethik ist die w____________ (1) Lehre vom guten Leben und rechten H____________ (2).
Hierzu liefert sie wissenschaftliche T____________ (3), die sich mit der Rechtfertigung von Lebensentwürfen und H____________ (4) beschäftigen.

AUFGABE 10 Bitte wiederholen Sie ohne Vorgaben. Viel Erfolg!

1. ____________________ geht u. a. auf die Frage ein, wie wir die Welt „besser" machen können.
2. In einer ethischen Entscheidungsfindung kann man als Pflegefachperson eine zweite Person als Ratgeber und Berater hinzuziehen. Es handelt sich hierbei um eine ____________________.
3. Die Entscheidungsfindung kann aber auch in einer Gruppe z. B. während einer ethischen Fallbesprechung diskutiert werden. Dann handelt es sich um eine ____________________.
4. Die Summe von Normen und Werten nennt man ____________________.
5. Toleranz und Freiheit sind Beispiele für ____________________.
6. Respekt und Wahrung der Autonomie von zu pflegenden Menschen stehen für die ____________________ in der Pflege.
7. Herbeigeführte Maßnahmen innerhalb ethischer Entscheidungsfindungen müssen im Nachhinein immer wieder ____________________ werden.
8. Im ____________________ geht es darum, das Leben in vollen Zügen zu genießen, während Schmerz und Frustration vermieden werden.

37 PFLEGEWISSENSCHAFT

Lernsituation

Der Schulblock nähert sich seinem Ende. Und mit ihm auch die noch verbleibende Zeit bis zu den Abschlussprüfungen und dem Ende dieser dreijährigen Ausbildung. Der Pflegepädagoge Karim Lück unterrichtet heute Inhalte zum Thema Pflegewissenschaften. Er weiß aus Erfahrung, dass diese Lerneinheit für manche Auszubildende etwas „trocken" erscheint. So kurz vor dem Abschluss beschäftigen sich viele lieber mit praktischen Inhalten, die aktuell in der Pflegepraxis von Relevanz sind. Daher sieht er von Frontalunterricht ab und gestaltet die heutige Stunde lieber im Sinne einer interaktiven Gesprächsrunde. Anhand theoretischer Grundlagen, die Herr Lück vermittelt, bekommen die Pflegeauszubildenden Raum, sich Gedanken über ihre Zukunftsperspektiven zu machen. Pflegeforschung, Forschungsprozesse, Forschungsanwendung – das alles ist doch interessanter als gedacht und stellt letztlich den Unterschied zwischen Assistenzberuf und eigener Profession dar! Und das Beste hieran: Mit ihrem Abschluss erhalten die Schülerinnen und Schüler die Möglichkeit, selbst Teil hiervon zu werden! Auf einmal scheinen sich vollkommen neue Türen zu öffnen, neue Karrierewege, neue Möglichkeiten, diese Profession voranzubringen. Faszination macht sich breit. Karim Lück ist zufrieden. Er sieht es als äußerst wichtigen Part seiner Lehrtätigkeit hier an der Pflegeschule an, nicht nur Fachwissen zu vermitteln, sondern Möglichkeiten zu eröffnen sowie die Begeisterung für diesen bemerkenswerten Beruf immer wieder aufs Neue zu entfachen!

Was ist eigentlich Pflegewissenschaft?

AUFGABE 1

Pflegepraxis – praxisorientierte – professionelle – Lehre – Prinzipien – Laienpflege

Die Pflegewissenschaft ist eine Wissenschaft, die sich mit dem Phänomen **Pflege** beschäftigt. Dabei handelt es sich um eine empirische und ________________ (1) Disziplin. Das Ziel der Pflegewissenschaft ist es, Grundlagen zu verbessern sowie allgemeine ________________ (2) zu entwickeln. In erster Linie geht es um die ________________ (3) Pflege, aber auch die ________________ (4) kann Bestandteil pflegewissenschaftlicher Forschungen sein. Da die Pflegewissenschaft eine praxisorientierte Disziplin ist, kann sie nur in einer wechselseitigen Beziehung mit der ________________ (5) gesehen werden. Wie jede andere Wissenschaft wird auch die Pflegewissenschaft von drei Säulen getragen: Forschung, Theorie und ________________ (6).

AUFGABE 2 Was ist eigentlich Pflegeforschung?

Pflegequalität – Forschungsfragen – Fokus – Pflegephänomene – systematische – Mittel – Pflegepraxis – Erkenntnisse

Pflegeforschung ist ein ________________ (1), das eingesetzt wird, um pflegewissenschaftliche ________________ (2) zu erzielen. Es handelt sich um eine wissenschaftliche, ________________ (3) Methode. Ziel der Pflegeforschung ist es, Ergebnisse zu erzielen, um die ________________ (4) zu sichern und zu verbessern. Im ________________ (5) der Pflegeforschung stehen Fragen aus der direkten ________________ (6), wie beispielsweise pflegerische Interventionen oder ________________ (7). Aber auch die Berufspolitik oder Berufsgeschichte sind unter anderem wichtige Inhalte von ________________ (8).

AUFGABE 3 Wie können sich Pflegende an Pflegeforschung beteiligen?

Forschungsprojekten – Leitung – Anwenden – Forschungserkenntnissen – Durchführung

Es bestehen unterschiedliche Ebenen, auf denen sich Pflegende an Pflegeforschung beteiligen können:

- Mitarbeit bei der Anwendung von ________________ (1)
- ________________ (2) von Forschungserkenntnissen
- Mitarbeit an ________________ (3)
- Eigenständige ________________ (4) wissenschaftlicher Forschung
- ________________ (5) und Koordination von Forschungsprojekten

AUFGABE 4 Neun Schritte eines Forschungsprozesses

Rahmen – Hypothesen – Ergebnisse – Diskussion – Forschungsziel – Instrumente – Datenerhebung – Veröffentlichung – Untersuchungsplan

1. Ausgangslage, Fragestellung, ________________
2. Festlegen von theoretischem ________________
3. Forschungsfragen konkretisieren, ggf. ________________ bilden
4. ________________ erstellen
5. ________________ ausarbeiten und Vortest
6. ________________
7. Auswertung und Darstellung der ________________
8. ________________ und Schlussfolgerungen
9. ________________ der Forschung

Was ist eigentlich Forschungsethik?

AUFGABE 5

Pflegepraxis – Menschen – Pflicht – Schmerz – Nebenwirkungen – Menschenrechte – Grundsätze

Forschungsethik setzt sich mit den ethischen Problemen und Herausforderungen auseinander, die aufgrund einer Forschung entstehen können. Dies ist vor allem der Fall, wenn sich wissenschaftliche Forschung auf ________________ (1) oder auch auf Tiere bezieht. Denn Forschungsprozesse können mitunter auch belastende ________________ (2) mit sich bringen. Daher gilt als oberstes Gebot, dass für die Pflegforschung dieselben ethischen ________________ (3) gelten wie für die ________________ (4). Alle Beteiligten stehen in der ________________ (5), die Menschenwürde sowie die ________________ (6) der an der Forschung beteiligten zu pflegenden Menschen zu jedem Zeitpunkt zu schützen und zu wahren. Unter keinen Umständen darf durch Pflegeforschung ________________ (7) und/oder Leid entstehen. Und niemals dürfen die Interessen der Forschung die der Beteiligten überragen.

Richtig oder falsch?

AUFGABE 6

Forschungsanwendung bezeichnet die systematische Integration von Forschungserkenntnissen in die Pflegepraxis.

→ ________________

Die sechs Schritte von Evidence-based Nursing (EBN)

AUFGABE 7

Kritische Beurteilung – Fragestellung – Auftragsklärung – Evaluation – Literaturrecherche – Implementierung

Evidence-based Nursing ist ein Konzept, das die aktuell besten wissenschaftlichen Belege in die Pflegepraxis einbezieht, also eine „auf Beweise gestützte Pflege". Um dieses Konzept umzusetzen, besteht ein EBN-Prozess, welcher sich in sechs Schritte aufteilt, um die besten Studien für die Implementierung in die Praxis zu gewährleisten.

1. ________________: Macht es Sinn, dieses Problem zu bearbeiten und gehört es überhaupt in den pflegerischen Aufgabenbereich?
2. ________________: Problem wird zur präziseren Bearbeitung abgeleitet (PIKE-Schema).
3. ________________: Recherche in u. a. großer medizinischer Datenbank (z. B. MEDLINE).
4. ________________: Gefundene Studien werden auf Qualität hin geprüft.
5. ________________: Einführung der neuen Pflegemaßnahmen auf verschiedenen Ebenen.
6. ________________: Werden die Ergebnisse aus den Studien auch in der eigenen Pflegepraxis erzielt?

AUFGABE 8 Was sind eigentlich Pflegetheorien?

Gedankenkonstrukte – Perspektive – Forschung – Phänomene – Identität – Pflegepraxis – Wissen – Basis

Die Theorie steht neben Lehre und ______________ (1) für die dritte Säule der Pflegewissenschaft. Pflegetheorien werden seit 1950 entwickelt. Auf Theorien stützt sich die professionelle ______________ (2) des Berufs und bildet die ______________ (3), von welcher aus Pflegende ihr Handeln begründen können. Auch die Weiterentwicklung des Pflegeberufs sowie der ______________ (4) hängt entscheidend von der Entwicklung von Theorien ab. Dabei sind Theorien zunächst einmal ______________ (5), ausgehend von Aussagen, durch die bestimmte Tatsachen oder Erscheinungen – ______________ (6) – nachvollzogen und erklärt werden können. Pflegetheorien verfolgen unter anderem den Zweck, Pflegenden die Praxis aus einer anderen ______________ (7) heraus aufzuzeigen. Sie stellen ein nachprüfbares ______________ (8) über Pflege zur Verfügung und erleichtern dadurch Lernenden das Verständnis von Pflege.

AUFGABE 9 Modell, Konzept, Phänomen – die Pflege hat viel zu bieten!

Konzept – Phasenmodell – Pflegetheorie – Pflegeinterventionen – Bausteine – Pflegediagnose – Handlungskonzepte – Kinaesthetics

Ein Pflegemodell verfolgt den Zweck, eine ______________ (1) vereinfacht darzustellen. Pflegeprozesse können auf diese Weise schematisch in einem ______________ (2) dargestellt werden und ermöglichen so einen nachvollziehbaren Überblick.

Der Begriff ______________ (3) ist im pflegerischen Zusammenhang nicht im Sinne von „Entwurf", „Plan" oder „Programm" zu verstehen. Vielmehr geht es hier um Pflege- und Betreuungskonzepte von Pflegeeinrichtungen sowie ______________ (4) pflegerischer Interventionen, wie z. B. ______________ (5). Konzepte sind Bestandteile oder auch ______________ (6) einer Theorie. Somit kann eine Theorie mehrere Konzepte beinhalten, wobei besonders bedeutungsvolle als zentrale Konzepte bezeichnet werden.

Pflegephänomene stehen für jene Aspekte der Gesundheit, die ______________ (7) erfordern. Sie werden in der Literatur häufig gleichbedeutend mit Pflegeproblem oder ______________ (8) verwendet.

Wiederholen ohne Vorgabe? Kein Problem!

AUFGABE 10

1. Die Beteiligung Pflegender an Pflegeforschung reicht von der Mitarbeit bei der ____________________ von Forschungserkenntnissen bis zur Leitung und ____________________ von Forschungsprojekten.
2. Die drei Säulen der (Pflege-)Wissenschaft lauten: ____________________, ____________________ und ____________________.
3. Das Konzept, das die aktuell besten wissenschaftlichen Belege in die Pflegepraxis einbezieht, lautet ____________________.
4. Die Forschungsanwendung bezeichnet die systematische Integration von ____________________ in die Pflegepraxis.
5. Damit im Rahmen einer Forschungsarbeit die Interessen der Forschung nicht die Interessen der zu pflegenden Menschen überragen, gibt es die ____________________.
6. Pflegetheorien werden durch ____________________ vereinfacht dargestellt.
7. Eine Theorie kann aus mehreren ____________________ bestehen.
8. Die Pflegewissenschaft ist eine empirische und ____________________ Disziplin.

V SPEZIELLE PFLEGESETTINGS

38 GEBURT UND WOCHENBETT

Lernsituation

Malikas neuester Einsatzbereich ist der Traum vieler Pflegeschülerinnen: die Geburtenstation. Emma dufte ihren Einsatz hier bereits im zweiten Ausbildungsjahr absolvieren und war natürlich „Feuer und Flamme“. Dementsprechend gab sie Malika auch keine Ruhe in den letzten Tagen vor Einsatzbeginn: „Oh, du Glückliche! Es ist so wunderschön dort! Diese ganzen Babys! Da schwebt man wirklich auf Wolke 7! Du wirst es lieben!“, konnte sie sich nun ununterbrochen anhören. Und ja, Malika freute sich auf die neuen Erfahrungen. Aber um ehrlich zu sein, hatte sie es eigentlich noch nie so mit Kleinkindern und Neugeborenen. Aber das konnte sie Emma unmöglich sagen. Für die würde eine Welt zusammenbrechen. Irgendwie vermisste sie schon jetzt die älteren Menschen aus der ambulanten Pflege und vor allem ihre geliebte Wundversorgung. Natürlich waren Babys süß. Aber jeden Tag nur „Ach, wie goldig!“ und „Müssen wir nochmal wickeln?“ – Malika war sich wirklich ziemlich unsicher, ob das ihr Interesse wecken würde. Vor allem nervte sie die Tatsache, dass man als Frau automatisch dazu verdonnert wurde, solche Pflegebereiche zu lieben. Jonas wurde von Emma nie so belagert, was das Thema angeht. „Naja,“, dachte sich Malika, „das werde ich schon irgendwie hinter mich bringen.“ Und somit trat sie ihren ersten Tag auf der Geburtenstation an.

AUFGABE 1 Das Wochenbett

Plazenta – Lochien – Kindbett – Nachsorge-Hebamme – Schwangerschaftsveränderungen – Blutgerinnsel

Das Wochenbett, auch ____________________ (1) genannt, ist die Zeitspanne nach der Ausstoßung der ____________________ (2) bis zur Rückbildung aller ____________________ (3). In dieser Zeit werden durch den Wochenfluss bzw. ____________________ (4) Zellreste, Wundsekret, Leukozyten und ____________________ (5) nach außen abtransportiert. Das Wochenbett dauert in der Regel 6–8 Wochen und sollte durch eine ____________________ (6) begleitet werden.

Herausforderungen der Wochenbettpflege

AUFGABE 2

Stillen – Gespräche – Wöchnerinnen – Erstgebärende – Empathie

Bei der Wochenbettpflege sollte Pflegenden jederzeit bewusst sein, dass die ________________ (1) oft erschöpft sind. Gerade für ________________ (2) ist die plötzliche neue Rolle nicht immer leicht. Nicht alle Mütter im Wochenbett sind von Glück erfüllt. Ebenso kann es zu depressiven Verstimmungen kommen und auch das ________________ (3) ist nicht für jede Frau leicht. Hier ist von Seiten der Pflege ein hohes Maß an ________________ (4) gefragt. Auf keinen Fall darf es zu einer wertenden Einstellung kommen, wenn Mütter Probleme haben, sich in ihrer neuen Rolle einzufinden. Vielmehr kommt es bei der Pflege auf ________________ (5), Anleitung und Beratung an. Diese Aufgaben sind ebenso wichtig wie andere pflegerische Tätigkeiten.

Erkrankungen im Wochenbett

AUFGABE 3

Milchstau – Lochialstau – Puerperalfieber – Subinvolutio uteri – Endometritis – Mastitis – Puerperalsepsis

1. ________________: eine der häufigsten Wochenbettkomplikationen im Wochenbett, bei der sich die Brustdrüsen aufgrund von Bakterien entzünden.
2. ________________: häufiges Problem, vor allem bei Erstgebärenden. Verstärkt durch mangelnde Entleerung der Brust und gestörten Milchspendereflex mit Abflussbehinderung. Häufig begünstigt Stress das Problem.
3. ________________: Die Uterusrückbildung im Wochenbett ist verzögert.
4. ________________: Lochien können nicht abfließen und stauen sich in der Uterushöhle, z. B. durch Blutkoagel oder Eihautreste.
5. ________________: Entzündung der Uterusschleimhaut.
6. ________________: Wochenbettfieber.
7. ________________: lebensgefährliche Komplikation mit Ausbreitung der Erreger von der Gebärmutter in die Blutbahn.

Lernsituation

Noemi Hoffmanns Wimmern hörte man durch die Tür hindurch. Malika wollte gerade zu einer anderen Patientin, kam aber nicht umhin, noch einmal das Zimmer der 28-jährigen Frau zu betreten. Vor drei Tagen brachte sie ihre kleine Tochter zur Welt. Beide, Mutter und Kind, haben die Geburt gut überstanden. Doch seit gestern wirkt Noemi nicht mehr allzu glücklich. In den letzten Nächten konnte sie sich kaum von den Strapazen der Geburt erholen. Immer wieder kam ihre Tochter und wollte gestillt werden. Doch das klappt irgendwie auch nicht wie erhofft. Es schmerzt und fühlt sich nicht so an, wie es ihr vorher beschrieben wurde. Und dieser ganze Besuch und die Glückwünsche – Frau Hoffmann ist nur noch zum Heulen zumute. Immer öfter klingelt sie nach den Pflegefachfrauen, damit sie ihr das Kind für ein paar Minuten abnehmen. Gegenüber Malika hat sie einmal geäußert, dass dieser Druck für sie unerträglich sei. Jeder erwarte von ihr, dass sie nun überglücklich zu sein hat. Dass sie von jetzt auf gleich schlagartig nur noch aus Muttergefühlen zu bestehen habe. Obwohl Malika keine Kinder hat, kann sie sich sehr gut in die Patientin hineinfühlen. „Das ist aber nun einmal nicht so! Bin ich jetzt ein schlechter Mensch?!", äußerte sie gegenüber der Pflegeschülerin und fing sofort wieder an zu weinen. Malika nimmt die Situation der Patientin sehr mit. Aber sie wurde hierdurch sowie durch zahlreiche weitere Fälle auch eines Besseren belehrt, was ihre Vorstellung von einer Geburtenstation angeht. Wie konnte sie nur annehmen, dass es hier nur „rosig und süß" zugeht. Insgeheim schämt sie sich dafür, so anmaßend diesen bemerkenswerten Einsatz begonnen zu haben. Neben den Neugeborenen gilt die Pflege ebenso den Wöchnerinnen, die unter anderem mit starken Schmerzen, depressiven Stimmungen oder auch mit Erkrankungen im Wochenbett zu kämpfen haben. Malika hat sich fest vorgenommen, ihre Einstellung gegenüber diesem Praxiseinsatz komplett zu überdenken und mit voller Energie den vielen Frauen und ihren Kindern zur Seite zu stehen.

AUFGABE 4 Der Baby Blues. Achtung, nicht alle Begriffe können eingesetzt werden!

euphorisch – 2–4 Tage – 2–4 Wochen – Besorgnis – Hormonabfall – Abwechslung – Geduld – Hormonanstieg – traurig – Ruhe – „Startschwierigkeiten" – vermehrt – in Grenzen

Der Maternity Blues, umgangssprachlich auch Baby Blues genannt, tritt bei vielen Müttern ____________ (1) nach der Geburt ein. Die Frauen sind zu diesem Zeitpunkt sehr ____________ (2) und weinen viel. Angst macht sich breit und es wird noch mehr ____________ (3) als zuvor benötigt. Ausgelöst wird diese Situation durch einen ____________ (4), gepaart mit Erschöpfung und Müdigkeit. Wichtig: Der Baby Blues ist nicht gleichzusetzen mit einer Wochenbettdepression!

Pflegende achten in dieser Zeit darauf, dass

- beide Elternteile über die Gründe des Stimmungstiefs aufgeklärt werden.
- durch Gespräche verdeutlicht wird, dass dieser Zustand kein Grund zur ____________ (5) ist und wieder vorübergeht.
- der Mutter verdeutlicht wird, wie oft es zu ____________ (6) nach der Geburt kommen kann und dies keine Anzeichen dafür sind, etwas falsch zu machen.

- die Mutter sich nicht unter Druck gesetzt fühlt und dass Zeit und ____________ (7) in dieser Phase dazugehören.
- Besuch ____________ (8) kommt, vor allem, wenn Mitpatientinnen im Zimmer sind.

Pflege im Wochenbett – hierauf kommt es an!

AUFGABE 5

Frühmobilisation – Infektionsschutz – Anleitung – Beobachtung/Dokumentation – Betreuung – Psychische – Körperpflege – Übergabegespräch

1. ____________ zwischen Kreißsaal und Wochenstation
2. ____________ und Hilfe bei der Versorgung des Kindes
3. ____________ der Neugeborenen auf Wunsch der Mutter
4. ____________ durch strenge Hygienemaßnahmen
5. ____________ von Wochenfluss, Blasenentleerung, Stuhlausscheidung, Schmerzen
6. Unterstützung bei ____________ (bei Bedarf)
7. Unterstützung bei ____________ (erhöhte Thrombosegefahr im Wochenbett!)
8. ____________ Begleitung

Richtig oder falsch?

AUFGABE 6

Stillen geht einher mit einem unangenehmen Schmerz in der Brust, der jedoch das beste Anzeichen für einen optimalen Milchfluss ist.

→ ____________ !

Pflege von Neugeborenen

AUFGABE 7

Eltern-Kind-Beziehung – Hygiene – schwitzen – auskühlen – seelische – Kopfkontrolle

Bei der Körperpflege von Neugeborenen achten Pflegende verschärft auf eine optimale ____________ (1). Ebenso muss darauf geachtet werden, dass die Säuglinge bei der Pflege nicht ____________ (2). Das „Waschen“ sollte in diesem Alter nicht übertrieben werden, da Neugeborene nicht ____________ (3) und außerhalb des Windelbereichs nur selten verschmutzt sind. Da die Kinder noch keine ____________ (4) haben, muss das Köpfchen stets gestützt werden. Auch bei der Körperpflege nicht die ____________ (5) Pflege vergessen! Das bedeutet, Raum für die ____________ (6) geben und eine wertschätzende und schützende Atmosphäre gewährleisten.

AUFGABE 8 Nabelpflege

Händedesinfektion – Infektionsschutz – Puder – Nabelstumpfs – Wasser – Verschmutzungen – trocken

Bei der Neugeborenenpflege stellt die Nabelpflege eine Besonderheit dar. Sie dient dem ________________ (1) und beinhaltet die Versorgung des 1–10 cm langen ________________ (2). Dieser trocknet ein und fällt nach einigen Tagen von allein ab. Bis dahin wird die Nabelpflege ________________ (3) vollzogen. Hierzu nehmen die Pflegenden zunächst die ________________ (4) vor. ________________ (5) oder Verschmierungen werden mit klarem ________________ (6) gereinigt und dann mit einem sauberen Tuch getrocknet. Vermieden werden desinfizierende Lösungen, Alkohol und ________________ (7).

AUFGABE 9 Richtig oder falsch?

Falsch – Richtig

1. Wenn der Nabelstumpf noch nicht abgefallen ist, sollte vom Baden des Neugeborenen abgesehen werden.
   → ________________
2. Beim Wickeln darauf achten, dass die Windel unterhalb des Nabels liegt, damit dieser trocken bleibt und keine Reibung entsteht.
   → ________________

AUFGABE 10 Einprägen durch Wiederholen!

1. ________________ begünstigt einen Milchstau.
2. Stillen darf keine ________________ verursachen.
3. Durch einen ________________ gepaart mit Müdigkeit und Erschöpfung kann es zum Maternity Blues kommen.
4. Gelangen Bakterien in die Brust, kann es zu einer ________________ kommen.
5. Das Wochenbett ist die Zeit, in der sich ________________ zurückbilden.
6. Können die Lochien nicht abfließen, kommt es zum ________________.
7. Bei der Nabelpflege werden heutzutage weder ________________ noch ________________ oder ________________ verwendet.
8. Bei der Körperpflege von Neugeborenen wird verstärkt auf die Hygiene geachtet, sowie darauf, dass diese währenddessen nicht ________________.

39 LETZTE LEBENSPHASE

Lernsituation

Emma hat sich umgezogen und betritt den Stationsflur der Palliativstation. Es ist Montagmorgen und sie hat Frühdienst. Im Gegensatz zu den anderen Stationen im Haus ist es hier um diese Uhrzeit noch sehr ruhig. Die meisten zu pflegenden Menschen schlafen noch und dürfen dies in der Regel auch so lange wie sie möchten. Keiner **muss** geweckt werden, keiner **muss** gewaschen werden. Wichtiger ist, nach Wunsch, z. B. das gemeinsame Frühstück im Gruppenraum. Vielleicht mit ein bisschen Musik dazu und frisch gekochten Eiern! Emma schmunzelt, denn sie weiß, welche Patientin sich hierauf immer besonders freut. Frau Kantapolis ist eine echte Frohnatur. Wüsste Emma es nicht besser, würde sie niemals auf die Idee kommen, dass die Patientin unheilbar krank ist und sich hier auf Station in ihrer letzten Lebensphase befindet. Aber jetzt gibt es, wie gesagt, erst einmal ein leckeres Frühstücksei. Viel kann Frau Kantapolis nicht mehr zu sich nehmen, aber das geht immer! Emma geht in Richtung Stationszimmer und hält erschrocken inne. Auf dem Tresen vor dem Raum wurde eine Kerze angezündet. Leuchtet diese Kerze, bedeutet dies, dass ein Leben gegangen ist. Emma hatte das Wochenende über frei, ist sich aber sicher, dass in ihrem Dienst am Freitag noch nichts auf ein nahendes Versterben einer Patientin oder eines Patienten hinwies. Fragend betritt sie das Zimmer. Die Stationsleitung sowie einige Kolleginnen und Kollegen sind bereits da. Sichtlich betroffen erzählen sie Emma, dass Frau Kantapolis letzte Nacht verstarb. „Es hat uns alle überrascht. Aber die Kollegin aus dem Nachtdienst berichtete, dass sie sehr ruhig und friedlich eingeschlafen sei. Ihr Mann und ihre beiden Töchter waren bei ihr und sind es auch jetzt noch. Sie liegt noch in ihrem Zimmer. Wir warten auf weitere Angehörige, die sich verabschieden möchten. Doch zuvor wollen wir sie noch waschen und ihr etwas Schönes anziehen. Du weißt ja, wie gerne sie farbenfrohe Kleider trug. Meinst du, dass du es schaffst, uns hierbei zu helfen, Emma?“ Emma ist noch sichtlich schockiert. Sie überlegt einen Moment lang. Doch dann entscheidet sie sich dazu, bei der Versorgung des Leichnams mitzuhelfen. Schließlich ist das auch ein wichtiger Teil der Pflege, insbesondere für die Angehörigen. Emma hat das Gefühl, diesen letzten Part ihrer gemeinsamen Zeit hier auf der Palliativstation nicht missen zu wollen.

AUFGABE 1 Die letzte Lebensphase

Zeitraum – Palliative Care – Finalphase – unheilbar – Sterbephase – körperliche – definieren – Rehabilitationsphase – Erkrankung – Terminalphase

Die letzte Lebensphase lässt sich nicht genau ____________ (1). Je nach Pflegesituation kann sie einen Zeitraum von Stunden bis zu Jahren umfassen. Nicht selten tritt dieser Prozess schon in jungen Jahren ein, aufgrund eines Unfalls oder einer ____________ (2). Nach dem Konzept ____________ (3) lässt sich die letzte Lebensphase wie folgt aufteilen:

- Die ____________ (4) beginnt, wenn eine Krankheit als ____________ (5) eingestuft wird. Diese Phase kann sich über einen langen ____________ (6) erstrecken.
- Die ____________ (7) beschreibt das Stadium, in welchem der ____________ (8) Sterbeprozess beginnt. Hiermit gemeint sind die letzten 3 bis 7 Tage des Lebens, bevor der Tod eintritt.
- Die ____________ (9) beschreibt im oben genannten Stadium die letzten Tage vor dem Tod, währen die Rede von der ____________ (10) einen Tag bis Stunden vor dem erwarteten Tod ist.

AUFGABE 2 Palliative Care

Krankheitsverlauf – Symptome – An- und Zugehörige – Begleitung – Lebensprozess – Lebensqualität – progredienten – Linderung – Verzögerung – multiprofessionelle – spirituelle – onkologische

Palliative Care …

- ist ein Konzept mit Fokus auf die Beratung, Versorgung und ____________ (1) unheilbar kranker Menschen mit einem fortschreitenden, also ____________ (2) ____________ (3).
- ist u. a. spezialisiert auf schwere ____________ (4) Erkrankungen.
- setzt immer auf die ____________ (5) von Schmerzen sowie weiterer belastender ____________ (6).
- sieht Leben und Sterbe als normalen ____________ (7).
- beabsichtigt weder Beschleunigung noch ____________ (8) des Todes.
- schließt ____________ (9) Aspekte mit ein.
- steht für eine ____________ (10) Teamarbeit.
- bietet auch Unterstützung für ____________ (11).
- fördert die ____________ (12).

Palliative Care

AUFGABE 3

aktivierende – kurativen – entlastende – palliativen

Beim __________ (1) Ansatz dominiert die __________ (2) Pflege, die auch noch im Stadium der letzten Lebensphase zum Tragen kommt, während beim __________ (3) Ansatz die __________ (4) Pflege gefördert wird, die sich verstärkt, je mehr es in Richtung Sterbephase geht.

Richtig oder falsch?

AUFGABE 4

Palliative Care befasst sich ausschließlich mit onkologischen Patientinnen und Patienten.

→ __________

Die vier Dimensionen der letzten Lebensphase

AUFGABE 5

Nachbarschaft – Verdrängung – Hoffnung – Schuld und Vergebung – Übelkeit – berufliches Umfeld – Atemnot – Sinnsuche

1. Physische Dimension, z. B. __________ oder __________
2. Psychische Dimension, z. B. __________ oder __________
3. Soziale Dimension, z. B. __________ oder __________
4. Spirituelle Dimension, z. B. __________ oder __________

AUFGABE 6 Pflegende in Begleitung individueller Trauer

Trauerbegleitung – sichtbar – Alterungsprozess – sozialen Umfeld – zulassen – Wege – Trauerprozess

Trauer ist ein sehr bedeutsamer und individueller Prozess. Unter Umständen ist sie nicht direkt ____________ (1), da jeder Mensch anders mit ihr umgeht. Manchen Menschen sieht man direkt an, dass sie trauern, z. B. aufgrund von Gewichtsverlust, Hautveränderungen oder einem beschleunigten ____________ (2). In jedem Fall muss man Trauer ____________ (3), auf welchem Weg auch immer. Bei diesem Prozess spielen Pflegende mitunter eine wesentliche Rolle für Zu- und Angehörige. Vielen hilft es, ____________ (4) zu erhalten von Seiten der Pflege oder anderen Mitgliedern eines Palliative-Care-Teams, denn nicht jeder findet Unterstützung im ____________ (5). Pflegende helfen dabei, ____________ (6) zu finden, um Trauer zuzulassen oder durch ____________ (7) diese zu verarbeiten. Die Begleitung beginnt schon vor dem Eintritt des Todes. Eine gute Begleitung in der Sterbephase kann sich positiv auf den späteren ____________ (8) auswirken.

Lernsituation

Die Stationsleitung der Palliativstation, Amira Janssen, muss sich ehrlich eingestehen, dass sie Emma bereits nach kurzer Zeit ins Herz geschlossen hat. Die Art und Weise, wie sie mit den zu pflegenden Menschen und deren Angehörigen umgeht, ist vorbildlich und vor allem in der Lehrzeit sehr selten zu finden. Insgeheim hofft sie, dass Emma sich nach bestandener Abschlussprüfung dazu entschließt, hier zu arbeiten und hat sie auch schon darauf angesprochen. Emma hat sich hierüber sehr gefreut! Tatsächlich kamen ihr auch schon diese Gedanken. Doch eigentlich wollte sie doch in die Kinderkrankenpflege oder auf die Geburtenstation. Dahin, wo Leben entsteht und wächst, und nicht dorthin, wo es erlischt. Und dennoch macht sie die Arbeit hier einfach glücklich.

Heute kommt Amira Janssen mit einem Vorschlag auf sie zu. Es geht um Fachtage bezüglich der palliativen Kinderkrankenpflege: „Ich gehe mit ein paar interessierten Teammitgliedern dorthin und wir wollten dich fragen, ob du uns vielleicht begleiten möchtest?“ Emma geht in sich – palliative Pflege von Kindern? Ob sie das ertragen würde? Oder ist es vielleicht eine Möglichkeit, genau ihre Interessengebiete zu vereinen? Noch ist sie sich unschlüssig.

Kinder und Palliative Care

AUFGABE 7

Behinderungen – Betroffenheit – Stütze – Kinderhospizdienst – Eltern – Alter – Endgültige – Verständnis – Isolation – SAPV

Die palliative Kinderkrankenpflege stellt mit Sicherheit noch einmal eine außergewöhnliche Herausforderung für alle Beteiligten dar. In der Regel handelt es sich bei den zu Pflegenden um Kinder mit ____________________ (1) oder nicht heilbaren Erkrankungen. Wichtig für die Pflege: Die palliative Begleitung und Versorgung eines Kindes beinhaltet auch immer die Begleitung der ____________________ (2), bzw. der zuständigen An- oder Zugehörigen und der Geschwisterkinder. Empathie benötigen wir in jedem Arbeitsfeld der Pflege, doch natürlich ist es verständlich, dass bei der Begleitung sterbender Kinder nochmal ein ganz anderes Level an Verständnis und ____________________ (3) gegeben sein muss. Die große ____________________ (4) der Eltern mündet oft in sozialer ____________________ (5). Für Pflegende ist es wichtig zu verstehen, dass Kinder und Jugendliche oft, je nach ____________________ (6), eine ganz andere ____________________ (7) auf den Tod haben, als Erwachsene. Kleinkinder sind in der Regel noch nicht in der Lage, das ____________________ (8) am Tod zu verstehen. Erst gegen Ende des Grundschulalters nähert sich das ____________________ (9) dem eines Erwachsenen.
Sterbende Kinder haben spezielle Bedürfnisse. Daher bestehen inzwischen diverse spezialisierte Angebote für schwerstkranke und sterbende Kinder. Hierzu zählen der ambulante ____________________ (10), der Kinder-____________________ (11)-Dienst und spezielle Palliativstationen und Hospize für Kinder.

Therapieziele für Kinder und Jugendliche in der palliativen Versorgung

AUFGABE 8

Geburtstage – Angst – Kindergarten – Rehabilitation – Schmerzen – Symptomlinderung – Familienleben – Studienbeginn

1. Erreichen von „Meilensteinen", z. B. ____________________ oder ____________________
2. Teilhabe am „normalen" Leben, z. B. ____________________ oder ____________________
3. Lindern/Vermeiden von belastenden Symptomen, z. B. ____________________ oder ____________________
4. Verbesserung der Lebensqualität, z. B. durch ____________________ oder ____________________

AUFGABE 9 Besondere Anforderungen an Pflegende in peri- und postmortaler Phase

Tod – Leid – Gelassenheit – Dasein – perimortaler Phase – Pflegebeziehung – Trösten – Symptome – kulturelle – Zuhören

1. ________________ in der Sterbephase
2. Aktives ________________
3. ________________, richtige Worte finden
4. ________________ ertragen
5. Schwere ________________ behandeln
6. ________________ Aspekte respektieren
7. Beistand unmittelbar in ________________
8. Trotz schwerer Umstände ________________ vermitteln, um ________________ zuzulassen
9. Akzeptanz des Todes im Hinblick auf ________________, die sich über einen langen Zeitraum hinziehen kann

AUFGABE 10 Wiederholung ohne Vorgabe

1. Palliative Care sieht den Tod als normalen ________________.
2. Ein wichtiges Therapieziel für schwerstkranke Kinder ist neben den medizinischen Aspekten die ________________ am ________________, wie z. B. Spielen mit Gleichaltrigen.
3. Vier Dimensionen können die letzte Lebensphase beschreiben: die ________________, ________________, ________________ und ________________ Dimension.
4. Die letzte Lebensphase kann sich über einen langen ________________ erstrecken.
5. Die Versorgung und Pflege schwerstkranker Kinder schließt immer ________________ und ________________ mit ein.
6. Trauer ist ein ________________ Prozess – jeder geht anders damit um.
7. Trauer muss ________________ werden, auf welchem Weg auch immer.
8. Oft sind Pflegende alleinige Begleiter Sterbender in der perimortalen Phase. Alleine das stille ________________ in solchen Momenten kann eine große Herausforderung von enormem Wert sein.

40 NOTFALLSITUATIONEN

Lernsituation

Es ist soweit – morgen stehen die ersten schriftlichen Abschlussprüfungen an. Eigentlich hatten Malika, Emma und Jonas vor, den heutigen Abend mit Wiederholen zu verbringen und dann früh schlafen zu gehen. Doch dann kommt alles anders. Die drei überkommt allesamt eine solche Nervosität, dass sie sich kurzerhand verabreden und noch einmal die letzten drei Jahre Revue passieren lassen. Es wird gelacht, überlegt und diskutiert. Ernst wird es bei dem Thema, wie viele unglaubliche Momente sie in ihrer Ausbildung erlebt haben. Bilder, die sie womöglich nie wieder aus dem Kopf bekommen. Wer kann schon von seiner Ausbildungszeit berichten, dass es Zeiten gab, in denen Reanimationen zur Tagesordnung gehörten? Und wer erlebt während seiner Lehrzeit, dass diese nicht immer gut ausgehen? Sie wurden Zeugen von Erstmaßnahmen bei Menschen mit diversen Schockzuständen. Haben assistiert bei der ersten Hilfe von Verbrennungen oder Verätzungen. Jonas bekam in der Notaufnahme sogar einmal mit, wie ein Bauarbeiter nach einem Stromunfall behandelt wurde. Es gibt so viele Momente, in denen Pflegende gemeinsam mit dem medizinischen Fachpersonal Unglaubliches leisten. Noch lange tauschen die drei Auszubildenden sich diesbezüglich aus.

Häufige Notfälle. Achtung, nur zwei Begriffe sind hier korrekt! AUFGABE 1

Nierenfunktion – Herz-Kreislauf-Funktion – Hirnfunktion – Atemfunktion

1. Die meisten Notfälle bei Erwachsenen entstehen durch Störungen der ______________________.
2. Die meisten Notfälle bei Kindern entstehen durch Störungen der ______________________.

Wie zeigt sich der Ausfall von Vitalfunktionen? AUFGABE 2

Atmung – Bewusstsein – Herzaktion und Kreislauf

1. Störung von ______________________ → Fehlfunktion des Gehirns kann bis zur Bewusstlosigkeit führen.
2. Störung von ______________________ → Unterversorgung der Körperzellen mit Sauerstoff und Nährstoffen.
3. Störung von ______________________ → lange Unterversorgung von Sauerstoff kann zu schweren Schädigungen aller Organe führen.

AUFGABE 3 Typische Symptome

Lungenembolie – Schlaganfall – Atemgeräusche – Hemiparese – Synkope – Aspiration – Hypotonie – Zyanose

- Störung der Atemwege → u. a. ____________________ (1), z. B. bei ____________________ (2)
- Störung der Atmung → u. a. ____________________ (3), z. B. bei ____________________ (4)
- Störung der Herz-Kreislauf-Funktion → u. a. ____________________ (5), z. B. bei ____________________ (6)
- Neurologische Störungen → u. a. ____________________ (7), z. B. bei ____________________ (8)

AUFGABE 4 Richtig oder falsch?

Ein Schock ist ein generalisiertes Kreislaufversagen, bei dem der Körper den Durchblutungsbedarf einzelner oder aller Organe nicht mehr gewährleisten kann.

→ ____________________

AUFGABE 5 Achtung! Erste Hilfe bei der Wundversorgung im Notfall – welcher Begriff ist jeweils richtig?

1. Wunde, bei der keine Blutstillung erforderlich ist, ____________________. *berühren – nicht berühren*
2. Fremdkörper ____________________. *entfernen – nicht entfernen*
3. Desinfektionsmittel ____________________. *auftragen – nicht auftragen*
4. Thoraxwunden ____________________. *steril abdecken – luftdicht verbinden*

AUFGABE 6 Patientenbeobachtung bei Intoxikation

Sauerstoffsättigung – Bilanz – Reaktionsvermögen – Pupillengröße – Blutdruck

- Bewusstsein und ____________________ (1)
- Atemfrequenz, Atemtiefe und ____________________ (2)
- Puls und ____________________ (3)
- Ein-/Ausfuhr und ____________________ (3)
- ____________________ und -reaktion

Kardiopulmonale Reanimation

AUFGABE 7

Atemspende – Erkennen – Pads – Atmung – Herzdruckmassage – Defibrillator

1. Schritt 1: ____________________ des Herz-Kreislauf-Stillstands durch Prüfung von Bewusstsein und ____________________.
2. Schritt 2: ____________________ absenden und Organisieren eines AED (automatischer elektrischer ____________________).
3. Schritt 3: ____________________ und bei geschulten Ersthelfern sowie Pflegenden ____________________.
4. Schritt 4: Defibrillation so bald wie möglich und wenn die ____________________ angelegt sind.

Achtung, Brustschmerz!

AUFGABE 8

Überwachung – Ursachen – Druckgefühl – Herzrhythmusstörungen – Abklärung – Folgen – akute – Interventionen

Die ____________________ (1) für ____________________ (2) Brustschmerzen können sehr unterschiedlich sein, mit z. T. lebensbedrohlichen ____________________ (3). Eine gute ____________________ (4) sowie eine schnelle ____________________ (5) sind in einem solchen Fall essenziell. Notwendige ____________________ (6) müssen sofort eingeleitet werden. Bei Brustschmerzen müssen immer ____________________ (7) in Betracht gezogen werden. Die Schmerzen können sich auch in einem Stechen oder Brennen äußern sowie durch ein beklemmendes ____________________ (8).

Schon gewusst?

AUFGABE 9

Was ist die häufigste berufsbedingte Verletzung in der Pflege und gilt nicht aufgrund der Verletzung an sich, sondern wegen des Infektionsrisikos als Notfall?

→ ____________________

Lernsituation

Ja, tatsächlich waren Malika, Emma und Jonas auf vieles in ihrer Ausbildung nicht vorbereitet. Vielleicht ist das auch besser so. Definitiv sind sie sich jedoch einig darüber, dass sie an jeder Erfahrung gewachsen sind. Und dass sie sich nun unglaublich darauf freuen, bald als examinierte Pflegefachpersonen die weitere Reise anzutreten. Wohin sie ihre Wege führen werden, ist noch ungewiss. Malika lächelt: „Ich denke, dass ich mich tatsächlich bei einem ambulanten Pflegedienst bewerben werde. Ich bin allerdings noch nicht sicher, bei welchem. Da werde ich wahrscheinlich ein paar anschreiben, um mir ein Bild von den verschiedenen Einrichtungen zu machen. Ich weiß, dass hätte niemand von mir gedacht, aber die Arbeit hat einfach Eindruck bei mir hinterlassen. Ich freue mich darauf! Aber ich bin auch nach wie vor fest entschlossen, in absehbarer Zeit das Pflegemanagementstudium anzutreten. Ich denke, dass sich diese beiden Wege später sehr gut kombinieren lassen." Jonas und Emma lächeln zustimmend. „Ganz bestimmt! Das hört sich super an, Malika! Ich wünsche dir echt nur das Beste für deine Ziele!", sagt Jonas und fährt fort: „Ich für meinen Teil bin nach wie vor ein großer Fan der Altenpflege, ziehe aber dennoch den Weg in die Chirurgie vor. Und mir ist auch schon zu Ohren gekommen, dass ich da ganz gute Chancen habe, eine Stelle bei uns im Klinikum zu bekommen. Sofern ich bestehe, versteht sich!" „Super, Glückwunsch!" Emma und Malika freuen sich für ihn! Emma lacht: „Witzig, irgendwie haben wir uns alle in unterschiedliche Richtungen entwickelt! Ich habe, wie ihr wisst, lange mit mir gerungen. Aber jetzt bin ich mir doch sehr sicher, dass ich mich hier auf der Palliativstation bewerben werde." Jonas freut sich: „Ja, cool! Dann sehen wir uns ja weiterhin regelmäßig! Zumindest in der Cafeteria!" „Ja,", entgegnet Emma, „allerdings geht mir auch die palliative Kinderkrankenpflege seit den Fachtagen, die ich besucht habe, nicht mehr aus dem Kopf. Ich kann mir sehr gut vorstellen, irgendwann diesen Weg einzuschlagen."

Es ist spät. Die drei Freunde konnten sich erfolgreich ablenken und sind nun müde. Sie wünschen sich gegenseitig viel Erfolg für morgen. Eine spannende, herausfordernde, mit Sicherheit nicht immer leichte, aber auch durchweg erfüllende Zeit wartet auf sie! Die drei können es kaum erwarten!

AUFGABE 10 Eine letzte Wiederholung und viel Erfolg für Ihren eigenen Abschluss!

1. Störungen der ________________ sind die häufigsten Notfälle bei Erwachsenen.
2. Wunden im Notfall nur bei akuter ________________ berühren.
3. Schritt 2 der kardiopulmonalen Reanimation: ________________.
4. Bei Intoxikation unter anderem auf die Augen achten: ________________ und ________________.
5. Die Hemiparese ist ein typisches Symptom für eine ________________ Störung.
6. Bei einem ________________ ist der Durchblutungsbedarf der ________________ nicht mehr gewährleistet.
7. Häufigste Notfälle bei Kindern: Störung der ________________.
8. Schmerzen in der Brust erfordern eine sofortige ________________ sowie die Einleitung von nötigen ________________.

LÖSUNGEN

1 ATMUNG

LÖSUNG 1 (1) oberen; (2) unteren; (3) Nase; (4) unteren; (5) Lungen; (6) Bronchien; (7) Gasaustausch; (8) kohlendioxidreich; (9) Inspiration; (10) Exspiration

LÖSUNG 2 1. Atemtyp; 2. Atemfrequenz; 3. Atemzug; 4. Atemtiefe; 5. Atemintensität; 6. Atemrhythmus

LÖSUNG 3 1. Zellatmung; 2. die Steuerung des Atemzentrums; 3. sinkendem Sauerstoffgehalt; 4. steigendem Sauerstoffgehalt; 5. Nährstoffe; 6. Medulla oblongata

LÖSUNG 4 a) Inspiration (2); b) Exspiration (4); c) Brustatmung (1); d) Bauchatmung (5); e) atemstimulierende Einreibung (6); f) Sauerstofftherapie (3)

LÖSUNG 5 1. allein lassen; 2. Sicherheit; 3. Rufanlage; 4. Notruf (112); 5. Zimmer; 6. wegschicken; 7. Notfall- oder Bedarfsmedikation; 8. Kleidung; 9. hochlagern; 10. Kutschersitz; 11. Sauerstoffgabe; 12. Pulsfrequenz; 13. Bronchialsekret; 14. Zustand

LÖSUNG 6 Infektion (1); Mundhöhle (2); Inhalation (3); belüftet (4); Immobilität (5); (Früh-)Mobilisation (6); Atemtraining (7); Sekret (8)

LÖSUNG 7 Verschlucken (1); Trachea (2); Schluckstörung (3); unterschätzt (4); desorientierten (5); Positionierung (6); Speisen (7)

LÖSUNG 8 1. immobil; 2. Schmerzen; 3. Schluckstörung; 4. raucht; 5. Atemgeräusche; 6. Sauerstoffsättigung; 7. Magensonde

LÖSUNG 9 Lungenparenchyms (1); belüftet (2); geringere (3); Gähnen (4); Atemzentrum (5); Minderbelüftung (6); Atemvolumens (7); Alveolen (8); Mangeldurchblutung (9); Belüftung (10); Sekretansammlungen (11); Geräten (12); atemstimulierende Einreibung

LÖSUNG 10 (1) Atemtiefe; (2) Verschlucken; (3) steigendem Sauerstoffgehalt; (4) Sauerstofftherapie; (5) belüften; (6) Atelektase; (7) Lungenparenchym

2 HERZ-KREISLAUF-SYSTEM

LÖSUNG 1

(1) Systole; (2) Herzkammer; (3) oberflächlich; (4) Druckwelle; (5) Aorta; (6) Pulsfrequenz; (7) Pulsrhythmus; (8) Pulsqualität; (9) Kraft; (10) Venen; (11) systolische; (12) diastolische

LÖSUNG 2

1. Normbereich; 2. OPs; 3. Mobilisation; 4. Allgemeinzustand; 5. Vitalzeichen; 6. Schock

LÖSUNG 3

(1) A. radialis; (2) A. carotis; (3) den Pulsrhythmus; (4) die Pulsfrequenz; (5) Arrhythmie

LÖSUNG 4

(1) Herzhöhe; (2) hohe; (3) luftleer; (4) Ventil; (5) Manschette; (6) der systolische Blutdruck; (7) Strömungsgeräusche; (8) Puls; (9) Blutstrom; (10) Korotkow-Töne; (11) systolischen; (12) diastolischen; (13) wischdesinfizieren

LÖSUNG 5

(1) elektronisch; (2) nichtinvasive; (3) invasive; (4) Nekrosenbildung; (5) Manschettengröße; (6) Oberarm; (7) Oberschenkel; (8) Jugendalter

LÖSUNG 6

(1) Reanimation; (2) Bradykardie; (3) Tachykardie; (4) Arrhythmien; (5) den Karotis-Sinus-Reflex; (6) Blutdruckabfall; (7) Herzrhythmusstörung

LÖSUNG 7

1. Druckempfindlichkeit; 2. Venenstrang; 3. Druckschmerz; 4. Ober- und Unterschenkel; 5. Schwellung; 6. (a) Pulsanstieg, (b) Lungenembolie

LÖSUNG 8

(1): Frühmobilisation; Bewegungsübungen; Anleitung zu Eigenübungen; aktive und passive Bewegungsübungen im Bett bei Immobilität; individuell angepasste Trinkmenge/Flüssigkeitszufuhr
(2): medizinische Thromboseprophylaxestrümpfe (MTS); intermittierende pneumatische Kompression (IPK)
(3): Heparinisierung; weitere Antikoagulanzien

LÖSUNG 9

(a) oberflächliches und tiefes Venensystem (2); (b) gesunden Venenklappe (3); (c) Venenklappeninsuffizienz (4); (d) schwere Varikosis (1)

LÖSUNG 10

1. Mobilisation; 2. Überwärmung; 3. Heparinisierung; 4. Frühmobilisierung; 5. Muskel-Venen-Pumpe; 6. Blutdruck; 7. (a) elektronisch, (b) nichtinvasiv; 8. Arrhythmie

3 KÖRPERTEMPERATUR

LÖSUNG 1 (1) 37,2 °C; (2) Körperkerntemperatur; (3) Körperschalentemperatur; (4) 28 bis 33 °C; (5) Beobachtungskriterien; (6) Hautfarbe; (7) Lippen; (8) blass; (9) Hautkonsistenz; (10) Hauttemperatur

LÖSUNG 2 1. Außentemperatur; 2. Fieber; 3. Wärmeverlust; 4. Fieberbildung; 5. hohe; 6. körperliche; 7. Fieberabfall

LÖSUNG 3 (1) Kältezittern; (2) das braune Fettgewebe; (3) Wärme; (4) hoher Wärmeverlust; (5) den Kopf; (6) die Wärmeisolation; (7) Außentemperatur

LÖSUNG 4 1. tympanal; 2. eine kurze Messdauer; 3. ein ungenauer Messwert; 4. inguinal; 5. axillar; 6. oral/sublingual; 7. rektale Messung; 8. die Intimsphäre

LÖSUNG 5 (1) einem Bad; (2) Neugeborenen mit Analatresie; (3) Blutungsneigung; (4) Operationen/Erkrankungen; (5) Kindern; (6) oral/sublingual; (7) Plastikschutzhülle; (8) Läsionen

LÖSUNG 6 1. trocken; 2. heiße/kalte Getränke; 3. in Seitenlage; 4. Dislokation; 5. Verdunstungskälte; 6. Darmschleimhaut; 7. Vaseline/Gleitmittel; 8. kachektischen; 9. Hämorrhoidenoperation; 10. unter

LÖSUNG 7 (1) Muskelzittern; (2) Wärmeproduktion; (3) kalt; (4) heiße Getränke; (5) heiß; (6) Pulsfrequenz; (7) Flüssigkeit; (8) Exsikkose; (9) Wärmezufuhr; (10) Waschungen; (11) Vitalzeichen; (12) Intertrigoprophylaxe

LÖSUNG 8 1. warm; 2. Wärmestau; 3. Körpertemperatur; 4. eiskalt; 5. warm; 6. Gelenke; 7. Kreislaufbelastung; 8. Vitalzeichenkontrolle

LÖSUNG 9 (1) Patientenbeobachtung; (2) Herz-Kreislauf-Situation; (3) Konsistenz; (4) zeitliche Auftreten; (5) Kreislaufbelastung; (6) Herzerkrankung

LÖSUNG 10 (1) tympanale; (2) Darmschleimhaut; (3) Operationen; (4) Erkrankungen; (5) Seitenlage; (6) Intimsphäre; (7) Fieberabfall; (8) Flüssigkeitszufuhr; (9) Vitalzeichen; (10) Fieberanstieg; (11) Fieberhöhe

4 HAUT- UND KÖRPERPFLEGE

LÖSUNG 1

(1) sauber; (2) Wohlbefinden; (3) bedarfsgerecht; (4) Hautveränderungen; (5) Fett; (6) sparsam; (7) Wünsche; (8) Abtrocknen; (9) Intertrigogefahr; (10) Schuppen; (11) Hautatmung

LÖSUNG 2

1. dermatologische Lokaltherapeutika; 2. Puder; 3. Schüttelmixturen; 4. Pasten; 5. Salben; 6. Gele; 7. Franzbranntwein

LÖSUNG 3

1. Körperhygiene; 2. Vorlieben; 3. Schamgefühlen; 4. Körper; 5. Hautveränderungen; 6. Selbstständigkeit

LÖSUNG 4

a) Toilettenstuhl (3); b) belebende Ganzkörperwaschung (4); c) Dehydrationstest (1); d) Intertrigo (2); e) beruhigende Ganzkörperwaschung (5)

LÖSUNG 5

1. individuell; 2. Wünsche; 3. Alternativen; 4. sicherer; 5. transparent; 6. therapeutische; 7. Intimsphäre; 8. Hilfslosigkeit; 9. „Berührungsberuf"

LÖSUNG 6

1. integrieren; 2. Arbeitshöhe; 3. Inkontinenzversorgung; 4. entfernen; 5. Rückenlage; 6. Kopfteil; 7. belassen; 8. Vitalzeichenkontrolle

LÖSUNG 7

(1) Diabetes mellitus; (2) kühler; (3) Intimbereich; (4) Salbeitee; (5) beruhigend; (6) eincremen; (7) Körpergeruch; (8) Pfefferminztee; (9) Haarwuchsrichtung; (10) abtrocknen; (11) Bobath-Konzept

LÖSUNG 8

1. Bart; 2. Augen; 3. Nasen; 4. Ohren; 5. Mund- und Zahnpflege; 6. Haar; 7. Nagel

LÖSUNG 9

(1) Menschen mit gestörtem Gleichgewichtssinn oder Kreislaufschwäche; (2) Kinder; (3) Hautfalten; (4) Rutschgefahr; (5) Jungs bis zum Ende des 2. Lebensjahrs; (6) Mundspülungen

LÖSUNG 10

1. belebend; 2. Intertrigoprophylaxe; 3. Wohlbefinden; 4. Reibungen; 5. Selbstständigkeit; 6. Schamgefühlen; 7. Arbeitshöhe; 8. allein

5 ERNÄHRUNG

LÖSUNG 1 (1) Erscheinungsbild; (2) Körpergröße; (3) Screening- und Assessmentinstrumente; (4) Ernährungs- und Trinkanamnese; (5) Nährstoffen; (6) Genuss; (7) Speisesaal; (8) soziale Komponente

LÖSUNG 2 1. Verdauungstrakt; 2. Verdauungsenzyme; 3. Leber; 4. Makronährstoffe; 5. Mikronährstoffe; 6. Kohlenhydrate; 7. Eiweiße (Proteine); 8. Fette

LÖSUNG 3 (1) Funktionsreserven; (2) Mangel- oder Fehlernährung; (3) Muskelkraft; (4) Unterstützung; (5) Zeitraum; (6) respektvoller; (7) angereicht; (8) Flüssigkeitsaufnahme

LÖSUNG 4 (1) Adipositas; (2) Präadipositas; (3) Folgeerkrankungen; (4) Kindern und Jugendlichen; (5) psychische; (6) Essverhalten; (7) langfristige; (8) fetthaltigen Kost; (9) Zucker; (10) Getränke

LÖSUNG 5 (1) Nährstoffversorgung; (2) Mangelernährung; (3) Abneigungen; (4) Gewohnheiten; (5) Unterstützungsbedarf; (6) Essgeschwindigkeit; (7) Gesellschaft; (8) Diabetes mellitus

LÖSUNG 6 (1) Geruch; (2) Würge- und Brechreiz; (3) Krankenhausatmosphäre; (4) individueller; (5) Einsamkeit; (6) Tablett; (7) Verweigerung; (8) gastroenterologischen Erkrankungen

LÖSUNG 7 (1) kachektisch; (2) trocken; (3) ungewollter; (4) Muskeln; (5) sturzgefährdet; (6) Mangelernährung; (7) Dekubitus; (8) Wundheilung

LÖSUNG 8 1. Schonkost; 2. Aufbaukost; 3. kalorienreiche Kost; 4. pürierte Kost; 5. Vollkost; 6. Wunschkost

LÖSUNG 9 (1) Gewichtsabnahme; (2) Wassermangel; (3) Dehydratation; (4) Flüssigkeitszufuhr; (5) Schluckreflexen; (6) Schluckstörung

LÖSUNG 10 (1) Ernährungs- und Trinkanamnese; (2) Mangelernährung; (3) Aufbaukost; (4) Wunschkost; (5) Eiweiße; (6) Kohlenhydrate

6 AUSSCHEIDUNG

LÖSUNG 1

1. Katheterarten, Abb. c; 2. Außendurchmesser, Abb. e; 3. geschlossenes Urinauffangsystem, Abb. a; 4. Asepsis, Abb. d; 5. Selbstkatheterisierung, Abb. b

LÖSUNG 2

(1) Urinprobe; (2) Blasenentleerung; (3) die Harnröhre; (4) die Blase; (5) das Infektionsrisiko; (6) Infektionsprophylaxe

LÖSUNG 3

(1) hygienische Händedesinfektion; (2) Intimpflege; (3) System; (4) routinemäßige Wechsel; (5) Leerung; (6) Urinauffangsystem

LÖSUNG 4

1. aufklären; 2. desinfizieren; 3. Zellstoff; 4. abziehen; 5. ein- und auszuatmen; 6. herausziehen; 7. Intimpflege

LÖSUNG 5

1. Beeinträchtigung; 2. Alter; 3. Erkrankungen; 4. Medikamente; 5. Infektionen; 6. Beckenboden; 7. Obstipation; 8. Östrogenmangel; 9. Prostata; 10. umgebungsbedingte Faktoren

LÖSUNG 6

(1) Kontinenz; (2) Blase; (3) Blasentraining; (4) abhängig; (5) personelle Unterstützung; (6) Inkontinenzhilfsmittel; (7) Inkontinenz; (8) kompensiert

LÖSUNG 7

(1) Erkrankung; (2) Körperbildes; (3) kontinent; (4) Fachwissen; (5) Einfühlungsvermögen; (6) intimen; (7) akzeptieren

LÖSUNG 8

1. Ileostoma; 2. Zökostoma; 3. Transversostoma; 4. Sigmoidostoma

LÖSUNG 9

(1) Pflegeanamnese; (2) Schamgefühle; (3) Defäkation; (4) Hämorrhoiden; (5) Geruch; (6) Schleim; (7) Verdauungsstörung; (8) Parasiten

LÖSUNG 10

(1) Urinauffangsystem; (2) Infektionsrisiko; (3) Medikamenten; (4) ausatmet; (5) Katheterdurchmesser; (6) Männern; (7) Einfühlungsvermögen; (8) Dickdarms; (9) Schleim; (10) Selbstkatheterisierung

7 BEWEGUNG

LÖSUNG 1 (1) Gelenke; (2) Dehnfähigkeit; (3) Atmungssystem; (4) Muskulatur; (5) Ausdauer; (6) arthrotische Veränderungen; (7) Verklebungen

LÖSUNG 2 1. Kontraktur; 2. Lähmung; 3. Parese; 4. Tremor; 5. Neglect; 6. Rigor

LÖSUNG 3 (1) Bewegungsübungen; (2) Bettlägerigkeit; (3) Bewegungsressourcen; (4) Angst; (5) Transfer; (6) Sicherheit; (7) Immobilität; (8) Bett; (9) zurückzog; (10) Positionsveränderungen; (11) Hilfsmittel

LÖSUNG 4 1. Instabilität; 2. Ereignis; 3. Immobilität im Raum; 4. Ortsfixierung; 5. Bettlägerigkeit

LÖSUNG 5 (1) Hilfstuch; (2) straffgezogen; (3) Gehbock; (4) Kraft; (5) Unterarmgehstützen; (6) Gleichgewicht; (7) Rutschbrett; (8) stehen; (9) Heben; (10) Patientenlifter; (11) Eigenbewegungen

LÖSUNG 6 (1) Patientenberatung; (2) Angehörige; (3) Treppen; (4) Bremsen; (5) Arzneimitteleinnahme; (6) Hilfsmitteln; (7) Rufanlage; (8) Abrutschen von der Bettkante; Hörgeräte (9)

LÖSUNG 7

1. (a) psychischen; (b) Schonhaltung; (c) Fehlhaltung
2. (a) Skelett; (b) Gangsicherheit; (c) vorsichtig; (d) Gangunsicherheit
3. (a) Orientierung; (b) Innenohr; (c) Schwindel; (d) Sonnenstich
4. (a) Gelenkbeweglichkeit; (b) Bewegungsausmaß; (c) Bewegungseinschränkung
5. (a) kontrahieren; (b) Lähmung; (c) Parese; (d) Paralyse; (e) ruhenden
6. (a) Kleinhirn; (b) Ataxie
7. (a) Tremor

LÖSUNG 8 1. sehen; 2. hören; 3. spüren; 4. können; 5. wissen

LÖSUNG 9 (1) natürlichen menschlichen; (2) Bewegungs- und Wahrnehmungsbeeinträchtigung; (3) eigene Ressourcen; (4) kräfteschonend; (5) Gesundheitsprophylaxe; (6) stressfrei; (7) kinästhetische Konzepte; (8) Umgebung; (9) ganzheitliche; (10) Kinästhetik Infant Handling

LÖSUNG 10 (1) Gelenke; (2) Dehnfähigkeit; (3) arthrotischen; (4) Rutschbrett; (5) Gleichgewichtssinn; (6) Parese; (7) Gehbock; (8) Ressourcen; (9) Sturzprophylaxe

8 KOMMUNIKATION

LÖSUNG 1

(1) Gestik; (2) verbale; (3) Sprache; (4) physiologische; (5) Zunge; (6) Scham; (7) Körpersprache

LÖSUNG 2

1. Körpersprache; 2. Mimik; 3. Gestik; 4. Kongruenz; 5. Inkongruenz

LÖSUNG 3

1. Stimme; 2. Sprache; 3. paraverbale Kommunikation; 4. Fachsprache; 5. Sprachentwicklungsstörung (SES)

LÖSUNG 4

1. zusammengekniffene Augenbrauen, nach unten gezogene Mundwinkel, vor der Brust verschränkte Arme, starrer Blick an die Wand, zusammengepresste Lippen
2. Fragen, Aussagen, Ratschlägen, Appellen
3. schnelles Sprechen, Stottern, Schreien, Seufzen

LÖSUNG 5

(1) Ausdrucksmittel; (2) missverstanden; (3) Gangbild; (4) Apoplex; (5) Bewegungseinschränkung; (6) ritualisierte

LÖSUNG 6

(1) Zeit einplanen; (2) aussprechen lassen; (3) Pausen aushalten; (4) z. B. durch Nicken bestätigen; (5) Kontinuität in der Betreuung; (6) grammatikalisch richtig reden; (7) miteinbeziehen

LÖSUNG 7

1. Umgebungsgeräuschen; 2. signalisieren, Misstrauen; 3. Lippen ablesen, Blickkontakt halten; 4. Sätze, Flüstern; 5. Lichtverhältnissen, Ultraschall; 6. Akteneintrag

LÖSUNG 8

(1) Hörgeräte; (2) Herstellerhinweise; (3) Feuchtigkeit; (4) Duschen; (5) Gehörgang; (6) Hitze; (7) Spezialreiniger

LÖSUNG 9

(1) Kommunikationsform; (2) fehlende; (3) körpereigene Kommunikationsmittel; (4) Augenschließen; (5) nichtelektronische Hilfsmittel; (6) elektronische Hilfsmittel

LÖSUNG 10

1. Inkongruenz; 2. Lippen ablesen; 3. paraverbale Kommunikation; 4. nicht; 5. körpereigene Kommunikationsmittel; 6. Duschen; 7. respektvolle; 8. Mimik

9 SCHLAF

LÖSUNG 1 (1) periodisch; (2) lebensnotwendig; (3) erholsam; (4) orthodox; (5) bewegungslos; (6) paradox

LÖSUNG 2 (1) Schlaf-Wach-Rhythmus; (2) Schlafmittel; (3) Tageslicht; (4) Depressionen; (5) zirkadianen Rhythmus

LÖSUNG 3 1. Dyssomnie; 2. bis zu drei Wochen; 3. länger als drei Wochen; 4. Schlaflosigkeit; 5. leichte Verkürzung der Gesamtschlafzeit; 6. pathologisch erhöhtes Schlafbedürfnis; 7. z. B. Straßenlärm; 8. z. B. durch Ängste

LÖSUNG 4 (1) Frühtyp; (2) Spättyp; (3) Normaltyp; (4) Chronobiologie; (5) Jahreszeit; (6) Neugeborenen und Kleinkindern; (7) Ressource; (8) Medikation; (9) Zwanghaftigkeit

LÖSUNG 5 1. zyklus; 2. art; 3. haltung; 4. zeit; 5. mittel; 6. gewohnheiten

LÖSUNG 6 (1) Tagesaktivitäten; (2) Grübeln; (3) körperliche Aktivitäten; (4) Ernährung; (5) koffeinhaltige Getränke; (6) Einschlafritual

LÖSUNG 7 (1) mehr; (2) normal; (3) Tageseindrücken; (4) körperliche Betätigung; (5) kulturell

LÖSUNG 8 (1) Ursachenforschung; (2) Abhängigkeit; (3) Blutdruck; (4) Überhang; (5) ärztlicher Anordnung; (6) Sturzgefahr

LÖSUNG 9 (1) Basale Stimulation; (2) warme Vollbäder; (3) kalte Armbäder; (4) Wechselfußbäder; (5) Entspannungsübungen

LÖSUNG 10 1. endogenen; 2. Schlafgewohnheiten; 3. Schlafmittel; 4. orthodox; 5. Zwanghaftigkeit; 6. periodisch; 7. Schlaf-Wach-Rhythmus; 8. vier- bis sieben; 9. warme Vollbäder; 10. jünger

10 BEWUSSTSEIN

LÖSUNG 1

(1) Erinnern; (2) Wissen; (3) definieren; (4) Voraussetzung; (5) Wahrnehmung; (6) unbewusste

LÖSUNG 2

3. Konzentration; 4. Gedächtnis; 5. Situation; 6. Vorstellungskraft; 7. Selbstkontrolle; 10. Intelligenz

LÖSUNG 3

1. Richtig; 2. Richtig; 3. Richtig; 4. Falsch; 5. Falsch; 6. Falsch; 7. Richtig

LÖSUNG 4

1. auditive; 2. olfaktorische; 3. gustatorische; 4. visuelle; 5. taktile

LÖSUNG 5

(1) unmöglich; (2) elementar; (3) empathisch; (4) routiniert; (5) wertschätzend; (6) einsichtig; (7) informativ; (8) eingeschränkt

LÖSUNG 6

(1) leichte Verwirrtheitszustände; (2) schwere Verwirrtheitszustände; (3) Symptombild; (4) Desorientiertheit; (5) Denkstörungen; (6) Gedanken; (7) „Verstehenshypothese“

LÖSUNG 7

1. delirantes Syndrom; 2. Dehydratation; 3. Narkosen; 4. soziale Ursachen; 5. Delir; 6. Vergiftungen

LÖSUNG 8

1. Falsch; 2. Richtig; 3. Richtig; 4. Falsch; 5. Richtig; 6. Falsch

LÖSUNG 9

(1) Gewöhnung; (2) Informationsfluss; (3) Desorientierung; (4) Entzug; (5) Kontakte; (6) visuelle Deprivation; (7) taktile Leere; (8) Verhaltensauffälligkeiten; (9) Wahrnehmungssystem; (10) Prophylaxen

LÖSUNG 10

1. Situation; 2. wachen; 3. Delir; 4. empathischen Logik; 5. gustatorische; 6. Gewöhnung; 7. Entzug/Beraubung; 8. Wahrnehmungssystem

11 SCHMERZ

LÖSUNG 1 (1) Altersklasse; (2) Massenphänomen; (3) Analgetika; (4) Rückenschmerzen; (5) Bewegungsmangel; (6) Funktion; (7) Einschränkungen; (8) Thrombose; (9) chronisch

LÖSUNG 2 1. sensorische; 2. Schmerzschwelle; 3. Schmerztoleranz; 4. Underreporting of Pain; 5. neuropathische; 6. nozizeptive

LÖSUNG 3 (1) psychosoziale Faktoren; (2) Schmerzerleben; (3) Forschung; (4) Schmerzdimension; (5) Schmerzschwelle; (6) schmerzverstärkenden; (7) schmerzmindernden; (8) Ablenkung; (9) erniedrigen; (10) erhöhen

LÖSUNG 4 1. projizierte/übertragene; 2. Alarmzeichen; 3. unterschätzt; 4. akuten; 5. Schmerzanamnese; 6. Schmerztoleranz; 7. Pathologie; 8. psychosomatischen Schmerzstörung; 9. soziale Vereinsamung; 10. Menschenrecht

LÖSUNG 5 (1) Schmerzbahn; (2) Körpergewebe; (3) häufig; (4) Frakturen; (5) Entstehungsort; (6) somatisch; (7) viszeral; (8) stechend/pulsierend/krampfartig; (9) Läsionen/Erkrankungen; (10) brennend/schneidend/zerreißend; (11) Phantomschmerzen; (12) PNS/ZNS; (13) Sensibilitätsstörungen

LÖSUNG 6 (1) Ereignis; (2) kurativ; (3) Gewebeschädigung; (4) Schmerzlokalisation; (5) Warnsignal; (6) wiederkehrende; (7) Ursachen; (8) Linderung; (9) 3 bis 6 Monate; (10) Warnfunktion; (11) Lebensqualität

LÖSUNG 7 1. Richtig; 2. Richtig; 3. Falsch; 4. Richtig; 5. Falsch

LÖSUNG 8 (1) chronischen Schmerzen; (2) akuten Schmerzen; (3) physikalische Maßnahmen; (4) Bewegungsapparats; (5) passive Maßnahmen; (6) Entspannungstechniken; (7) Imagination

LÖSUNG 9 (1) Ansprechpartner; (2) Bedarfsmedikation; (3) Angehörigen; (4) Informationen; (5) nichtmedikamentöse Schmerztherapie; (6) Schmerzerfassung

LÖSUNG 10 (1) Rückenschmerzen; (2) chronisch; (3) Warnsignal; (4) Ablenkung; (5) Analgetika; (6) neuropathischen; (7) brennend; (8) opioid; (9) nichtopioidhaltigen; (10) Schmerzprävention

12 PFLEGE VON KINDERN

LÖSUNG 1

1. Pädiatrie; 2.Sozialpädiatrie; 3. Gesundheits- und Kinderkrankenpflegerin; 4. Säuglingsschwester; 5. Pflegefachfrau/Pflegefachmann, Vertiefungseinsatz Pädiatrie

LÖSUNG 2

(1) die Klinik; (2) Kinder- und Jugendmedizin; (3) Kinder- und Jugendpsychiatrie; (4) ambulante Versorgung; (5) Tageskliniken; (6) Zusatzqualifikationen; (7) Stillberatung

LÖSUNG 3

1. Krankenhausaufenthalt nur wenn nötig; 2. Nähe und Sicherheit im Krankenhaus; 3. Mitaufnahme einer Begleitperson; 4. kindgerechte Information; 5. Mitbeteiligung und Mitentscheidung; 6. kindgerechte Umgebung; 7. Unterstützung nach Alter und Entwicklungsstand; 8. Personal mit qualifizierter pädiatrischer Ausbildung; 9. Kontinuität in der Betreuung; 10. Behandlung mit Takt und Verständnis

LÖSUNG 4

(1) Beurteilungsmöglichkeiten; (2) Entwicklungsschritt; (3) Körpermotorik; (4) Hand- und Fingermotorik; (5) kognitive Entwicklung; (6) sprachliche Entwicklung; (7) sinnhaft; (8) soziale Entwicklung

LÖSUNG 5

1. Neonatologie; 2. Sudden Infant Death Syndrome (SIDS); 3. APGAR-Schema; 4. postnatale Adaption; 5. Bonding

LÖSUNG 6

(1) Kindesmisshandlung; (2) Kindesmissbrauch; (3) Kindeswohlgefährdung; (4) körperliche Vernachlässigung; (5) emotionale Vernachlässigung/Misshandlung; (6) direkte Gewalteinwirkung; sexuellen Missbrauch (7); Sensibilität (8); anamnestische Hinweise (9); körperliche Symptome (10)

LÖSUNG 7

1. Falsch; 2. Richtig; 3. Richtig; 4. Falsch; 5. Richtig; 6. Falsch

LÖSUNG 8

1. Verletzungen beim Spielen, Spielplatzverletzungen; 2. Impfungen, Pricktest an der Ferse, Lumbalpunktion; 3. Koliken, Appendizitis, Darmverschluss; 4. Hernien-OP, Gastroschisis-OP

LÖSUNG 9

(1) Opioide; (2) nichtmedikamentöse Maßnahmen; (3) Bewältigungsstrategien; (4) Medikamente; (5) Schmerzassessments

LÖSUNG 10

1. Falsch; 2. Richtig; 3. Falsch; 4. Richtig; 5. Falsch; 6. Richtig; 7. Richtig; 8. Richtig; 9. Falsch; 10. Richtig

13 PFLEGE VON ÄLTEREN MENSCHEN

LÖSUNG 1 (1) geriatrisches Syndrom; (2) geriatrische Multimorbidität; (3) Gebrechlichkeit; (4) Sarkopenie; (5) kognitive Störungen

LÖSUNG 2 **Häufige Verluste im Alter:** Unabhängigkeit, materieller Besitz, Partner, gleichaltrige Freunde, physische Stärke, Erwerbsleben, soziale Kontakte
Häufige Gewinne im Alter: Fokus auf erhaltene Fähigkeiten, „späte Freiheit", Zeit für Hobbys, Zeit für Ehrenämter, Qualität vor Quantität (soziale Beziehungen), Hinwendung Familie, lebenslanges Lernen

LÖSUNG 3 1. lebenslanges Lernen; 2. selbstbestimmtes Leben; 3. multidimensionales Modell; 4. objektive Umwelt; 5. subjektives Wohlbefinden; 6. Verhaltenskompetenz; 7. erlebte Lebensqualität

LÖSUNG 4 1. Falsch; 2. Richtig; 3. Falsch; 4. Richtig; 5. Falsch

LÖSUNG 5 (1) sinnstiftend; (2) selbstständig; (3) körperlich; (4) spontan; (5) gemeinsam; (6) entspannungsfördernd

LÖSUNG 6 (1) Wohnraum; (2) Tagesablauf; (3) Eigenheiten; (4) Speiseplan; (5) Dienstplan; (6) Eingewöhnungsprozess; (7) Isolation

LÖSUNG 7 1. eigenes Zuhause mit ambulanter Pflege; 2. Senioren-WG; 3. stationäre Langzeitpflegeeinrichtung; 4. eigenes Zuhause mit Pflege durch Angehörige; 5. eigenes Zuhause mit privater Pflegekraft; 6. betreutes Wohnen; 7. Mehrgenerationenhaus

LÖSUNG 8 (1) Neugierde/„Verhöre"; (2) Schweigepflicht; (3) Altersdepression; (4) Begleitung

LÖSUNG 9 (1) Krankheit; (2) Bedürfnisse; (3) Zugangswege; (4) Evaluations- und Beobachtungsverfahrens; (5) Lebensqualität; (6) Berichte; (7) Liebe; (8) Zusammenarbeit

LÖSUNG 10 1. geriatrisches Syndrom; 2. Zärtlichkeit, Nähe, Sexualität; 3. eigenes Zuhause mit Pflege durch Angehörige; 4. Neugierde/„Verhöre"; 5. Person und Bedürfnisse; 6. Snoezeln; 7. lebenslanges Lernen; 8. Isolation

14 PFLEGE BEI HERZ-ERKRANKUNGEN

LÖSUNG 1

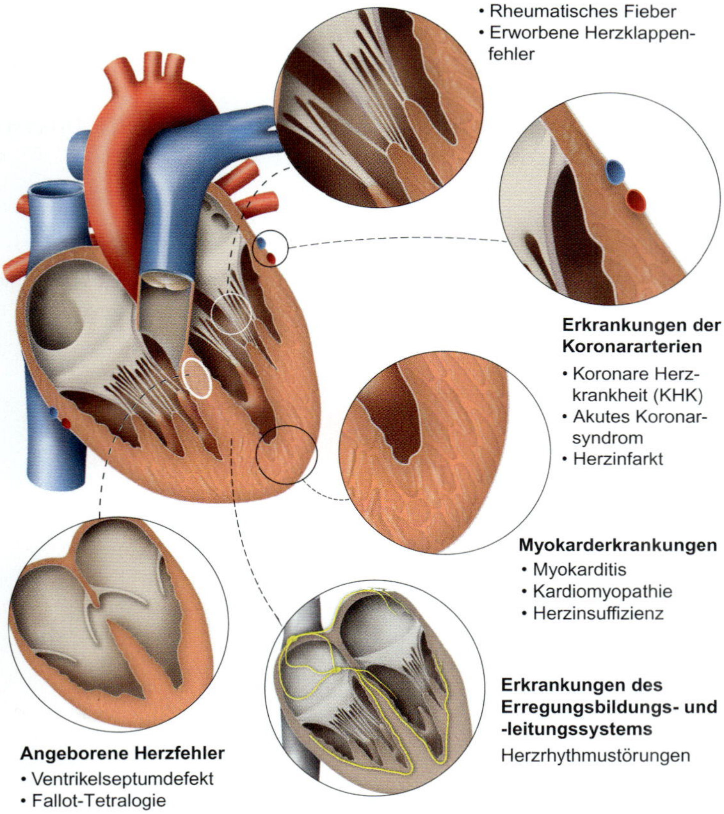

[L275]

LÖSUNG 2

1. Kardiologie, Gefäße; 2. Herzchirurgie, Diagnostik, Arteriosklerose; 3. Kinderkardiologie, Pädiatrie

LÖSUNG 3

(1) Atemnot; (2) Herzbettpositionierung; (3) arterielle Blutdruck; (4) kardiogener Schock; (5) Ergometrie; (6) Defibrillator

LÖSUNG 4

1. Zyanose, Atemfrequenz, Atemgeräusche, Atemnot
2. Verbale Schmerzäußerungen, nonverbale Schmerzäußerungen, professionelles Auftreten, Sicherheit durch Fachinformationen
3. Überforderungsanzeichen, Vitalzeichen

LÖSUNG 5

1. erworben; 2. Fehlbildungen; 3. entzündliche Erkrankungen; 4. Eltern-Kind-Beziehung; 5. Handlungsempfehlungen; 6. altersentsprechend; 7. beeinträchtigt; 8. Symptome

LÖSUNG 6

(1) geringer; (2) 100 g; (3) Plazenta; (4) Substanzabusus (z. B. Alkohol)

LÖSUNG 7

1. Rechtsherzinsuffizienz; 2. Linksherzinsuffizienz

LÖSUNG 8

1. Myokard, Kontraktion; 2. nein; 3. ja; 4. Schrittmacherausweis; 5. Druckverband, Entzündungszeichen; 6. AV-Block

LÖSUNG 9

1. Falsch; 2. Richtig; 3. Richtig; 4. Richtig; 5. Falsch

LÖSUNG 10

1. Rechtsherz; 2. Herzschrittmacher; 3. Herzbettposition; 4. genetischen Grunderkrankungen; 5. Dyspnoe; 6. falsch; 7. entzündliche; 8. Einschränkungen

15 PFLEGE BEI KREISLAUF- UND GEFÄẞERKRANKUNGEN

LÖSUNG 1

(1) großer Kreislauf; (2) Herzhälfte; (3) Aorta; (4) venöse; (5) Hohlvene; (6) Aortenbogen; (7) A. carotis communis; (8) Pfortadersystem; (9) portae; (10) cava inferior; (11) Arterien; (12) tiefe; (13) poplitea; (14) femoralis; (15) iliaca externa; (16) iliaca communis

LÖSUNG 2

1. Richtig; 2. Falsch; 3. Richtig

LÖSUNG 3

(1) Arterienverschluss; (2) tiefe Venenthrombose

LÖSUNG 4

(1) pAVK; (2) akuten Beinarterienverschluss; (3) unbehandelter pAVK Stadium III und IV

LÖSUNG 5

(1) Kompressionstherapie; (2) Muskelpumpe; (3) Schwerkraft; (4) Hochlagerung

LÖSUNG 6

1. Venenerkrankungen, Lymphödeme; 2. Beine, Arme; 3. Medizinische Kompressionsstrümpfe (MKS), Phlebologischer Kompressionsverband (PKV), Medizinische adaptive Kompressionssysteme (MAK); 4. Ruhedruck; 5. Arbeitsdruck

LÖSUNG 7

(1) Technik; (2) Ausführung; (3) Prinzipien; (4) entstauten; (5) venöse Rückfluss; (6) Durchblutung; (7) Druckstellen

LÖSUNG 8

(1) Arterienverkalkung; (2) Wohlstandsgesellschaft; (3) chronische; (4) Arterienwand; (5) Nikotinabusus; (6) Stenosen

LÖSUNG 9

1. Richtig; 2. Richtig; 3. Richtig

LÖSUNG 10

1. Arteriosklerose; 2. Pfortadersystem; 3. Stehen, Sitzen; 4. warm; 5. pAVK; 6. Low-Dose-Heparinisierung; 7. Druckstellen; 8. V. cava superior und inferior; 9. V. iliaca communis; 10. A. carotis communis

16 PFLEGE BEI LUNGENERKRANKUNGEN

LÖSUNG 1

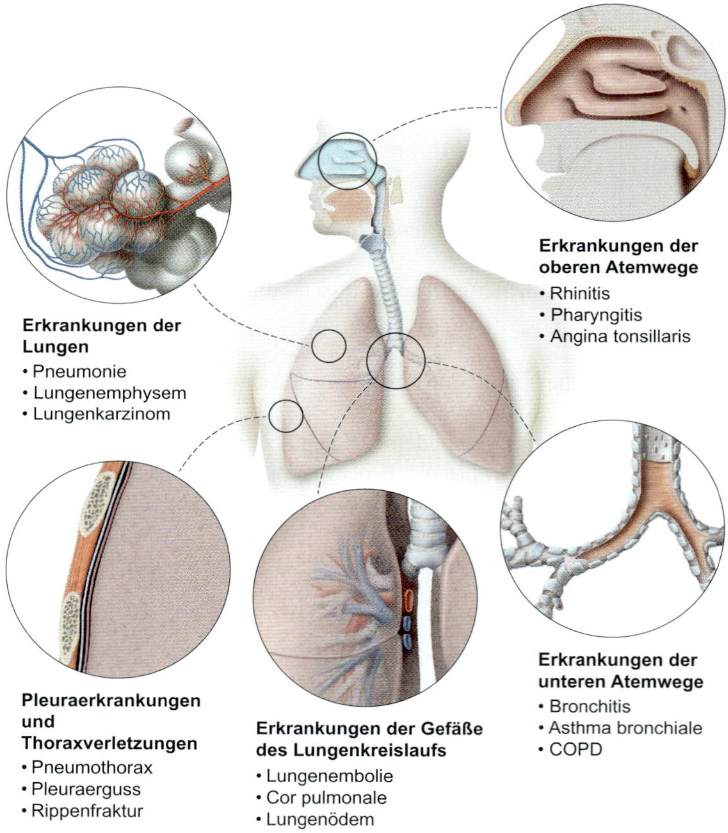

[L275]

LÖSUNG 2 1. Lunge; 2. paariges, Brustkorb; 3. drei; 4. zwei; 5. Herz; 6. Lungenspitze; 7. Lungenbasis

LÖSUNG 3 (1) Dyspnoe; (2) Orthopnoe; (3) Liegen; (4) Sitzen; (5) Fremdkörperspiration; (6) Pneumonie; (7) Herzinsuffizienz; (8) Hyperventilationssyndrom

LÖSUNG 4 (1) rufen; (2) beruhigen; (3) hochlagern; (4) öffnen; (5) lockern; (6) verabreichen; (7) kontrollieren; (8) angeordnet

LÖSUNG 5

1. Obstruktion; 2. Atemnot, Husten, Auswurf; 3. Rauchen; 4. Atemwegsentzündung, Verengung; 5. Reversibilität; 6. Lungenemphysem; 7. Bronchitis; 8. Belastungsdyspnoe; 9. Zyanose; 10. Atemtherapien

LÖSUNG 6

(1) Einatmung; (2) verflüssigen; (3) Kontaktatmung; (4) CPAP-Atmung; (5) Kutschersitz; (6) Sekretmanagement; (7) Langzeit-Sauerstofftherapie

LÖSUNG 7

Richtig

LÖSUNG 8

1. Ruhe; 2. beruhigen, allein; 3. Dosieraerosol; 4. Lippenbremse; 5. atemerleichternde; 6. Sauerstoffgabe

LÖSUNG 9

(1) akute; (2) infektiöse; (3) sekundäre; (4) chronische; (5) nichtinfektiöse; (6) AEP/ambulant erworbene; (7) nosokomiale; (8) primäre

LÖSUNG 10

1. falsch; 2. Kohlendioxid; 3. falsch; 4. Pulmo; 5. Orthopnoe; 6. Sauerstoffsättigung; 7. Kutschersitz; 8. Sputum

17 PFLEGE BEI ERKRANKUNGEN DES MAGEN-DARM-TRAKTS

LÖSUNG 1

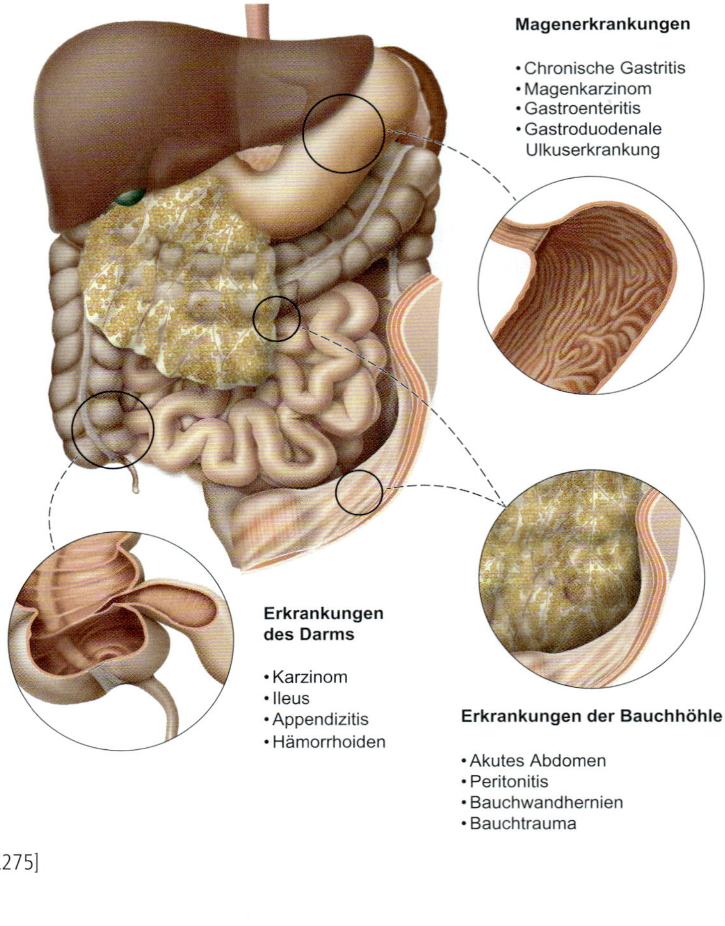

[L275]

LÖSUNG 2

Ursachen einer akuten Obstipation: Kolonkarzinom, Kolonpolypen, Erkrankungen der Analregion, Peristaltikstörungen (nach OP oder bei Koliken), Bettlägerigkeit, Fiebererkrankungen
Ursachen einer chronischen Obstipation: ballaststoffarme Kost, Flüssigkeitsmangel, Bewegungsmangel, Opioide, Diuretika, Diabetes mellitus, Parkinson-Syndrom

LÖSUNG 3

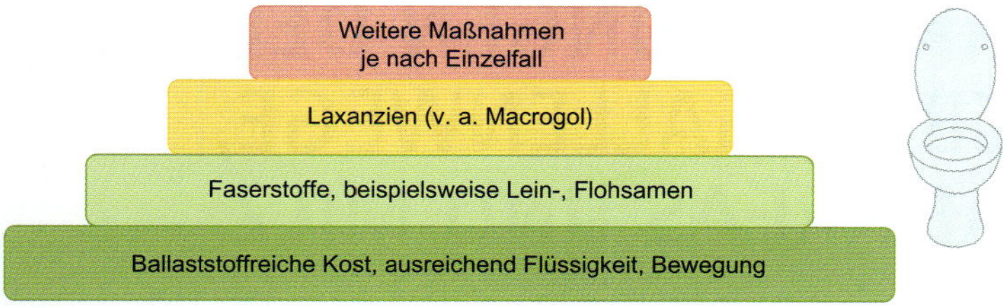

[L143]

LÖSUNG 4

(1) Laxanzien; (2) Quellmittel; (3) osmotisch wirksame Laxanzien; (4) schleimhautreizende Laxanzien; (5) rektale Entleerungshilfen

LÖSUNG 5

1. Richtig; 2. Richtig; 3. Falsch; 4. Falsch; 5. Richtig

LÖSUNG 6

(1) Ausscheidung; (2) Mobilisation; (3) Blasenkatheter; (4) Blasenentleerungsstörungen; (5) Darmatonie; (6) Blähungen; (7) Abdomen; (8) Darmtätigkeit; (9) Verbände

LÖSUNG 7

1. keine Folgen; 2. weicher Stuhl durch geringere Flüssigkeitsresorption und höhere Entleerungsfrequenz; 3. wässriger, elektrolytreicher und aggressiver Stuhl

LÖSUNG 8

(1) Schwangerschaft; (2) Obstipation; (3) Hämorrhoidektomie; (4) Blutungen; (5) Stuhlinkontinenz; (6) Analreinigung; (7) Stuhldrang; (8) Pressen

LÖSUNG 9

Falsch! Die korrekte Definition lautet: **(akute) Wurmfortsatzentzündung**

LÖSUNG 10

1. ballaststoffreiche, Kolonkarzinom; 2. Polypen; 3. Laxanzien; 4. Pressen, Hämorrhoiden; 5. Opioidgabe, Obstipationsprophylaxe; 6. Flüssigkeitsresorption, weichem; 7. Bauchhöhle; 8. dehnen, Darmperistaltik

18 PFLEGE BEI ERKRANKUNGEN DER LEBER, GALLENWEGE, PANKREAS UND MILZ

LÖSUNG 1

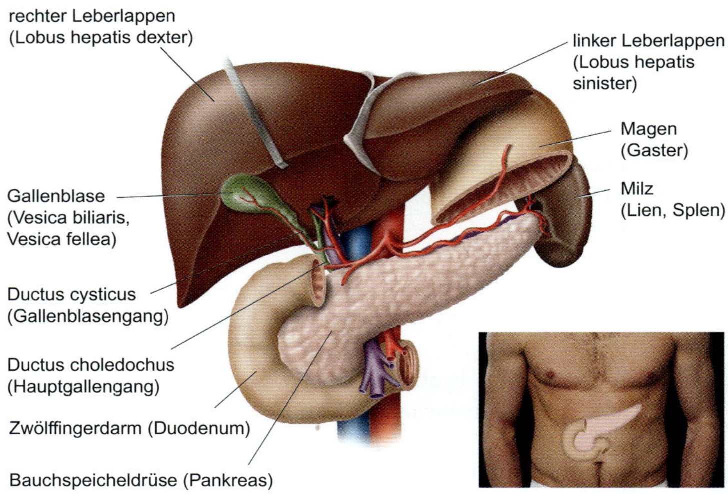

[ML275, J787]

LÖSUNG 2

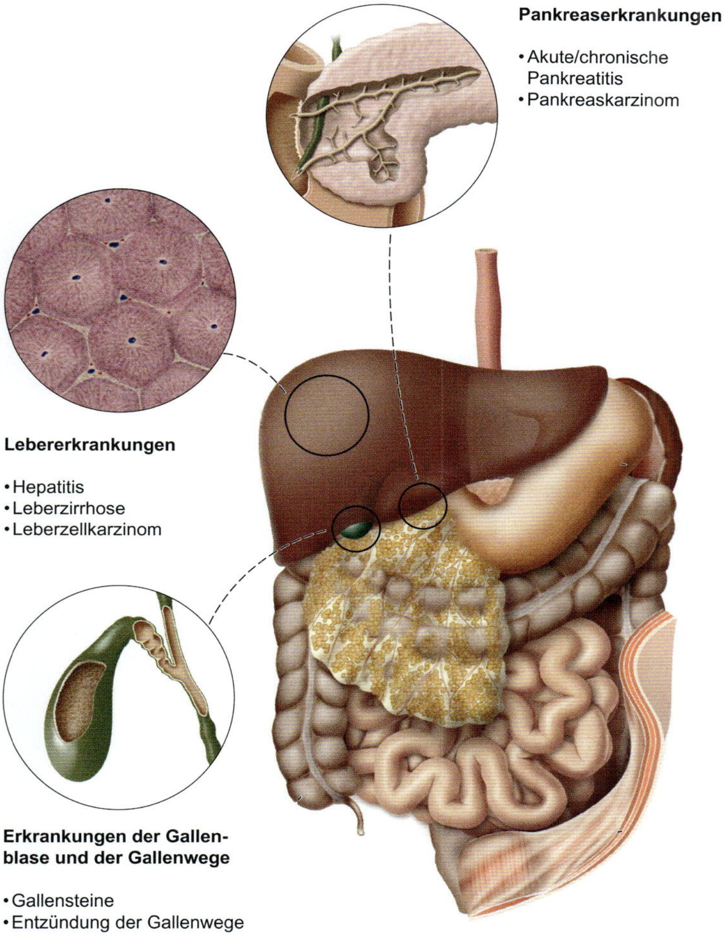

[L275]

LÖSUNG 3

(1) Aszites; (2) Punktion; (3) Aszitesdrainage; (4) Bauchhöhle; (5) Lebererkrankungen; (6) bösartige Tumoren; (7) Leberzirrhose; (8) Ikterus; (9) prähepatischen; (10) intrahepatischen; (11) Gallensteine; (12) posthepatischen; (13) Sklerenikterus

LÖSUNG 4

(1) Cholelithiasis; (2) stumme Steine; (3) Gallenkolik; (4) Sonografie; (5) Urin; (6) Cholezystektomie; (7) 6-F-Regel

LÖSUNG 5

(1) Allgemeinbefinden; (2) Temperatur; (3) Knierolle; (4) Bauchdeckenentspannung; (5) Bauchwickel

LÖSUNG 6

(1) Fieber; (2) Bauchspeicheldrüsenentzündung; (3) Kreislaufversagen; (4) Gallensteine; (5) konservativ; (6) Infusionstherapie; (7) Mobilisation; (8) Entzündung; (9) Gallenstau; (10) Druckanstieg; (11) Dünndarm

LÖSUNG 7 (1) richtig; (2) falsch; (3) falsch

LÖSUNG 8

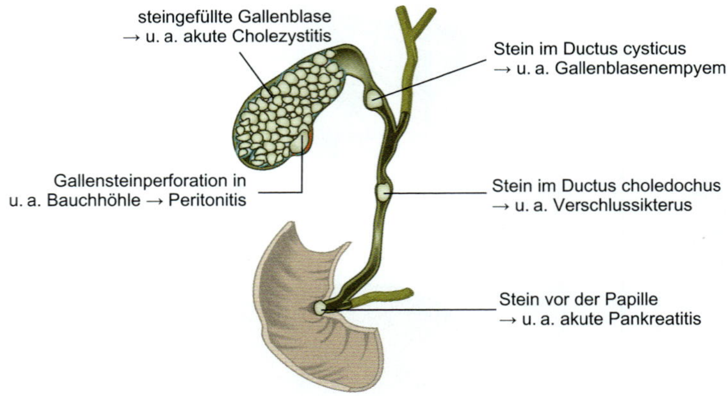

[L138]

LÖSUNG 9 Milz

LÖSUNG 10 1. Sklerenikterus; 2. Pankreatitis; 3. Punktion; 4. Bauchwickel; 5. Ikterus; 6. Verdauungsenzyme; 7. Cholezystitis; 8. stumme

19 PFLEGE BEI ERKRANKUNGEN DER NIEREN UND HARNWEGE

LÖSUNG 1

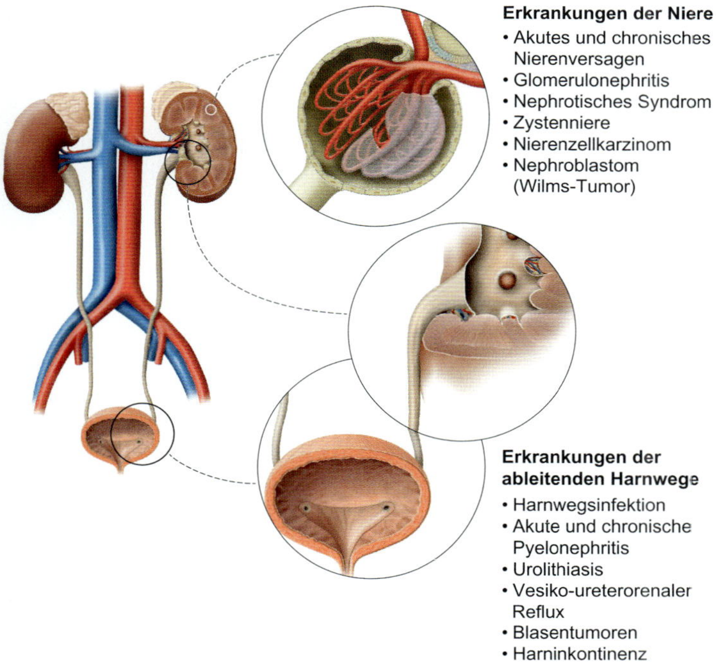

[L275]

LÖSUNG 2

(1) Nephrologie; (2) Urologie; (3) Algurie; (4) Pollakisurie; (5) Restharn; (6) Harnverhalt; Urethrozystoskopie (7); (8) Pyelonephritis; (9) Zystitis; (10) Urethritis

LÖSUNG 3

1. Nephrostomiekatheter, A; 2. transurethraler Spülkatheter, E; 3. suprapubischer Blasenkatheter, B; 4. innerer Ureterkatheter, D; 5. äußerer Ureterkatheter, C

LÖSUNG 4

(1) suprapubische Blasendrainage; (2) Bauchdecke; (3) transurethralen; (4) Harnwegsinfektionen; (5) Intimbereich; (6) Blasen- und Kontinenztraining; (7) Blasentumoren; (8) ärztliche Tätigkeiten; (9) sterilen; (10) Punktionsstelle; (11) desinfiziert; (12) Schlitzkompresse

LÖSUNG 5

(1) Infektionsgefahr; (2) Keime; (3) Hygienemaßnahmen; (4) Ureterkatheter; (5) Shuntfunktionsfähigkeit

LÖSUNG 6 (1) Restharn; (2) Nykturie; (3) transurethralen; (4) suprapubischen; (5) Blasenkarzinome; (6) Nieren; (7) nicht

LÖSUNG 7 1. Richtig; 2. Falsch; 3. Richtig; 4. Falsch; 5. Richtig

LÖSUNG 8 (1) trinken; (2) entleeren; (3) vorne; (4) hinten; (5) säubern; (6) normale; (7) stören; (8) danach; (9) vermeiden; (10) warme

LÖSUNG 9 (1) Fehlbildungen; (2) Hufeisenniere; (3) Nierenhypoplasie; (4) Becken; (5) erworbenen; (6) Nierenarterienstenose; (7) Pyelonephritis; (8) Nierenbecken; (9) Nierenversagen; (10) prärenal; (11) renal; (12) postrenal

LÖSUNG 10 1. Nykturie; 2. bakterielle, Harnwegsinfekt; 3. suprapubische, transurethrale; 4. Shuntarm; 5. Restharn; 6. Nieren; 7. Urethritis, Zystitis; 8. Becken

20 PFLEGE BEI ENDOKRINOLOGISCHEN, STOFFWECHSEL- UND ERNÄHRUNGSBEDINGTEN KRANKHEITEN

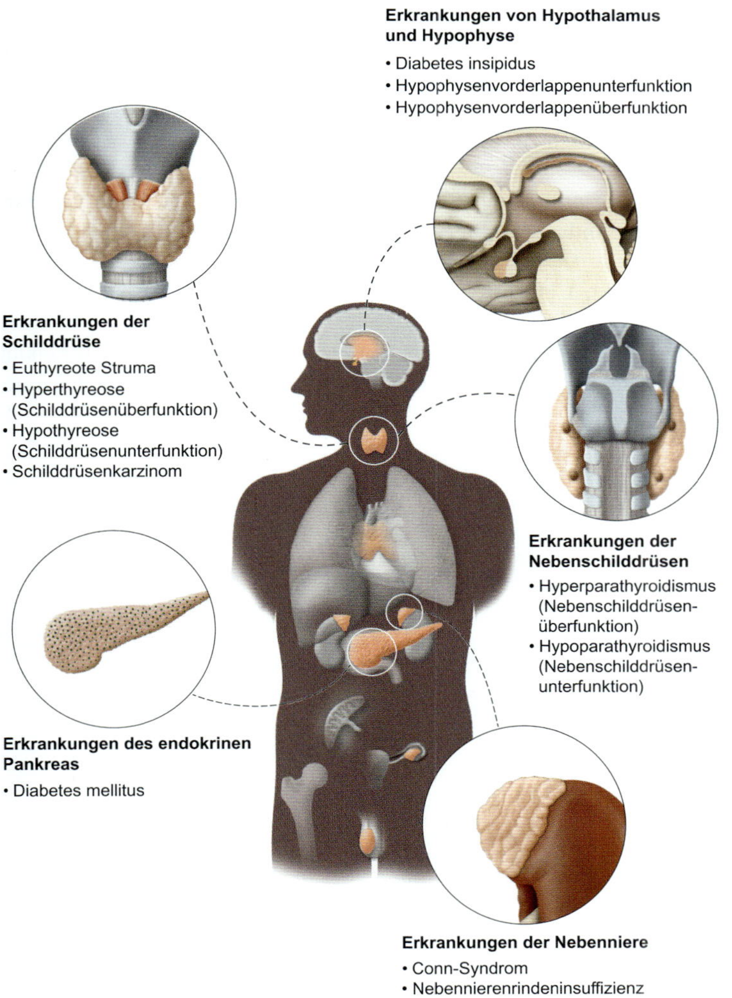

[L275]

LÖSUNG 1

LÖSUNG 2 1. Hormone; 2. Hormondrüsen; 3. Hypothalamus; 4. Insulin; 5. Testosteron; 6. Östrogen

LÖSUNG 3 (1) endokrine; (2) biologische; (3) Empfindungen; (4) Schlafverhalten; (5) Psyche; (6) Verhalten; (7) Belastungen; (8) Hunger; (9) Entwicklung

LÖSUNG 4 (1) Metabolismus; (2) Auf- und Abbauprozesse; (3) chemische; (4) Energie; (5) Körperwärme; (6) Nährstoffen; (7) Zellen; (8) Katabolismus; (9) Anabolismus; (10) Erkrankungen; (11) genetisch; (12) Umweltfaktoren

LÖSUNG 5 Diabetes mellitus Typ 1, Diabetes mellitus Typ 2, Gicht, Mukoviszidose, Fettstoffwechselstörung, Funktionsstörungen der Schilddrüse

LÖSUNG 6 Adipositas, Vitaminmangelsyndrome, Hypervitaminosen, Spurenelementmangelsyndrome, Anorexia nervosa, Dystrophie, Bulimia nervosa

LÖSUNG 7 1. Richtig; 2. Falsch; 3. Falsch; 4. Richtig

LÖSUNG 8 (1) Ernährungsumstellung; (2) Metformin; (3) Pharmaka-Zweifachkombination; (4) Insulintherapie

LÖSUNG 9 1. keine Pflicht; 2. Pflicht; 3. Pflicht

LÖSUNG 10 1. Unterfunktion; 2. Überfunktion; 3. Hormonen; 4. Stoffwechselerkrankung; 5. Nährstoffe, Zellen; 6. endokrinen Pankreas; 7. Organen; 8. Hypothalamus

21 PFLEGE BEI ONKOLOGISCHEN ERKRANKUNGEN

LÖSUNG 1

(1) Tumor; (2) Zellansammlung; (3) Wachstum; (4) benigne; (5) maligne; (6) Krebs; (7) irreversible; (8) Kanzerogene; (9) Tumorgene; (10) spontan; (11) inasiven Tumor; (12) Metastasierung

LÖSUNG 2

(1) Ausnahmesituationen; (2) Krankheitsverlauf; (3) Betroffenheit; (4) Ängste; (5) Selbstpflege; (6) Ausgleich; (7) Supervisionen; (8) Krankheit; (9) Selbstreflexion

LÖSUNG 3

(1) Erschöpfung; (2) Therapie; (3) psychisch; (4) kognitiv; (5) emotional; (6) Müdigkeit; (7) Schlaf; (8) Screening; (9) symptomatisch; (10) Balance; (11) Selbstwertgefühl; (12) Beratung

LÖSUNG 4

1. Falsch; 2. Richtig

LÖSUNG 5

1. Tochtergeschwülste; 2. Tumorzellen, Lymph- oder Blutgefäße; 3. lymphogenen; 4. hämatogenen; 5. kavitären

LÖSUNG 6

(1) Bewältigung; (2) richtig oder falsch; (3) Schuldgefühle; (4) positiver Emotionen; (5) Bestätigung; (6) Vorstellungen; (7) Individualität

LÖSUNG 7

1. Zytostatikatherapie/Chemotherapie; 2. Strahlentherapie; 3. Immuntherapie; 4. zielgerichtete Therapien; 5. Schmerztherapie; 6. Hormontherapie

LÖSUNG 8

1. Falsch; 2. Richtig

LÖSUNG 9

Tumormarker

LÖSUNG 10

1. Metastasen; 2. Motivation; 3. benigne Tumoren; 4. maligne Tumoren; 5. Fatigue; 6. invasiver Tumor; 7. Schuldgefühlen; 8. Zytostatikatherapie

22 PFLEGE BEI ORTHOPÄDISCHEN UND TRAUMATOLOGISCHEN ERKRANKUNGEN

LÖSUNG 1

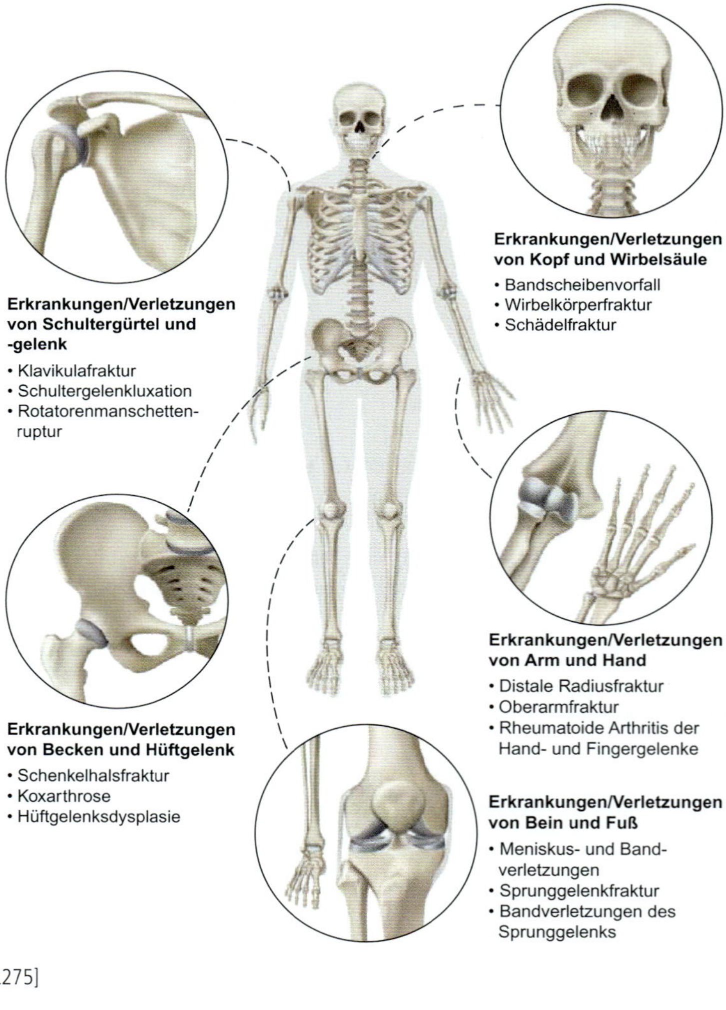

[L275]

LÖSUNG 2

(1) Vitalzeichen; (2) Schockzustand; (3) abschwellende Maßnahmen; (4) Arzt/Ärztin informieren; (5) Schmerzmedikation; (6) Nichtbelasten; (7) Thromboembolieprophylaxe; (8) transurethralen Dauerkatheter; (9) Bewegungsübungen

LÖSUNG 3

(1) Nachblutungsprophylaxe; (2) Mobilisation; (3) Kompression; (4) Dekubitusprophylaxe; (5) nichtmedikamentöse Maßnahmen; (6) Sturzprophylaxe; (7) Durchblutung, Motorik, Sensibilität; (8) Drainagen; (9) Verbands; (10) Klammern; (11) Obstipationsprophylaxe; (12) Beschäftigungsmöglichkeiten

LÖSUNG 4

(1) Puls; (2) Hauttemperatur; (3) Hautfarbe; (4) Fuß; (5) Zehen; (6) Berührungsempfinden; (7) Druck

LÖSUNG 5

(1) abgeschwächt; (2) blass oder blaurot; (3) deutlich sichtbar; (4) warm oder kalt; (5) steif; (6) unvollständig oder vollständig; (7) Kribbeln; (8) Schmerzen; (9) Gefühllosigkeit

LÖSUNG 6

1. Lagerungsstabilität; 2. Bewegungsstabilität; 3. Belastungsstabilität; 4. Trainingsstabilität

LÖSUNG 7

1. Schmerzen; 2. Schwellung; 3. Bewegungseinschränkung

LÖSUNG 8

(1) Frakturen; (2) Auffälligkeiten; (3) Schmerzen; (4) Schonhaltung; (5) Gangbild; (6) Bewegungsdrang

LÖSUNG 9

(1) Oberschenkelknochen; (2) Trochanter; (3) älterer Menschen; (4) osteoporotisch; (5) selten; (6) Krafteinwirkung; (7) Leiste; (8) Rotation; (9) Beinverkürzung; (10) Belastungsunfähigkeit; (11) Röntgen; (12) Operation, (13) Hüftendoprothese

LÖSUNG 10

1. Durchblutung, Motorik, Sensibilität; 2. Obstipationsprophylaxe; 3. falsch; 4. abschwellend, präoperativen; 5. Thromboembolieprophylaxe; 6. Schlüsselbeins; 7. Schock; 8. ja

23 PFLEGE BEI INFEKTIONSKRANKHEITEN

LÖSUNG 1 **Virale Infektionen:** COVID-19, HIV-Infektion und AIDS, Dreitagefieber, Herpes, Zytomegalie, Masern, Mumps, Röteln
Bakterielle Infektionen: Streptokokken, Staphylokokken, Chlamydien, Enterobakterien, Tetanus, Meningokokken-Meningitis, Lyme-Borreliose, Keuchhusten

LÖSUNG 2 1. direkte Kontaktinfektion; 2. parenterale Übertragung; 3. Übertragung durch Vektoren; 4. Tröpfchen- und aerogene Infektion; 5. indirekte Kontaktinfektion; 6. fäkal-orale Infektion (Schmierinfektion)

LÖSUNG 3 1. a) Hygieneplan, b) Abstrichtupfer, c) Transportröhrchen, d) Verpackung
2. a) Sekret, b) Wundtaschen; c) desinfizieren
3. a) Labor

LÖSUNG 4 Falsch! Antibiotika sind gegen Bakterien wirksame Arzneimittel, nicht aber gegen Viren.

LÖSUNG 5 1. a) Eindringen, b) Beschwerden; c) Inkubationszeit, d) hoch
2. a) Phase des Krankseins, b) lebensbedrohlich, c) inapparent
3. a) Überwindungsphase, b) Tod, c) Abwehrschwäche

LÖSUNG 6 1. Schutzimpfung; 2. passive Immunisierung; 3. aktive Immunisierung; 4. Ständige Impfkommission am Robert Koch-Institut (STIKO); 5. Standardimpfungen; 6. Indikationsimpfungen; 7. Impfreaktionen

LÖSUNG 7 Richtig! Durch den Impferfolg geht mitunter das Bewusstsein für die Gefahren von Erkrankungen verloren.

LÖSUNG 8 (1) Standardhygienemaßnahmen; (2) Hände; (3) Flächen; (4) Kohortenisolierung; (5) Mund-Nasen-Schutz; (6) Patientenzimmer; (7) Schutzkittel; (8) Schlussdesinfektion

LÖSUNG 9 (1) Varizellen; (2) Varizella-Zoster-Virus; (3) Erstinfektion; (4) Herpes zoster

LÖSUNG 10 1. Bakterien; 2. bakterieller; 3. Luft; 4. Desinfektionsmittel; 5. Immunsystem; 6. Vektoren; 7. Inkubationszeit, Ausbruch; 8. Impferfolgs

24 PFLEGE BEI HAUTKRANKHEITEN

LÖSUNG 1

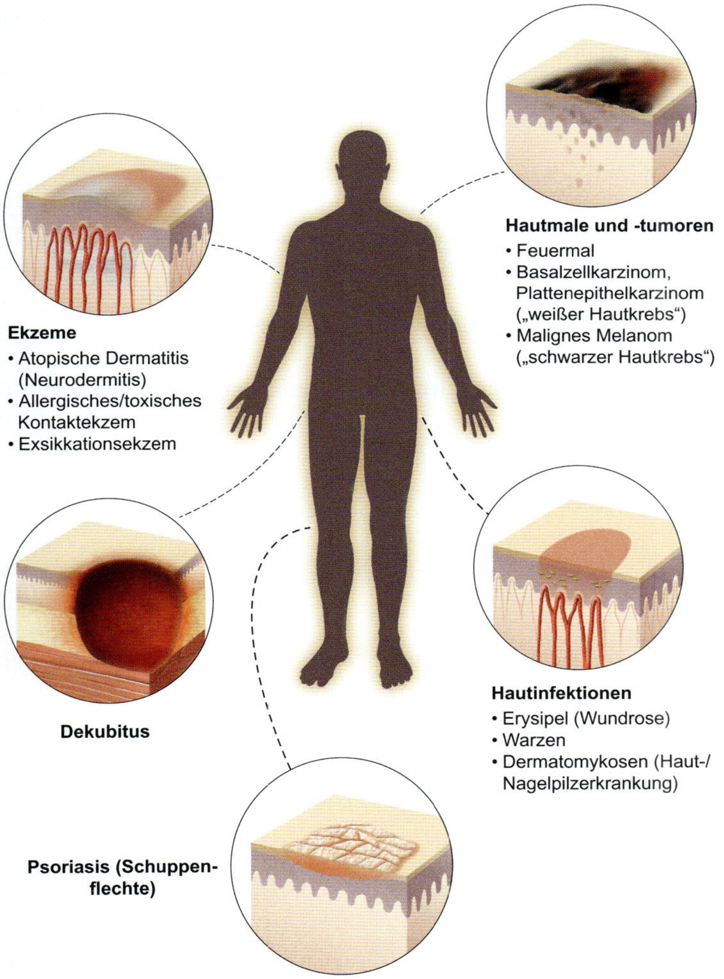

[L275]

LÖSUNG 2

(1) Dermatose; (2) Dermatologie; (3) Pruritus; (4) Effloreszenz; (5) Exanthem; (6) Enanthem

LÖSUNG 3 Falsch! Körper und Psyche stehen in einer stetigen Wechselbeziehung. Hautveränderungen oder Verschlimmerungen können durch psychische Belastungen ausgelöst werden.

LÖSUNG 4 1. Kratzspuren; 2. Dokumentation; 3. Lokaltherapeutika; 4. Selbstanalyse; 5. Reinigungsmittel; 6. reiben, tupfen; 7. Konservierungsstoffe; 8. Baumwolle; 9. Raumtemperatur, Bettdecken; 10. Alternativen

LÖSUNG 5 (1) malignes Melanom; (2) Metastasierung; (3) UV-Belastung; (4) Pigmentverteilung; (5) Begrenzung; (6) Erhabenheit; (7) Basalzellkarzinom; (8) Blutkrusten; (9) Plattenepithelkarzinom; (10) Genitalien

LÖSUNG 6 Richtig

LÖSUNG 7 **Verbesserung:** Sommer, Sonne, Meer, Schwangerschaft
Verschlechterung: Kälte, Alkohol, bestimmte Medikamente, Stress, Infektionen, Hautschäden

LÖSUNG 8 (1) Friseure; (2) Maler/Lackiere; (3) Maurer; (4) Pflegende

LÖSUNG 9 1. Skabies (Krätze); 2. Neurodermitis; 3. Dermatomykosen (Pilzinfektionen der Haut)

LÖSUNG 10 1. Skabies (Krätze); 2. Pruritus; 3. Reinigungsmittel; 4. psychischen; 5. Neurodermitis; 6. UV-Strahlung; 7. Psoriasis; 8. Dermatologie

25 PFLEGE BEI GYNÄKOLOGISCHEN ERKRANKUNGEN

LÖSUNG 1

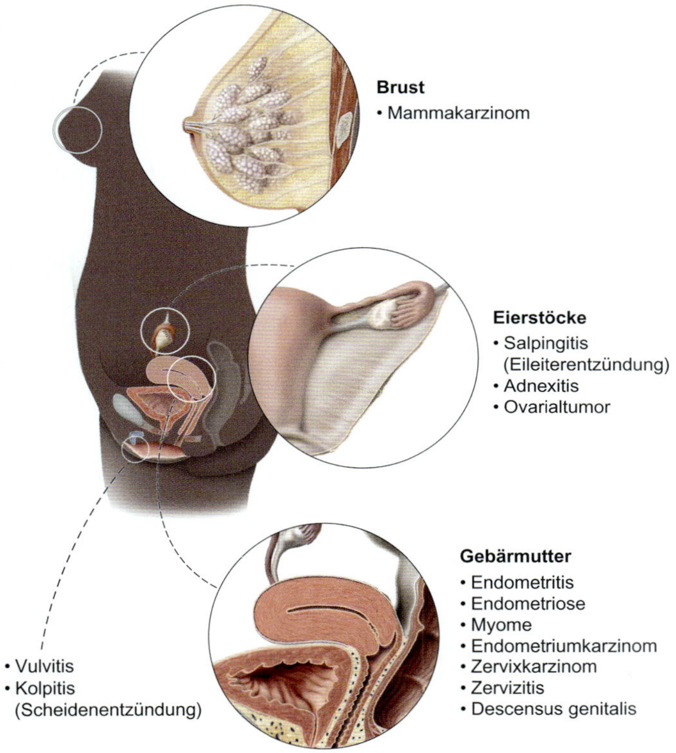

[L275]

LÖSUNG 2

(1) emotionale Unterstützung; (2) Zeit; (3) ermutigen; (4) Dramatisieren; (5) Floskeln; (6) Fachinformationen; (7) Angehörige

LÖSUNG 3

(1) unterschiedlich; (2) gefasst; (3) Selbstvorwürfen; (4) Übelkeit; (5) Belastungssituation; (6) Verarbeitungsprozess; (7) situationsgerechte; (8) Versorgung; (9) drängen; (10) Beratungsstellen

LÖSUNG 4

1. Gebärmutterhöhle; 2. Geschlechtsorgane; 3. Unterbauchschmerzen; 4. Sterilität; 5. unklar; 6. Lokalisation; 7. Laparoskopie; 8. Hormontherapie

LÖSUNG 5 (1) Waschen; (2) Infektionsgefahr; (3) Geburten; (4) Materialien; (5) Einmalhandschuhe; (6) Einmalunterlage; (7) Händedesinfektion; (8) Steckbecken; (9) Oberkörperhochlagerung; (10) Schleimhautdesinfektionsmittel; (11) Temperaturkontrolle; (12) Damm; (13) Scheideneingang; (14) Vulva; (15) Damm/Anus

LÖSUNG 6 1. Abrasio; 2. Konisation; 3. Hysterektomie; 4. Laparoskopie/Pelviskopie

LÖSUNG 7 Falsch. Fluor bezeichnet den vaginalen Ausfluss, der physiologisch und pathologisch sein kann.

LÖSUNG 8 (1) Sterilität; (2) Infertilität; (3) ovariell; (4) Eisprungs; (5) tubar; (6) uterin; (7) zervikal; (8) Allgemeinerkrankungen

LÖSUNG 9 (1) Klimakterium; (2) Menopause; (3) Postmenopause; (4) klimakterisches Syndrom

LÖSUNG 10 1. Unterbauchschmerzen; 2. Gebärmutter; 3. psychische; 4. Laparoskopie/Pelviskopie; 5. falsch; 6. Schmerzen, Übelkeit; 7. Abrasio; 8. Floskeln

26 PFLEGE BEI NEUROLOGISCHEN ERKRANKUNGEN

LÖSUNG 1

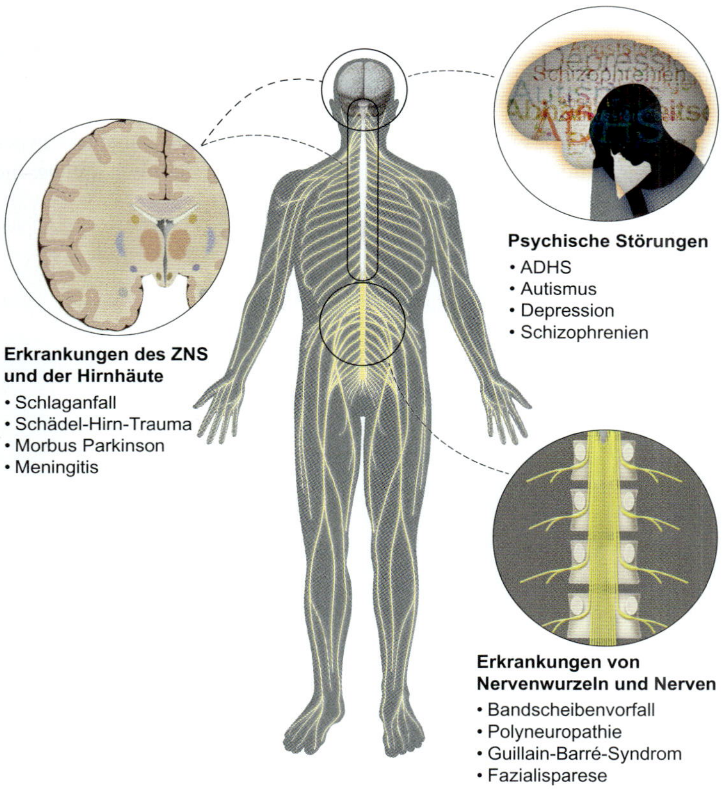

[L275]

LÖSUNG 2

(1) neurologische; (2) Lähmungen; (3) Face; (4) Arm; (5) Speech; (6) Time; (7) Vitalzeichen; (8) venöser Zugang; (9) Akutdiagnostik

LÖSUNG 3

(1) Hirnarterie; (2) Hirngebiet; (3) Großhirninfarkt; (4) Hemiparese; (5) Schulter; (6) Innenrotation; (7) Halbkreis; (8) Sehstörungen; (9) Aphasie

LÖSUNG 4

1. Retardierung; 2. Kephalgie; 3. Vertigo; 4. Parese; 5. Plegie; 6. Muskelhypertonie; 7. Tremor; 8. Ataxie: 9. neurogene Dysphagie; 10. Sensibilitätsstörungen; 11. Aphasie; 12. Bewusstseinsstörung

LÖSUNG 5

1. Richtig; 2. Richtig; 3. Falsch

LÖSUNG 6 (1) Bewegung; (2) Muskeltonus; (3) Gleichgewicht; (4) Bewegungsmuster; (5) Bobath-Konzept; (6) Prophylaxe; (7) Kontrakturen; (8) Körperpflege; (9) Selbstständigkeit; (10) Ablauf

LÖSUNG 7 (1) Menschen jeden Alters; (2) Epilepsie; (3) Querschnittslähmungen; (4) Demenz

LÖSUNG 8 (1) Muskeltonus; (2) Bewegung/Wahrnehmung; (3) 24-Stunden-Konzept

LÖSUNG 9 (1) Lagerungsplan; (2) Bedürfnisse; (3) individuell; (4) Sicherheit; (5) regelmäßige; (6) Sensorik; (7) Bewegungserleichterung

LÖSUNG 10 1. Epilepsie; 2. Morbus Parkinson; 3. Querschnittslähmungen; 4. Muskelhypertonie; 5. Schlaganfall-Screening; 6. Hemiparese; 7. therapeutisch aktivierend; 8. Bewegungserleichterung

27 PFLEGE BEI PSYCHISCHEN ERKRANKUNGEN

LÖSUNG 1

(1) Pflegestrategien; (2) Beziehungsaufbau; (3) aggressives; (4) Ordnungsfunktionen; (5) Willen; (6) Realität; (7) Bewältigungsstrategien

LÖSUNG 2

(1) Vorurteilen; (2) Empathie; (3) seelischen Belastungen; (4) Unterstützung; (5) Bezugspflegenden; (6) klare Kommunikation; (7) Unklarheiten; (8) Informationen; (9) Stationsregeln; (10) geschlossenen Stationen; (11) offenen Station; (12) Sicherheitsmaßnahme; (13) Intimsphäre; (14) Erstgespräch; (15) Gesprächsatmosphäre

LÖSUNG 3

(1) richtig; (2) richtig; (3) falsch; (4) falsch

LÖSUNG 4

(1) Stabilisierung; (2) Wiedereingliederung; (3) Lebensqualität; (4) Verantwortung; (5) Hilfe; (6) Pünktlichkeit; (7) Umgebung

LÖSUNG 5

(1) Pünktlichkeit; (2) Alltagsaufgaben; (3) Mimik, Gestik, Sprache und Körperhaltung; (4) Aggressionen; (5) Stimmungsschwankungen; (6) Gesprächsbereitschaft; (7) Suizidgedanken; (8) Nebenwirkungen

LÖSUNG 6

(1) Zuwendung; (2) Basis; (3) Nähe; (4) Grenzüberschreitungen; (5) Abwehrreaktionen; (6) Sicherheit; (7) Angst; (8) Mitarbeit

LÖSUNG 7

(1) Freiheitsbeschränkende Maßnahmen; (2) Deeskalation; (3) „Talking down"; (4) Angriffe; (5) Verständnis; (6) Unterstützung; (7) Sicherheitsabstand; (8) Fremd- oder Eigengefährdung

LÖSUNG 8

(1) nein; (2) ja; (3) nein; (4) ja

LÖSUNG 9

(1) Abhängigkeitssyndromen; (2) Anorexia nervosa; (3) Depressionen; (4) Angststörungen; (5) Zwangsstörungen

LÖSUNG 10

1. falsch; 2. Sicherheit; 3. richtig; 4. Vorurteilen; 5. Erstgespräch; 6. Stabilisierung; 7. „Talking down"; 8. Beziehungsaufbau

28 ARZNEIMITTELTHERAPIE

LÖSUNG 1 (1) Verabreichung; (2) Nebenwirkungen; (3) Richten; (4) Betäubungsmitteln; (5) Anordnungsverantwortung; (6) Übernahme- und Durchführungsverantwortung; (7) Remonstrationspflicht

LÖSUNG 2 (1) Analgetika; (2) Nichtopioiden; (3) Opioiden; (4) Tilidin; (5) Morphin; (6) Behebung; (7) Prophylaxe

LÖSUNG 3 (1) Obstipation; (2) Laxanzien; (3) Nahrungstransport; (4) Quellmittel; (5) Osmolaxanzien; (6) Hydragoga

LÖSUNG 4 Falsch! Bei der systemischen Arzneimitteltherapie gelangt der Wirkstoff in die Blutbahn und somit in den gesamten Organismus. Bei der lokalen Arzneimitteltherapie hingegen besteht eine örtlich begrenzte Wirkung, ohne Wirkung auf den Gesamtorganismus.

LÖSUNG 5 (1) Bedürfnisse; (2) Placebo; (3) Natur; (4) recht; (5) Schaden; (6) Wirkstoff; (7) Studien; (8) Naturheilkunde

LÖSUNG 6 1. Diuretika; 2. Ibuprofen; 3. Antibiotika; 4. Opiate; 5. Glukokortikoide

LÖSUNG 7 (1) unzugänglich; (2) suizidalen; (3) regelmäßige; (4) begründetem; (5) selbstständige

LÖSUNG 8 (1) Anxiolytika; (2) Angstzuständen; (3) Anspannung; (4) Sedierung; (5) Müdigkeit; (6) Atmung; (7) Atemhemmung; (8) Schlafmittel; (9) Abhängigkeitspotenzial; (10) Entzugserscheinungen; (11) epileptische Anfälle

LÖSUNG 9 Falsch! Jedoch kann es bei Säuglingen und Kleinkindern zu vermehrtem Speichelfluss oder Schleimbildung in den Bronchien kommen. Dies kann zu einer Blockade der Atemwege mit Erstickungsgefahr führen. Daher ist eine aufmerksame Überwachung unerlässlich!

LÖSUNG 10 1. Diuretika; 2. Müdigkeit; 3. Remonstrationspflicht; 4. Placebos; 5. Opioiden; 6. Nichtopioiden; 7. Obstipation/Verstopfung; 8. systemischen Arzneimitteltherapie

29 INJEKTIONEN

LÖSUNG 1

1. Wirkungseintritt, (a) Sekunden, (b) 10–15 Minuten, (c) 20–30 Minuten; 2. Wirkstoffverlust; 3. Wirkort; 4. Dosierbarkeit; 5. Ressourcen, Schluckstörungen

LÖSUNG 2

(1) Arbeitsfläche; (2) Materialien; (3) ruhig; (4) Aufziehen; (5) Händedesinfektion; (6) Tupfer; (7) Hautdesinfektionsmittel; (8) Abwurfgefäß

LÖSUNG 3

(1) zweite; (2) erste

LÖSUNG 4

(1) unbeschriftete; (2) verwerfen; (3) Antibiotika; (4) Infektionsgefahr; (5) 6-R-Regel

LÖSUNG 5

(1) Brechampullen; (2) Stechampullen; (3) Hautdesinfektionsmittel; (4) Mehrdosierbehälter; (5) Handschuhe; (6) Luft; (7) Mini-Spike®

LÖSUNG 6

(1) Skelettmuskel; (2) schneller; (3) langsamer; (4) Adipositas; (5) Gesäßmuskulatur

LÖSUNG 7

Falsch! Eine Injektion darf nur mit Einverständnis des Patienten oder der Patientin verabreicht werden. Auch trotz vorhergehendem Einverständnis darf nicht gegen den Willen injiziert werden.

LÖSUNG 8

Richtig!

LÖSUNG 9

(1) Entsorgung; (2) Befinden; (3) Infektionszeichen; (4) Dokumentation; (5) Paravasate

LÖSUNG 10

1. Stechampullen; 2. langsamer, schneller; 3. Menge/Dosierung; 4. unterhalb, Oberschenkeln; 5. desinfizieren; 6. Paravasate; 7. Einwilligung; 8. Brechampullen

30 INFUSIONEN

LÖSUNG 1 (1) Flüssigkeit; (2) parenterale; (3) Nahrungsaufnahme; (4) Magen-Darm-Trakt; (5) Wasserhaushalts

LÖSUNG 2 (1) intravenöse Infusion; (2) periphervenöse Infusion; (3) periphervenöse Venenverweilkanüle; (4) Handrücken; (5) Kopf; (6) zentralvenöse Infusion; (7) V. cava superior; (8) Venenkatheter; (9) ZVK; (10) subkutane Infusion; (11) Dehydrierung; (12) Butterfly-Kanüle

LÖSUNG 3 1. Falsch; 2. Richtig; 3. Falsch

LÖSUNG 4 (1) Eintrittsstelle; (2) Thrombophlebitis; (3) Bakteriämie; (4) Rötung; (5) Vene; (6) Paravasat; (7) Schmerzen; (8) Schwellung

LÖSUNG 5 1. allergische Reaktion; 2. Luftembolie; 3. Blutverlust; 4. Thrombophlebitis; 5. Sepsis

LÖSUNG 6 (1) Kurzzeitinfusion; (2) Dauerinfusion

LÖSUNG 7 Richtig! Es könnte ein Thrombus ins Gefäßsystem gespült werden!

LÖSUNG 8 Infusionsgeschwindigkeit = Infusionsmenge in ml/Zeit in Stunden

LÖSUNG 9 Gesamttropfenzahl/Infusionsdauer in Min. = Tropfen pro Minute

LÖSUNG 10 1. Paravasat; 2. subkutanen Infusionen; 3. falsch; 4. parenterale Ernährung; 5. Wasserhaushalt; 6. Thrombophlebitis; 7. Arzneimittel; 8. physiologische Kochsalzlösung (NaCl 0,9 %)

31 WUNDVERSORGUNG

LÖSUNG 1

(1) Exsudationsphase; (2) Blutgerinnung; (3) Leukozyten; (4) Gewebsnekrosen; (5) Proliferationsphase; (6) Granulationsgewebe; (7) sauber; (8) Exsudation; (9) Regenerationsphase; (10) Narbengewebe; (11) Exsudat

LÖSUNG 2

1. aseptische Wunden; 2. kontaminierte Wunden; 3. kolonisierte Wunden; 4. infizierte Wunde

LÖSUNG 3

Alle Wunden müssen aseptisch behandelt werden, da eine Keimbesiedlung jede Wundheilung be- oder verhindert.

LÖSUNG 4

(1) Aufklärung; (2) Analgetika; (3) Atmosphäre; (4) Positionierung; (5) Interaktion; (6) Zeitgemäße Wundauflagen; (7) Spülen; (8) Arbeitsdauer; (9) Sekundärverband

LÖSUNG 5

(1) Hydrogele; (2) Alginat; (3) silberhaltige Wundauflage; (4) Aktivkohlekompresse; (5) Hydrokolloidverband; (6) Sprühpflaster; (7) Polyurethanschaum feinporig

LÖSUNG 6

1. Falsch; 2. Falsch; 3. Richtig; 4. Richtig

LÖSUNG 7

(1) Wundkontrolle; (2) Therapieanpassung; (3) Infektionen; (4) Wundauflagen; (5) Schmerzen

LÖSUNG 8

Steril: Einmalhandschuhe, Wundauflagen, Kompressen (einzeln verpackt), Schnellpflaster steril, Abdecktücher, Pinzette, Schere, Fadenmesser, Klammerentferner, Skalpell, Ringer-Lösung/NaCl-0,9 %
Unsteril: Fixierpflaster, Verbandschere, persönliche Schutzausrüstung, Haut-/Schleimhautdesinfektionsmittel, Bettschutz, Nierenschale, Abwurf, Flächendesinfektionsmittel

LÖSUNG 9

(1) Wundheilung; (2) Symptomlinderung; (3) Lebensqualität; (4) Geruchsbildung; (5) soziale Kontakte; (6) exulzerierenden Tumoren; (7) Metastasen; (8) Blutungen; (9) Ekel

LÖSUNG 10

1. aseptischen Wunde; 2. Aktivkohlekompressen; 3. Sprühpflaster; 4. Therapie; 5. stressfrei, angenehm, ruhig; 6. 28 °C; 7. Proliferationsphase; 8. Leukozyten

32 PHYSIKALISCHE THERAPIE

LÖSUNG 1 (1) Heilkräfte; (2) Elektrizität; (3) Regulationsvorgänge; (4) Pflegende; (5) Anordnung

LÖSUNG 2 (1) Kontrakturenprophylaxe; (2) interdisziplinäres Team; (3) Physiotherapeuten; (4) Belastbarkeit: (5) Pflegeplanung; (6) Schlaganfall; (7) Rückbildungsgymnastik

LÖSUNG 3 (1) Waschungen; (2) Güsse; (3) Kalte Wickel; (4) Warme Wickel; (5) Auflagen

LÖSUNG 4 Richtig. Wichtig ist, mithilfe des Dampfs vom Wickel die zu Behandelnden langsam an die Wärme zu gewöhnen.

LÖSUNG 5 1. Wärmflaschen, Verbrennungen; 2. Temperaturempfinden; 3. Wahrnehmungsstörungen; 4. Kreislaufverhältnissen; 5. Schwitzen; 6. Allergie, Duft; 7. feucht-heiße Bauchauflage; 8. engmaschige Überwachung

LÖSUNG 6 1. Quark; 2. Zwiebel; 3. Leinsamen; 4. Zitrone; 5. Kamillenblüten

LÖSUNG 7 (1) Strom; (2) Frequenzen; (3) Wasserbäder; (4) Nervenstimulation; (5) Durchblutungsförderung; (6) Stärkung

LÖSUNG 8 (1) Fototherapie; (2) ultravioletten; (3) Infrarottherapie; (4) Wärmetherapie; (5) Schutzbrille; (6) Depressionen; (7) Dermatologie

LÖSUNG 9 1. Falsch, erst ab dem 7. Lebensmonat; 2. Falsch – nur, wenn der Körper warm ist; 3. Richtig; 4. Richtig

LÖSUNG 10 1. Quark; 2. physikalische; 3. Physiotherapie; 4. Elektrotherapie; 5. Hydrotherapie; 6. Kindern; 7. Depressionen; 8. Stärkung

33 KOMMUNIKATION IN DER PFLEGE

LÖSUNG 1

(1) Ausbalancieren; (2) Anpassen; (3) Pflegeprozess; (4) Interpretationen

LÖSUNG 2

1. ständig; 2. Zeit; 3. Dokumentation; 4. Aufnahmegespräche; 5. Reaktionen

LÖSUNG 3

1. Aufnahmegespräch; 2. Krisengespräch; 3. Informationsgespräch; 4. Beratungsgespräch; 5. Entlastungsgespräch

LÖSUNG 4

(1) Migrationshintergrund; (2) Angstsituationen; (3) Informationen; (4) Missverständnisse; (5) Kindersprache; (6) Respektlosigkeit; (7) Wörterbücher; (8) Dolmetscher; (9) interkulturell

LÖSUNG 5

(1) Echtheit; (2) Positive Wertschätzung und Akzeptanz; (3) Empathie; (4) Paraphrasieren; (5) Aktives Zuhören; (6) Verbalisieren

LÖSUNG 6

(1) -hören; (2) -stimmen

LÖSUNG 7

Kommunikationsfördernd: ausreden lassen, Kopfnicken, Blickkontakt, zusammenfassen, Rückfragen, verbalisieren/spiegeln,
Kommunikationshemmend: unterbrechen, verschlossene Körperhaltung, Blick abwenden, sofort widersprechen, ungefragt Ideen/Ratschläge unterbreiten, Themenwechsel, frühzeitig interpretieren/deuten

LÖSUNG 8

(1) Kommunikationsanforderungen; (2) Angehörigen; (3) Gesprächsführung; (4) Flexibilität; (5) Beziehung; (6) Grundhaltung

LÖSUNG 9

1. Richtig – Verhalten und Kommunikation bilden nach Watzlawick eine Einheit; 2. Falsch – tiefgründige Gespräche nie „nebenbei" führen; 3. Falsch – gerade Pflegende sind häufig erste Ansprechpartner/-innen für zu pflegende Menschen; 4. Richtig – Gedanken, Sprache und Sprechen können durch viele Faktoren gefördert, aber auch gehemmt werden.

LÖSUNG 10

1. Echtheit; 2. Informationsgewinnung; 3. teilen; 4. Kindersprache; 5. Ängste; 6. Zeit; 7. Wahrnehmen; 8. komplex

34 HYGIENE

LÖSUNG 1 1. nosokomiale Infektion; 2. KRINKO; 3. Hygienerichtlinien; 4. Hygieneplan; 5. Hygienekommission; 6. Hygiene

LÖSUNG 2 (1) Verunreinigungen; (2) Arbeitsbeginn/-ende; (3) Toilettengang; (4) antibakterielle Zusätze; (5) transiente Hautflora; (6) Erregern; (7) Oberflächen; (8) zugelassene

LÖSUNG 3 (1) trockenen; (2) eine Hohlhand; (3) vollständig; (4) 30

LÖSUNG 4 1. Falsch; 2. Falsch; 3. Richtig

LÖSUNG 5 (1) Anwenderhinweise; (2) Reinigungsmittel; (3) Dämpfe; (4) Schutzkleidung; (5) Beschriftung

LÖSUNG 6 (1) Reinigung; (2) Oberflächen; (3) Mikroorganismen; (4) Reinigungsmitteln; (5) chemische Desinfektion; (6) Wunden; (7) Bakterien; (8) Desinfektionsmittel; (9) Isolierung; (10) Quellenisolierung; (11) Schutzisolierung

LÖSUNG 7 (1) Einmalhandschuhe; (2) Patientenkontakt; (3) Bodenkontakt, (4) Patientenbett; (5) Desinfektion

LÖSUNG 8 1. Durchzug/Staubaufwirbelung; 2. Topfpflanzen; 3. Lagerungsschiene; 4. Patientenbett; 5. Schutzkittel; 6. Abwurfbehälter

LÖSUNG 9 (1) Infektionen; (2) Hygienische Händedesinfektion; (3) desinfizierte Arbeitsfläche; (4) sterile Unterlage; (5) Abwurfbehälter; (6) Sterile Materialien; (7) Non-Touch-Prinzip; (8) Husten/Niesen

LÖSUNG 10 1. Quellenisolierung; 2. 30; 3. nosokomiale Infektion; 4. Hygieneplan; 5. Reinigungslösungen; 6. Bodenberührung; 7. Non-Touch; 8. Händedesinfektion

35 GESETZE UND VERORDNUNGEN

LÖSUNG 1

1. (a) Aufgaben und Kompetenzen, (b) hierarchisch; (c) übertragen, (d) Pflegefachperson, (e) Arzt/Ärztin; 2. (a) ärztlicher, (b) Anordnungsverantwortung, (c) pflegerischer, (d) Durchführungsverantwortung; 3. (a) heilkundliche Tätigkeiten, (b) ärztliche Anordnung

LÖSUNG 2

1. Körperverletzung; 2. körperliche Misshandlung; 3. Gesundheitsschädigung

LÖSUNG 3

Arzneimittelgesetz

LÖSUNG 4

1. immer; 2. Kindesmisshandlung; 3. richtig; 4. Infektionskrankheiten; 5. Privatgeheimnissen

LÖSUNG 5

1. Falsch. Unter den Begriff fallen alle Maßnahmen, die den natürlichen Drang zur Fortbewegung verhindern oder einschränken; 2. Falsch. Die Betroffenen vor Schaden bewahren zu wollen, rechtfertig nicht die Maßnahme; 3. Richtig; 4. Richtig; 5. Falsch. Die zeitliche Grenze liegt bei ungefähr 30 Minuten.

LÖSUNG 6

1. Grundrechte; 2. Gleichheitsgrundsatz; 3. allgemeine Handlungsfreiheit; 4. Unantastbarkeit der Menschenwürde; 5. Recht der freien Meinungsäußerung

LÖSUNG 7

(1) Sterbehilfe; (2) gesetzliche Regelung; (3) Beihilfe; (4) aktiver; (5) Selbstbestimmung; (6) Unterstützung; (7) straffrei; (8) aktive Sterbehilfe; (9) strafbar

LÖSUNG 8

1. Pflicht zur Arbeitsleistung; 2. Pflicht zum Gehorsam; 3. Treuepflicht; 4. Verschwiegenheitspflicht

LÖSUNG 9

(1) 15; (2) 40; (3) 9; (4) 5; (5) 12

LÖSUNG 10

1. Grundrechte; 2. indirekte, Beihilfe; 3. aktive; 4. Delegation; 5. Freiheitsberaubung; 6. Kindesmisshandlung, Infektionskrankheiten; 7. Arzneimittelgesetz; 8. heilkundliche

36 ETHIK

LÖSUNG 1

1. Gelungene Lebensformen. Wer will ich sein? Was strebe ich an? Was ist mir wichtig?
2. Gerechtigkeit im sozialen Miteinander. Achte ich andere Menschen? Gehe ich mit ihnen respektvoll um? Bemühe ich mich, die Welt „besser“ zu machen?

LÖSUNG 2

1. Werte; 2. Normen; 3. Moral; 4. Kultur; 5. Gewissen

LÖSUNG 3

1. Respekt, Autonomie; 2. Pflegebedarf, Schaden; 3. Wohl; 4. Unterschiede, Religiosität, Status

LÖSUNG 4

Falsch. Das „Gute in der Pflege“ besteht nicht aus feststehenden Maßnahmen und Verhaltensregeln, sondern ist ein Gütemaß, das sich aus den Bedürfnissen und Belangen der zu pflegenden Menschen sowie aus berufsethischen Regeln und gesetzlichen Bestimmungen zusammensetzt.

LÖSUNG 5

(1) individuellen Lösung; (2) Voraussetzung; (3) handlungsmächtig; (4) Dialoglösung; (5) Situationsklärung; (6) Diskurslösung; (7) Fallbesprechung; (8) Gemeinwohl; (9) Delegation; (10) Handlungsoptionen; (11) Reflexion

LÖSUNG 6

(1) Ausgangslage; (2) ethisches Problem; (3) allgemeines Wohl; (4) mögliche Handlungsoptionen; (5) Bewertung; (6) Empfehlung für Entscheidungsträger

LÖSUNG 7

(1) Gremium; (2) Problemstellungen; (3) Hierarchien; (4) Leitlinien; (5) Organisation; (6) Öffentlichkeit; (7) Moderation

LÖSUNG 8

1. Gesinnungsethik; 2. Formale Ethiken; 3. Prinzipienethik; 4. Hedonismus; 5. Utilitarismus; 6. Werteethik; 7. Kontraktethik; 8. Verantwortungsethik

LÖSUNG 9

(1) wissenschaftliche; (2) Handeln; (3) Theorien; (4) Handlungsweisen

LÖSUNG 10

1. Sozialethik; 2. Dialoglösung; 3. Diskurslösung; 4. Moral; 5. Werte; 6. Selbstbestimmung; 7. reflektiert; 8. Hedonismus

37 PFLEGEWISSENSCHAFT

LÖSUNG 1

(1) praxisorientierte; (2) Prinzipien; (3) professionelle; (4) Laienpflege; (5) Pflegepraxis; (6) Lehre

LÖSUNG 2

(1) Mittel; (2) Erkenntnisse; (3) systematische; (4) Pflegequalität; (5) Fokus; (6) Pflegepraxis; (7) Pflegephänomene; (8) Forschungsfragen

LÖSUNG 3

(1) Forschungserkenntnissen; (2) Anwenden; (3) Forschungsprojekten; (4) Durchführung; (5) Leitung

LÖSUNG 4

1. Forschungsziel; 2. Rahmen; 3. Hypothesen; 4. Untersuchungsplan; 5. Instrumente; 6. Datenerhebung; 7. Ergebnisse; 8. Diskussion; 9. Veröffentlichung

LÖSUNG 5

(1) Menschen; (2) Nebenwirkungen; (3) Grundsätze; (4) Pflegepraxis; (5) Pflicht; (6) Menschenrechte; (7) Schmerz

LÖSUNG 6

Richtig

LÖSUNG 7

1. Auftragsklärung; 2. Fragestellung; 3. Literaturrecherche; 4. Kritische Beurteilung; 5. Implementierung; 6. Evaluation

LÖSUNG 8

(1) Forschung; (2) Identität; (3) Basis; (4) Pflegepraxis; (5) Gedankenkonstrukte; (6) Phänomene; (7) Perspektive; (8) Wissen

LÖSUNG 9

(1) Pflegetheorie; (2) Phasenmodell; (3) Konzept; (4) Handlungskonzepte; (5) Kinaesthetics; (6) Bausteine; (7) Pflegeinterventionen; (8) Pflegediagnose

LÖSUNG 10

1. Anwendung, Koordination; 2. Forschung, Theorie und Lehre; 3. Evidence-based Nursing (EBN); 4. Forschungserkenntnissen; 5. Forschungsethik; 6. Pflegemodelle; 7. Konzepten; 8. praxisorientierte

38 GEBURT UND WOCHENBETT

LÖSUNG 1 (1) Kindbett; (2) Plazenta; (3) Schwangerschaftsveränderungen; (4) Lochien; (5) Blutgerinnsel; (6) Nachsorge-Hebamme

LÖSUNG 2 (1) Wöchnerinnen; (2) Erstgebärende; (3) Stillen; (4) Empathie; (5) Gespräche

LÖSUNG 3 1. Mastitis; 2. Milchstau; 3. Subinvolutio uteri; 4. Lochialstau; 5. Endometritis; 6. Puerperalfieber; 7. Puerperalsepsis

LÖSUNG 4 (1) 2–4 Tage; (2) traurig; (3) Ruhe; (4) Hormonabfall; (5) Besorgnis; (6) „Startschwierigkeiten"; (7) Geduld; (8) in Grenzen

LÖSUNG 5 (1) Übergabegespräch; (2) Anleitung; (3) Betreuung; (4) Infektionsschutz; (5) Beobachtung/Dokumentation; (6) Körperpflege; (7) Frühmobilisation; (8) Psychische

LÖSUNG 6 Falsch! Stillen darf keine Schmerzen bereiten. Sollte dies dennoch der Fall sein, muss nach den Ursachen gesucht werden.

LÖSUNG 7 (1) Hygiene; (2) auskühlen; (3) schwitzen; (4) Kopfkontrolle; (5) seelische; (6) Eltern-Kind-Beziehung

LÖSUNG 8 (1) Infektionsschutz; (2) Nabelstumpfs; (3) trocken; (4) Händedesinfektion; (5) Verschmutzungen; (6) Wasser; (7) Puder

LÖSUNG 9 1. Falsch; 2. Richtig

LÖSUNG 10 1. Stress; 2. Schmerzen; 3. Hormonabfall; 4. Mastitis; 5. Schwangerschaftsveränderungen; 6. Lochialstau; 7. Puder, Alkohol, desinfizierende Lösungen; 8. auskühlen

39 LETZTE LEBENSPHASE

LÖSUNG 1

(1) definieren; (2) Erkrankung; (3) Palliative Care; (4) Rehabilitationsphase; (5) unheilbar; (6) Zeitraum; (7) Sterbephase; (8) körperliche; (9) Terminalphase; (10) Finalphase

LÖSUNG 2

(1) Begleitung; (2) progredienten; (3) Krankheitsverlauf; (4) onkologische; (5) Schmerzen; (6) Symptome; (7) Lebensprozess; (8) Verzögerung; (9) spirituelle; (10) multiprofessionelle; (11) An- und Zugehörige; (12) Lebensqualität

LÖSUNG 3

(1) kurativen; (2) aktivierende; (3) palliativen; (4) entlastende

LÖSUNG 4

Falsch. Andere Beispiele sind u. a. chronische, neurologische oder genetische Erkrankungen.

LÖSUNG 5

1. Atemnot, Übelkeit; 2. Verdrängung, Hoffnung; 3. berufliches Umfeld, Nachbarschaft; 4. Sinnsuche, Schuld und Vergebung

LÖSUNG 6

(1) sichtbar; (2) Alterungsprozess; (3) zulassen; (4) Beistand; (5) sozialen Umfeld; (6) Wege; (7) Trauerbegleitung; (8) Trauerprozess

LÖSUNG 7

(1) Behinderungen; (2) Eltern; (3) Stütze; (4) Betroffenheit; (5) Isolation; (6) Alter; (7) Sicht; (8) Endgültige; (9) Verständnis; (10) Kinderhospizdienst; (11) SAPV

LÖSUNG 8

1. Geburtstage, Studienbeginn; 2. Kindergarten, Familienleben; 3. Schmerzen, Angst; 4. Rehabilitation, Symptomlinderung

LÖSUNG 9

(1) Dasein; (2) Zuhören; (3) Trösten; (4) Leid; (5) Symptome; (6) kulturelle; (7) perimortaler Phase; (8) Gelassenheit; (9) Tod; (10) Pflegebeziehung

LÖSUNG 10

1. Lebensprozess; 2. Teilhabe, normalen Leben; 3. psychische, physische, soziale, spirituelle; 4. Zeitraum; 5. Eltern/Bezugspersonen, Geschwisterkinder; 6. individueller; 7. zugelassen; 8. Dasein

40 NOTFALLSITUATIONEN

LÖSUNG 1 1. Herz-Kreislauf-Funktion; 2. Atemfunktion

LÖSUNG 2 (1) Bewusstsein; (2) Herzaktion und Kreislauf; (3) Atmung

LÖSUNG 3 (1) Atemgeräusche; (2) Aspiration; (3) Zyanose; (4) Lungenembolie; (5) Synkope; (6) Hypotonie; (7) Hemiparese; (8) Schlaganfall

LÖSUNG 4 Richtig

LÖSUNG 5 1. nicht berühren; 2. nicht entfernen; 3. nicht auftragen; 4. steril abdecken

LÖSUNG 6 (1) Reaktionsvermögen; (2) Sauerstoffsättigung; (3) Blutdruck; (4) Bilanz; (5) Pupillengröße

LÖSUNG 7 1. Erkennen, Atmung; 2. Notruf, Defibrillator; 3. Herzdruckmassage, Atemspende; 4. Pads

LÖSUNG 8 (1) Ursachen; (2) akute; (3) Folgen; (4) Überwachung; (5) Abklärung; (6) Interventionen; (7) Herzrhythmusstörungen; (8) Druckgefühl

LÖSUNG 9 Nadelstichverletzung

LÖSUNG 10 1. Herz-Kreislauf-Funktion; 2. Blutstillung; 3. Notruf absenden; 4. Pupillengröße und Pupillenreaktion; 5. neurologische; 6. Schock, Organe; 7. Atemfunktion; 8. Abklärung, Interventionen